JN274601

中国医学

医・薬学で漢方を学ぶ人のために

[共著]

日本薬科大学名誉学長
木村孟淳

東京農業大学農学部生物資源開発学科
御影雅幸

北陸大学薬学部東洋医薬学
劉　園英

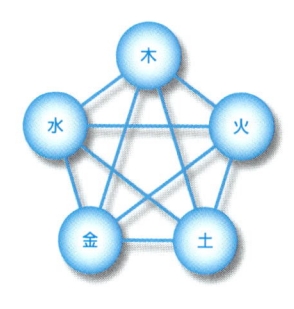

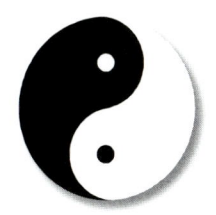

南江堂

序

　漢方が保険診療の対象となり，国民医療の一端を担うようになってすでに40年になろうとしている．近年は漢方薬を処方する医師も増え，薬局では漢方調剤をする機会が増えつつある．そうしたなかで，2001年に発表された医学教育モデル・コア・カリキュラムの中に和漢薬に関する知識の習得が盛り込まれた．今後は，中国医学のみならず，生薬に関する知識もますます多岐にわたって要求されるようになることは必至である．

　一方，従来の大学教育の中での生薬学は，主として西洋医学発展に寄与した生薬あるいは薬用植物に関するものであり，各地の伝統医学で使用される薬物に関しても西洋医学の眼でとらえた内容であった．昨今，日本では中国医学が見直されるようになったとはいえ，その傾向は変わらず，大学で学ぶ生薬学もそれらの臨床現場ではあまり役に立つ内容ではなかった．

　独自の理論をもつ現代中国医学はもとより，わが国における漢方もその歴史は古い．わが国では飛鳥時代に朝鮮半島を経由して中国医学が伝来し，以後は帰化した医師や，また遣隋使船や遣唐使船を介して中国医学を学んで帰国した学問僧たちが，医学の発展に貢献した．日本では当時の『傷寒論』や『金匱要略』に基づく医療が独自に発展し，いわゆる日本漢方となって現在に至っている．一方中国医学は，中国大陸では実践医学として変遷を重ね，とくに金・元の時代に理論的に体系化され，大きく様変わりした．これが現在「中医学」と称されているもので，わが国の漢方とは診断方法のみならず，使用する薬物も大きく異なっている．昨今のわが国では，中国へ留学し，中国医学を修めて帰国し実践している医師も多い．このため薬剤師もいわゆる漢方生薬と現代中国医学の生薬の両方を修得する必要に迫られているのが現状である．さらに，従来は漢方医が診断とともに自ら調剤する習慣があり，医師が生薬の品質を把握し，いわゆる匙加減をしていた．このように，本来，中国医学を正しく実践するには診断学と薬物学の双方を修得している必要がある．医薬分業が進んだ今日ではもはやこうしたことは望めないであろうが，医師も薬剤師も中国医学を学ぶ場合にはその全体を把握していなければならないという本質は変わっていない．

　しかし，本来は同源の医学とはいえ，前述のように現代中国医学と日本漢方では診断方法のみならず使用する薬物も大きく異なり，それらを共通に表現することは不可能に近い．本書では，日本と中国における伝統医学で共有されるべき理論の源を現代中国医学に求め，その本質を体系化された理論に則ってできるだけ分かりやすく解説することにつとめた．このため，中国医学の科学的解明といった内容は割愛し，あくまでも中国医学の理論に則った診断学や薬物学的内容に徹した．診断学においては金・元医学の流れをくむ現代中国医学の内容が多くなったのはこのためである．

　薬物の記載においては，その品質について日本・中国ともにいまだ解決されていない部分が多く，不明な点は今後解決すべき問題点としてその旨を記した．加えて，科学万能の現在，生薬の規格が含有化学成分の多寡で行われることは珍しくないが，その化学成分が漢方

生薬としての有効性を担っているか否かについてはいまだ研究途上の点が多い．そうした化学成分を示すことはかえって漢方生薬の本質の理解を妨げる要因となりかねないので，本書では，生薬の品質評価については古来の中国医学的な手法により，化学成分や薬理作用などの記載をあえて除いた．

　漢方的診断を下すときに西洋医学的病名診断がかえって妨げになることがあるように，漢方生薬の薬効についても，中国医学の理論に則って解釈する習慣を身に付けてもらいたい．本書はそのような理解を助ける役割を担うことを目的としている．また，そのためには中国医学の歴史的変遷を学ぶことも不可欠であり，読者にはぜひとも興味をもっていただくよう望んでいる．

　最後に，本書を上梓するにあたり，中村市民病院中医学研究所諸氏，羽生総合病院和漢診療科の笠原裕司氏，日本薬科大学漢方薬学科の伏見裕利氏，その他多くの関係者からご助言やご協力をいただいた．厚くお礼申しあげる．

2005年9月

木村　孟淳
御影　雅幸
劉　　園英

目　次

第1章　世界の伝統医学 ── 木村　孟淳　1

- A　メソポタミアの医学 ………… 1
- B　エジプト医学 ………… 1
- C　ギリシャ医学 ………… 2
- D　ローマ医学 ………… 3
- E　アラビア医学 ………… 3
- F　ユナニー医学 ………… 3
- G　ホメオパシー ………… 3
- H　アーユルヴェーダ ………… 4
- I　仏教医学（タイ古医学，チベット医学） ………… 4

第2章　中国医学の歴史 ── 5

- A　文字と文化 ………… 5
- B　薬の知識 ………… 5
- C　日本に残った中国文献 ………… 6
- D　医学文献 ………… 6
- E　六朝期 ………… 8
- F　隋　代 ………… 8
- G　唐　代 ………… 8
- H　宋代の印刷大事業 ………… 9
- I　金元医学 ………… 10
- J　明代の医学・薬学 ………… 10
- K　清代の医学・薬学 ………… 11
- L　中医学 ………… 11
- M　日本漢方 ………… 11

第3章　中国医学の基礎概念と特色 ── 劉　園英　13

1　中国医学の基礎概念 ………… 13
- （1）中国医学とは ………… 13
- （2）中国医学の特徴 ………… 13
- （3）中国医学の治療法 ………… 14
- （4）中国医学と西洋医学の相違 ………… 14
- （5）中薬と新薬の比較 ………… 14
- （6）中国医学の適応症状，疾患 ………… 14

2　中国医学の基本的な特色 ………… 16
- A　整体観 ………… 16
  - （1）人体と自然界の統一性 ………… 16
  - （2）人体は有機的な統一体 ………… 16
- B　弁証論治 ………… 17

3　陰陽五行説 ………… 18
- ●未　病 ………… 18
- ●未病を治す ………… 18
- A　陰陽説 ………… 18
  - （1）陰陽の関係 ………… 19
    - a．対立関係 ………… 19
    - b．制約関係 ………… 19
    - c．互根関係 ………… 20
    - d．消長関係 ………… 20
    - e．転化関係 ………… 21
  - （2）中国医学における陰陽説の運用 ………… 21
- B　五行説 ………… 21
  - （1）五行の分類 ………… 21
  - （2）五行の相生・相克（相剋）関係 ………… 21
    - a．相生関係 ………… 21
    - b．相克関係 ………… 22
  - （3）五行の相乗・相侮関係 ………… 22
    - a．相乗関係 ………… 22
    - b．相侮関係 ………… 23
  - （4）中国医学における五行説の運用 ………… 23
    - a．五臓の相生関係 ………… 23
    - b．五臓の相克関係 ………… 24

第4章　中国医学の生理学 ── 25

1　気，血，津液，精の生理 ………… 25
- A　気，血，津液，精の生成と運行 ………… 25

   a. 気 ……………………… 25
   b. 血 ……………………… 25
   c. 津液 …………………… 26
   d. 精 ……………………… 27
  B 気，血，津液，精の生理機能 …… 28
   (1) 気(陽気) …………………… 28
    a. 気の生理作用 ………………… 28
    b. 気の分類 ……………………… 30
   (2) 血(陰血) …………………… 30
    a. 血の生理作用 ………………… 30
   (3) 津　液 …………………… 31
    a. 津液の生理作用 ……………… 31
   (4) 精(精気) …………………… 31
    a. 精の生理作用 ………………… 31
    b. 精の分類 ……………………… 32
   (5) 気，血，津液，精の関係 …… 32
    a. 気と血 ………………………… 32
    b. 気と津液 ……………………… 33
    c. 血と津液と精 ………………… 33
2 **五臓，六腑，奇恒の腑の生理** ………… 33
  A 五臓，六腑，奇恒の腑の概念 …… 33
  B 五臓の生理機能 ……………… 34
   (1) 心の生理 …………………… 34
   (2) 肝の生理 …………………… 35
   (3) 脾の生理 …………………… 35
   (4) 肺の生理 …………………… 36
   (5) 腎の生理 …………………… 36
  C 六腑の生理機能 ……………… 37
   (1) 胃の生理 …………………… 37
   (2) 小腸の生理 ………………… 37
   (3) 大腸の生理 ………………… 38
   (4) 胆の生理 …………………… 38
   (5) 膀胱の生理 ………………… 38
   (6) 三焦の生理 ………………… 38
  D 奇恒の腑の生理機能 ………… 38
   (1) 脳，髄，骨 ………………… 39
   (2) 脈 …………………………… 39
   (3) 胆 …………………………… 39
   (4) 女子胞 ……………………… 39
  E 臓腑の表裏関係 ……………… 40
3 **経絡と経穴** ………………………… 40
  A 経絡と経穴の概念 …………… 40
  B 経絡の作用と種類 …………… 40
   (1) 十二経脈 …………………… 41
    a. 十二経脈の循行(流注) ……… 42
   (2) 奇経八脈 …………………… 43
   (3) 経別，別絡，経筋，皮部 …… 43
    a. 十二経別 ……………………… 43
    b. 十五別絡 ……………………… 43
    c. 十二経筋 ……………………… 43
    d. 十二皮部 ……………………… 43
  C 経穴(ツボ) …………………… 43
  D 経絡と経穴の診断・治療への応用 … 44
   (1) 診断への応用 ……………… 44
   (2) 治療への応用 ……………… 44

第5章　中国医学の病因論 ——————————— 45

1 **人はなぜ病気にかかるのか？** ……… 45
  A 正気と邪気 …………………… 45
  B 疾　病 ………………………… 45
2 **病因論** ……………………………… 46
  A 六淫(外感性発病因子) ……… 46
   (1) 風邪 ………………………… 47
    ●内　風 ………………………… 48
   (2) 寒邪 ………………………… 48
    ●内　寒 ………………………… 49
   (3) 暑邪 ………………………… 49
   (4) 湿邪 ………………………… 50
    ●内　湿 ………………………… 51
   (5) 燥邪 ………………………… 51
    ●内　燥 ………………………… 51
   (6) 熱邪(火邪) ………………… 51
  B 七情(内傷性発病因子) ……… 52
    a. 喜 ……………………………… 52
    b. 怒 ……………………………… 53
    c. 憂・思 ………………………… 53
    d. 悲 ……………………………… 53
    e. 恐 ……………………………… 53
    f. 驚 ……………………………… 53
  C その他の発病因子 …………… 53
   (1) 不摂生・不養生 …………… 53

a. 飲食の不摂生	53
b. 過　労	54
c. 運動不足	54
d. その他	54

（2）体内の病理的産物 …………… 54
　　a. 水湿（内湿） ………………… 54
　　b. 痰　飲 ………………………… 54
　　c. 血瘀（瘀血） ………………… 55

第6章 中国医学の診断・治療－弁証論治－ ……………………… 57

1 弁証論治とは ……………………… 57
　A 弁　証 ………………………… 57
　B 論　治 ………………………… 58
　C 弁証論治の特徴 ……………… 58
　D 症と証 ………………………… 58

2 八綱弁証 …………………………… 58
　A 表裏と表証・裏証 …………… 59
　　（1）表　裏 …………………… 59
　　（2）表証と裏証 ……………… 60
　　　a. 表　証 ………………… 60
　　　b. 裏　証 ………………… 60
　　　c. 半表半裏証 …………… 61
　B 寒熱と寒証・熱証 …………… 61
　　（1）寒　熱 …………………… 61
　　（2）寒証と熱証 ……………… 62
　　　a. 寒　証 ………………… 62
　　　b. 熱　証 ………………… 62
　C 虚実と虚証・実証 …………… 63
　　（1）虚　実 …………………… 63
　　（2）虚証と実証 ……………… 63
　　　a. 虚　証 ………………… 63
　　　b. 実　証 ………………… 64
　D 陰陽と陰証・陽証 …………… 64
　　（1）陰　陽 …………………… 64
　　　a. 陰陽調和：健康 ……… 64
　　　b. 陰陽失調：病気 ……… 64
　　（2）陰証と陽証 ……………… 65
　　　a. 陰　証 ………………… 65
　　　b. 陽　証 ………………… 66

3 気血津液弁証 ……………………… 66
　A 気の病証の類型と臨床治療 … 66
　　（1）気虚証 …………………… 66
　　（2）気陥証 …………………… 67
　　（3）気滞証 …………………… 67
　　（4）気逆証 …………………… 67
　B 血の病証の類型と臨床治療 … 68

　　（1）血虚証 …………………… 68
　　（2）血熱証 …………………… 69
　　（3）血寒証 …………………… 69
　　（4）血瘀証（瘀血証） ……… 70
　C 津液の病証の類型と臨床治療 … 70
　　（1）津液不足証 ……………… 71
　　（2）水湿証（水毒） ………… 71
　　（3）痰飲証 …………………… 71

4 臓腑弁証 …………………………… 72
　A 臓腑弁証とは ………………… 72
　B 臓腑の病証と臨床治療 ……… 73
　B-1. 心と小腸の病証と臨床治療 … 73
　　虚　証 ………………………… 74
　　（1）心気虚と心陽虚 ………… 74
　　（2）心血虚と心陰虚 ………… 74
　　実　証 ………………………… 75
　　（3）心火亢進（上炎） ……… 75
　　（4）心熱下注小腸 …………… 75
　B-2. 肺と大腸の病証と臨床治療 … 75
　　虚　証 ………………………… 76
　　（1）肺気虚 …………………… 76
　　（2）肺陰虚 …………………… 76
　　（3）陰虚燥結（陰虚便秘） … 76
　　実　証 ………………………… 77
　　（4）寒邪犯肺 ………………… 77
　　（5）熱邪犯肺 ………………… 77
　　（6）痰湿阻肺 ………………… 77
　　（7）実熱燥熱 ………………… 77
　B-3. 脾と胃の病証と臨床治療 …… 78
　　虚　証 ………………………… 78
　　（1）脾気虚と脾陽虚 ………… 78
　　（2）中気下陥 ………………… 78
　　（3）脾不統血 ………………… 79
　　（4）胃陰虚 …………………… 79
　　（5）脾胃虚寒 ………………… 80
　　実　証 ………………………… 80

（6）寒湿困脾 …………………… 80
　　（7）脾胃湿熱 …………………… 80
　　（8）食滞腸胃 …………………… 81
　　（9）胃熱(胃火) ………………… 81
　　（10）胃寒(寒痛) ………………… 81
　B-4．肝と胆の病証と臨床治療 …… 81
　　虚　証
　　（1）肝血不足(肝血虚) ………… 82
　　（2）肝腎陰虚 …………………… 83
　　実証あるいは虚実兼証 ………… 83
　　（3）肝陽上亢 …………………… 83
　　（4）肝気鬱結 …………………… 83
　　（5）肝火上炎 …………………… 83
　　（6）肝胆湿熱 …………………… 84
　　（7）肝気犯胃 …………………… 84
　　（8）肝寒犯胃 …………………… 84
　　（9）脾虚肝乗 …………………… 84
　B-5．腎と膀胱の病証と臨床治療 …… 85
　　虚　証 ……………………………… 85
　　（1）腎精不足(腎虚) …………… 85

　　（2）腎陽虚 ……………………… 86
　　（3）腎虚水泛 …………………… 86
　　（4）腎陰虚(腎水不足) ………… 86
　　（5）腎不納気 …………………… 86
　　実　証 ……………………………… 87
　　（6）膀胱湿熱 …………………… 87
　C　臓腑兼病の病証と臨床治療 …… 87
　　（1）心腎不交 …………………… 87
　　（2）心脾両虚 …………………… 88
　　（3）心腎陽虚 …………………… 88
　　（4）脾腎陽虚 …………………… 88
　　（5）肝脾不和 …………………… 88
　　（6）肝胃不和 …………………… 89
5　六経弁証 …………………………… 89
　A　六経と六経病 …………………… 89
　　●伝　変 …………………………… 89
　　●兼　証 …………………………… 89
　　●変　証 …………………………… 89
　B　六経病の病証と治療 …………… 90
　C　六経病の伝経 …………………… 91

第7章　中国医学の診察法 ―――― 93

1　望　診 ……………………………… 94
　（1）望神色(神色を観察する) …… 94
　　a．望　神 ………………………… 94
　　b．望　色 ………………………… 94
　（2）望形態(形態の望診) ………… 95
　（3）望皮膚(皮膚の望診) ………… 95
　（4）望舌(舌診) …………………… 95
　　a．舌の部分と臓腑の関係 ……… 95
2　聞　診 ……………………………… 96
　（1）音声を聞く …………………… 96
　（2）臭いを嗅ぐ …………………… 97
3　問　診 ……………………………… 97
　（1）一般的状況 …………………… 97
　（2）寒熱を問う …………………… 97
　（3）汗を問う ……………………… 97
　（4）口渇と飲水 …………………… 97
　（5）食　事 ………………………… 97
　（6）睡眠を問う …………………… 98

　（7）二便を問う …………………… 98
　　a．便　秘 ………………………… 98
　　b．下　痢 ………………………… 98
　　c．小　便 ………………………… 98
　（8）婦人に問う …………………… 98
4　切診(脈診・按診) ………………… 99
　（1）脈診(切脈) …………………… 99
　　a．脈診の部位(寸口診法・三部九候) 99
　　b．寸口脈と臓腑の関係 ………… 99
　　c．脈診の方法 …………………… 99
　　d．脈　象 ………………………… 100
　（2）按診(触診) …………………… 100
　　a．肌表(皮膚) …………………… 102
　　b．手足の触診 …………………… 102
　　c．胸脇の触診 …………………… 103
　　d．脘腹部の触診 ………………… 103
　　e．兪穴の按診 …………………… 103

第8章　中国医学の治療法則 ————————————————— 105

1 中国医学の治療原則 …………… 105
- （1）治病求本 …………………… 105
  - a. 本治（本を治す）………… 105
  - b. 標治（標を治す）………… 106
- （2）補虚瀉実 …………………… 106
- （3）扶正去邪 …………………… 106
- （4）随機制宜 …………………… 106

2 治　則 …………………………… 106

3 治　法 …………………………… 106
- （1）汗法（発汗法）…………… 108
- （2）下法（瀉下法）…………… 108
  - a. 寒下法（清熱瀉下）……… 108
  - b. 潤下法（潤腸通便）……… 108
  - c. 温下法 …………………… 108
- （3）吐　法 …………………… 108
- （4）和法（和解法）…………… 109
  - a. 少陽調和法 ……………… 109
  - b. 営衛調和法 ……………… 109
  - c. 肝脾調和法 ……………… 109
  - d. 肝胃調和法 ……………… 109
- （5）温法（温裏法）…………… 109
- （6）清法（清熱法）…………… 109
- （7）消法（消導法）…………… 109
- （8）補法（補益法）…………… 110

第9章　中国医学の方剤学 ————————————————— 111

1 方剤の剤型・組成と用法 ……… 111
- （1）方剤の剤型 ………………… 111
- （2）方剤の組成 ………………… 111

2 方剤の各論 …………………… 112
- A 解表剤 ………………………… 112
  - （1）辛温解表剤 ……………… 112
    - a. 桂枝湯 …………………… 112
    - b. 麻黄湯 …………………… 112
    - c. 葛根湯 …………………… 113
    - d. 小青竜湯 ………………… 113
    - e. 四方鑑別 ………………… 114
  - （2）辛涼解表剤 ……………… 114
    - a. 麻杏甘石湯 ……………… 114
  - （3）扶正解表剤 ……………… 114
    - a. 参蘇飲 …………………… 115
    - b. 麻黄附子細辛湯 ………… 115
- B 理気剤 ………………………… 115
  - （1）行気剤 …………………… 115
    - a. 半夏厚朴湯 ……………… 116
    - b. 抑肝散 …………………… 116
  - （2）降気剤 …………………… 116
    - a. 小半夏加茯苓湯 ………… 116
- C 和解剤 ………………………… 117
  - （1）和解少陽剤 ……………… 117
    - a. 小柴胡湯 ………………… 117
    - b. 大柴胡湯 ………………… 117
- （2）調和肝脾剤 ……………… 118
  - a. 加味逍遙散 ……………… 118
  - b. 四逆散 …………………… 118
  - c. 柴胡加竜骨牡蛎湯 ……… 119
- D 活血化瘀剤 …………………… 119
  - a. 桂枝茯苓丸 ……………… 119
  - b. 当帰芍薬散 ……………… 119
  - c. 桃核承気湯 ……………… 120
  - d. 通導散 …………………… 120
- E 清熱剤 ………………………… 121
  - a. 白虎湯 …………………… 121
  - b. 黄連解毒湯 ……………… 121
  - c. 竜胆瀉肝湯 ……………… 122
- F 温裏剤 ………………………… 122
  - （1）温中散寒剤 ……………… 122
    - a. 安中散 …………………… 122
    - b. 人参湯 …………………… 123
    - c. 小建中湯 ………………… 123
  - （2）回陽救逆剤 ……………… 124
    - a. 四逆湯 …………………… 124
  - （3）温経散寒剤 ……………… 124
    - a. 当帰四逆加呉茱萸生姜湯 … 124
- G 利水去湿剤 …………………… 125
  - （1）燥湿和胃剤 ……………… 125
    - a. 平胃散 …………………… 125
  - （2）清熱利湿剤 ……………… 125

　　　　a. 茵蔯蒿湯 ………………… 125
　　（3）利水滲湿剤 …………………… 126
　　　　a. 五苓散 …………………… 126
　　（4）温化水湿剤 …………………… 126
　　　　a. 真武湯 …………………… 126
　　（5）去風化湿剤 …………………… 127
　　　　a. 薏苡仁湯 ………………… 127
　H　瀉下剤 ……………………………… 127
　　（1）寒下剤 ………………………… 127
　　　　a. 大承気湯 ………………… 127
　　（2）温下剤 ………………………… 128
　　　　a. 大黄附子湯 ……………… 128
　　（3）潤下剤 ………………………… 128
　　　　a. 麻子仁丸 ………………… 129
　I　補益剤 ……………………………… 129
　　（1）補気剤 ………………………… 129
　　　　a. 四君子湯 ………………… 129
　　　　b. 補中益気湯 ……………… 130
　　（2）補血剤 ………………………… 130
　　　　a. 四物湯 …………………… 130
　　（3）気血双補剤 …………………… 131
　　　　a. 十全大補湯 ……………… 131
　　（4）補陰剤 ………………………… 131
　　　　a. 六味地黄丸 ……………… 131
　　（5）補陽剤 ………………………… 132
　　　　a. 八味地黄丸 ……………… 132

第10章　漢方による診断と処方　　　　　　　　　　　御影　雅幸　133

1　漢方独自の診断方法 ………………… 133
2　主な漢方薬と証の診断 ……………… 134
　　　　a. 葛根湯 …………………… 134
　　　　b. 桂枝湯 …………………… 134
　　　　c. 桂枝加芍薬湯 …………… 135
　　　　d. 桂枝加朮附湯 …………… 135
　　　　e. 桂枝茯苓丸 ……………… 135
　　　　f. 五苓散 …………………… 135
　　　　g. 柴胡加竜骨牡蛎湯 ……… 136
　　　　h. 炙甘草湯 ………………… 136
　　　　i. 四物湯 …………………… 136
　　　　j. 小柴胡湯 ………………… 136
　　　　k. 疎経活血湯 ……………… 137
　　　　l. 大柴胡湯 ………………… 137
　　　　m. 当帰芍薬散 ……………… 138
　　　　n. 人参湯 …………………… 138
　　　　o. 八味地黄丸 ……………… 138
　　　　p. 半夏厚朴湯 ……………… 138
　　　　q. 麻黄湯 …………………… 139
　　　　r. 麻黄附子細辛湯 ………… 139
　　　　s. 六味丸 …………………… 139
3　治療の実際 …………………………… 139
　　　　a. 急性期(ひきはじめ) …… 139
　　　　b. 慢性期 …………………… 140

第11章　漢方生薬の分類　　　　　　　　　　　　　　　　　　　　　143

1　薬効による分類 ……………………… 143
　　（1）三品分類(中国古代の分類) …… 143
　　（2）四　気 ………………………… 143
　　（3）五味と帰経 …………………… 144
　　（4）現代中国医学における分類 …… 146
2　科学的分類 …………………………… 146

第12章　漢方薬の剤型，製法，投薬方法　　　　　　　　　　　　　147

1　剤　型 ………………………………… 147
　　（1）湯　剤 ………………………… 147
　　（2）散　剤 ………………………… 147
　　（3）丸　剤 ………………………… 147
　　（4）エキス剤 ……………………… 147
　　（5）振出剤 ………………………… 147
　　（6）酒　剤 ………………………… 148
　　（7）錠　剤 ………………………… 148
　　（8）注射剤(針剤) ………………… 148
　　（9）軟膏剤 ………………………… 148
2　生薬の加工と調剤 …………………… 148
　A　修　治 ……………………………… 148
　　（1）修治の目的 …………………… 148
　　（2）修治の基本的操作 …………… 149
　　　　a. 治　削 …………………… 149
　　　　b. 水　製 …………………… 149

c. 火製 ················· 150	**3** 煎じ方と服薬方法 ·············· 152
d. 水火製 ··············· 151	A 処方の煎じ方 ············· 152
e. その他の修治法 ········ 151	B 服薬方法 ················ 153
B 湯剤の調剤方法 ············ 151	

第13章　漢方生薬各論 ——————————————— 155

阿膠　アキョウ ················ 155
威霊仙　イレイセン ············· 156
茵陳蒿(茵陳，綿茵陳)
　　インチンコウ(インチン，メンインチン) ·· 156
茴香(小茴香)　ウイキョウ(ショウウイキョウ)
　　························ 157
鬱金　ウコン ················· 157
延胡索(玄胡索，元胡索)
　　エンゴサク(ゲンゴサク，ゲンゴサク) ··· 158
黄耆(綿耆)　オウギ(メンギ) ······ 158
黄芩　オウゴン ················ 159
黄柏(黄蘗)　オウバク ··········· 159
黄連　オウレン ················ 160
遠志　オンジ ················· 160
艾葉　ガイヨウ ················ 161
何首烏　カシュウ ·············· 161
葛根　カッコン ················ 162
滑石　カッセキ ················ 162
栝楼根(天花粉)　カロコン(テンカフン) 162
乾姜　カンキョウ ·············· 163
生姜　ショウキョウ ············· 163
甘草　カンゾウ ················ 164
桔梗　キキョウ ················ 164
菊花　キクカ ················· 165
枳実，枳殻　キジツ，キコク ······ 165
羌活　キョウカツ ·············· 166
杏仁　キョウニン ·············· 166
苦参　クジン ················· 167
荊芥　ケイガイ ················ 167
桂皮　ケイヒ ················· 167
膠飴　コウイ ················· 168
紅花　コウカ ················· 168
香附子　コウブシ ·············· 169
粳米　コウベイ ················ 169
厚朴　コウボク ················ 170
牛膝(懐牛膝)　ゴシツ(カイゴシツ) ····· 170

呉茱萸　ゴシュユ ·············· 170
牛蒡子　ゴボウシ ·············· 171
五味子　ゴミシ ················ 171
柴胡　サイコ ················· 172
細辛　サイシン ················ 172
山楂子　サンザシ ·············· 173
山梔子(梔子)　サンシシ ········· 173
山茱萸　サンシュユ ············· 174
山椒(花椒)　サンショウ(カショウ) ··· 174
酸棗仁　サンソウニン ··········· 175
山薬　サンヤク ················ 175
地黄(生地黄)　ジオウ(ショウジオウ) ··· 175
熟地黄　ジュクジオウ ··········· 176
地骨皮　ジコッピ ·············· 176
紫根(紫草，硬紫根)
　　シコン(シソウ，コウシコン) ··········· 177
蒺藜子(白蒺藜)　シツリシ(ビャクシツリ)
　　························ 177
芍薬(赤芍)　シャクヤク(セキシャク) ·· 178
芍薬(白芍)　シャクヤク(ビャクシャク) 178
車前子　シャゼンシ ············· 179
縮砂(砂仁)　シュクシャ(シャジン) ··· 179
小麦　ショウバク ·············· 180
升麻　ショウマ ················ 180
辛夷　シンイ ················· 180
石膏　セッコウ ················ 181
川芎　センキュウ ·············· 181
前胡　ゼンコ ················· 182
蝉退　センタイ ················ 182
蒼朮　ソウジュツ ·············· 183
蘇葉(紫蘇葉)　ソヨウ(シソヨウ) ··· 183
蘇子(紫蘇子)　ソシ(シソシ) ······ 184
大黄　ダイオウ ················ 184
大棗　タイソウ ················ 185
沢瀉　タクシャ ················ 185
竹筎　チクジョ ················ 186

知母　チモ	186	枇杷葉　ビワヨウ	196
釣藤鈎(鈎藤)　チョウトウコウ(コウトウ)	187	檳榔子　ビンロウジ	196
猪苓　チョレイ	187	茯苓　ブクリョウ	197
陳皮(橘皮)　チンピ(キッピ)	187	附子　ブシ	197
天南星　テンナンショウ	188	防已　ボウイ	198
天麻　テンマ	188	芒硝　ボウショウ	198
天門冬　テンモンドウ	189	防風　ボウフウ	199
冬瓜子(冬瓜仁)　トウガシ(トウガニン)	189	牡丹皮　ボタンピ	199
当帰　トウキ	190	牡蛎　ボレイ	200
桃仁　トウニン	190	麻黄　マオウ	200
独活　ドッカツ	191	麻子仁　マシニン	200
人参　ニンジン	191	木通　モクツウ	201
忍冬　ニンドウ	192	木香　モッコウ	201
貝母　バイモ	192	薏苡仁　ヨクイニン	202
麦芽　バクガ	193	竜眼肉　リュウガンニク	202
麦門冬　バクモンドウ	193	竜骨　リュウコツ	202
薄荷(薄荷葉)　ハッカ(ハッカヨウ)	193	竜胆　リュウタン	203
半夏　ハンゲ	194	良姜(高良姜)　リョウキョウ(コウリョウキョウ)	203
百合　ビャクゴウ	194	連翹　レンギョウ	204
白芷　ビャクシ	195	蓮肉(蓮子)　レンニク(レンシ)	204
白朮　ビャクジュツ	195		

付　録 ———————————————————————————— 205

1. 参考図書 …………… 205　　2. 神農本草経序録 …………… 206

索　引 ———————————————————————————— 209

第1章
世界の伝統医学

　人類を含む地球上の生物はそれぞれの誕生以来，眼に見えない敵，病気と戦ってきた．病気とは生物対生物，生物対環境の戦いであり，この戦いに勝つことのできた生物だけが現在に生き延びている．人類にとって病気と戦う戦術が医学であり，武器が薬ということができる．この二つの知識は人類にとって何よりも重要な知識であり，家族，部族，民族に共通の知識として大切に扱われたことは，古代の数々の記録を見ても明らかである．

　広い範囲で数多くの知識を集め，子孫に正確に伝えていくためには，個人の記憶に頼ることはわずかな情報にとどまることになり，体系化されたいわゆる伝統医学に発展することはできない．記録する手段である文字と紙を早く持った民族により早く伝統医学が生まれた．効率的な文字による記録手段を使って，集めた知識を記録して学習し，新しい知識を追加し，整理してさらに学習するためには体系化する必要がある．このサイクルこそ今でいう科学の方法であり，薬は，人類に科学の眼を目覚めさせた最初の対象であったといっても過言ではない．

A　メソポタミアの医学

　紀元前（B.C.）3000年から2300年頃メソポタミア，現在のイラク南部にシュメールという国家があった．この時代にシュメール人が楔形文字で書き残した粘土板が医学に関する記録として世界でもっとも古いものであるが，記載はわずかで，多くの薬物を用いる医学が存在したということ以外明らかにされていない．バビロン王朝（B.C. 2000頃）になって医術は制度化され，王朝6代のハムラビ（B.C. 1729-1686）の法典には，医師，外科医，獣医が区別されている．解読された楔形文字の記録に，ケシやヒヨス，ベラドンナ，アギなど250種以上の薬物の記載がある．

B　エジプト医学

　古代エジプト（B.C. 3000-）の遺跡から鳥の頭を持った医神トートの姿とともにファルマキ（薬店あるいは薬学の語源）と書かれた象形文字が発見されており，職業化あるいは制度化された医師または薬剤師が存在したことを示している．詳しい記録はパピルスに記録されたものがわずかに残っているに過ぎない．B.C. 2200頃の Kahun Papyrus には婦人病，獣医科の記載があり，B.C. 1600頃の医学については Edwin Smith

Papyrus, Hearst Medicinal Papyrus, Lesser Berlin Papyrus などが発見されており，なかでも 1862 年にエーベルスによって発見された Ebers Papyrus（B.C. 1552）には 700 種の薬，877 の処方などが記載されている．ザクロ，ヒヨス，薄荷，アヘンなどとともにアロエ，桂皮など諸国との交易のあったことを示すものも含まれる．後期になるに従い医術はけがれた仕事で奴隷のすることと見られるようになり，エジプト医学は西暦紀元頃にはすたれてしまい，ギリシャ医学に頼ることになる．

C ギリシャ医学

　ギリシャの文明は B.C. 2000 頃に始まるが，古代ギリシャの医学については神話の中に記録されているのみである．エジプトと異なり，ギリシャでは神官僧侶だけでなく，多くの学者が医学・薬学を好んで学び，ギリシャ医学は著しい進歩を見せ，以後ヨーロッパ医学の源流となったと考えられている．

　ホメロス（B.C. 990）の叙事詩"イリアド"と"オデッセイ"には魔法薬や毒薬の記載がある．ピタゴラス（B.C. 584-504）はギリシャ医学初期の代表とされ，食養生に関する記述がある．デモクリトス（B.C. 740-）は初の薬学書を著し，エジプト生薬をギリシャに導入した．

　ヒポクラテスの名で知られる医者一家は 7 名知られるが，このうち**ヒポクラテス 2 世**（B.C. 460-377）は経験と観察による実証的医学を進展させ，有効な治療法，治療薬を集大成しギリシャ医学の基礎を築いた．西洋医学では医学の父あるいは医聖と称されて

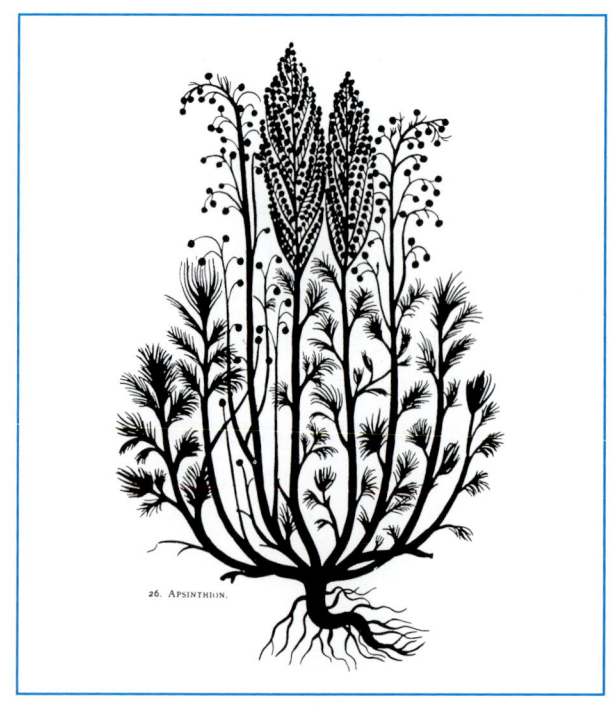

図 1-1　ディオスコリデス "De Materia Medica" にビザンチンが加えた付図（ニガヨモギ *Artemisia absinthium*）（英訳ギュンター版）

いる．

アリストテレスの弟子であるテオフラストス（B.C. 371-286）は植物学の始祖とされるが，薬用植物，生薬に関する記載も多い．

ディオスコリデス（A.D. 40-90）はネロ皇帝の軍医でもあった人物で，77 から 78 年頃地中海地方に産する約 600 の生薬について解説した"De Materia Medica" 5 巻を著した．ギリシャ本草とも呼ばれる本書は以後 16 世紀に至るまでヨーロッパ薬学のバイブルとされ，各国語に翻訳され，ヨーロッパ全体で広く重用された．ギリシャ語の原本は失われているが，東ローマ帝国のビザンチンが図を加え（512）（図 1-1），グッドイヤーが英訳し（1655），ギュンターが校訂出版した"The Greek Herbal of Dioscorides"がその全貌を伝えている．1983 年には日本語にも翻訳されている．

D ローマ医学

ローマ人は征服した各地から，富とともに知識程度の高い学者を奴隷として使うことができた．医学・薬学もローマ人の仕事にはふさわしくないとして，ギリシャ人に任せてしまっていたと考えられる．小アジア生まれのギリシャ人ガレヌス（Claudius Galenus, 130-201）はローマで活躍し，ヒポクラテスのギリシャ医学を秩序立てたが，多数の生薬やその製剤について研究し，解毒薬テリアカなど多くの製剤を考案した．チンキ剤，エキス剤，流エキス剤などの剤形を考案し，今日でもこれらをガレヌス製剤と呼ぶのはそのためである．

E アラビア医学

10 世紀から 13 世紀にかけて栄えたアラビアの伝統医学．ギリシャ医学の発展したものとされている．西洋ではアビセンナの名で知られるイブン・シナ（Avicenna, Ibn Sina, 980-1037）はアラビア医学をまとめて"Canon Medicinae（医学基準）" 5 巻を著したが，この書は十字軍によってヨーロッパにもたらされ，西洋医学に大きく影響した．イブン・アル・バイタル（Ibn al-Baithar, 1194-1248）はその著書"Liber Magnae Collectionis Simplicium Alimentorum et Medicamentorum"に 1400 種の生薬を解説し，中国など東アジア産の生薬についても記載した．

F ユナニー医学

パキスタン，アフガニスタン，イラン，トルコなどイスラム社会に知られている伝統医学．ユナニーはアラビア語でギリシャを指している．

G ホメオパシー

ギリシャ医学が基本にあると考えられるが，ハーネマン（Samuel Hahnemann, 1755-1843）によって体系化された治療法．ある疾患の治療には，健康な人に与えると同じような症状を発する薬物をごく少量用いれば治療効果が得られるとするもの．

H アーユルヴェーダ

　古代インドの文化は，モヘンジョ・ダロとハーラッパの遺跡から知られているように，B.C. 3000 から 1500 頃に至り，広範囲に栄えたインダス文明に代表されるが，残された文献が乏しい上に，この時代の文字が現在解読されておらず，医療文化の詳細はほとんど明らかにされていない．B.C. 1500 頃中央アジアから南下してパンジャブ地方からガンジス河流域を征服したアーリア人によって体系化された医学をアーユルヴェーダといい，今日でもインド，スリランカなどで盛んに利用されている．アーリア人のもたらしたバラモン教の聖典をヴェーダ（Veda，知識）といい，リグ・ヴェーダ，サーマ・ヴェーダ，ヤジュール・ヴェーダ，アタルヴァ・ヴェーダの 4 部を中心として成り立っている．アーユ（Ayuh）は生命を意味しており，アーユル・ヴェーダは生命の科学を意味していて神から与えられた知識とされている．

　B.C. 1200 頃までに集められたというリグ・ヴェーダには薬物，アタルヴァ・ヴェーダには祈祷，鎮魂の儀式，断食や呪文とともに骨格や臓器の詳細を含む医術に関する記載が見られるが，医学の古典として形を成したものは 1 世紀頃にまとめられたチャラカ本集（Charaka Samhiter）とスシュルタ本集（Sussruta Samhiter）が今日知られる最古のもので，アーユルヴェーダはアーリア人によって紀元前の長い期間をかけて成立したものと考えられる．

　一般外科（傷害），特殊外科学（外科手術），身体治療学（内科），鬼神学（精神科），小児科学（産婦人科を含む），毒物学（薬物），不老長生学，強精学（媚薬）の 8 部門に分けられるが，「医に八医あり」という区分はギリシャ医学にも共通する．

　チャラカ本集によれば，自然界は水，火，風，地，空の 5 元素から成り，これらが正しく配分されている人体を健康とする．人体はドーシャ，ダートゥ，マラの 3 要素から成り，人体には空と風から成るヴァータ，火と水から成るピッタ，水と地から成るカパの三つの体液（トリ・ドーシャ）が均衡を保って巡っているとする．ヴァータの優勢は人体が乾冷性となり呼吸器，循環器，精神の障害を起こし，ピッタは熱性で消化器，肝，胆，膵，皮膚の障害を起こし，カパは油性で気管，糖尿，肥満，関節，アレルギーなどの疾患を起こす．治療には食餌，薬，摂生を重視する．

I 仏教医学（タイ古医学，チベット医学）

　仏教はゴータマ・シッダッダ（釈迦）の入滅（B.C. 560-480 頃）後，次第に拡大し，300 年ほどを経て大きく二つに分かれてきた．上座部と呼ばれるものは小乗仏教，南伝仏教ともいわれ，B.C. 3 世紀頃に南方に広がり，現在もタイ，ミャンマー，スリランカなどに伝えられている．インドから B.C. 2 世紀頃，北方に伝わった大衆部仏教は大乗仏教ともいわれ，チベット，中国を経て日本にも伝わったものである．仏教医学は仏教の活動とともに他国に伝わった古代のアーユルヴェーダを基本としており，地，水，火，風の 4 元素のバランスのくずれを疾病の原因とする．

第2章
中国医学の歴史

A 文字と文化

　北京の博物学者王懿栄とその門人劉鉄雲がたまたま古代文字の研究をしていた1899年，王懿栄のマラリアを治すために買ってきた薬，竜骨（本来は大型哺乳動物の骨の化石）に文字のようなものが彫りこまれていることを発見した．

　このことが発端となり，殷墟の大遺跡が発見されることとなり，紀元前（B.C.）14世紀，中国にはすでに漢字の基礎となる甲骨文字が存在したことが明らかになった．やがて保存性や携帯性に優れた木簡や竹簡が利用され，B.C. 2世紀にはすでに紙に毛筆で文字を記録するようになり，紀元後（A.D.）2世紀初頭にはきわめて良質の紙が中国で作られるようになった．木版印刷は唐代に始まるが，普通に行われるようになった宋代になって知識はさらに一般化する．

　他の文明よりもはるかに早く文字文明をもった中国で，ゆっくりとではあるが医学に関する情報が集められ，B.C. 5世紀の戦国時代からA.D. 3世紀の後漢の時代にかけて中国の医学，薬学は一つの完成の域に達した．春秋時代（B.C. 8～5世紀）の名医扁鵲が行ったという奇跡的な医療伝説や，B.C. 3世紀，中国を統一した秦始皇帝の中央集権による強大な政治力によって情報集中が促進された面も見逃せない．

B 薬の知識

　B.C. 5～3世紀のものといわれる『山海経』に薬物の初歩的な記載があるが，内容に乏しく文献としての価値は低い．その後数百年の長い時間をかけて知識の集積が行われ，充分吟味された内容の薬物書として3世紀初頭に『神農本草経』（203年という説）が出現したが，原本は早く失われている．斉代の480年頃，陶弘景によって復元され，続編といわれる『名医別録』と合わせて『神農本草経集注』が著された．『神農本草経集注』も失われ，今日原本を見ることはできない．唐代の659年，蘇敬らによって再編された『新修本草』に引用されている原文を集めて復元された両書によって，これらの内容を知ることができる．神農本草経の記載は簡潔であるが，薬効に関しては驚くほど正確である（図2-1）．

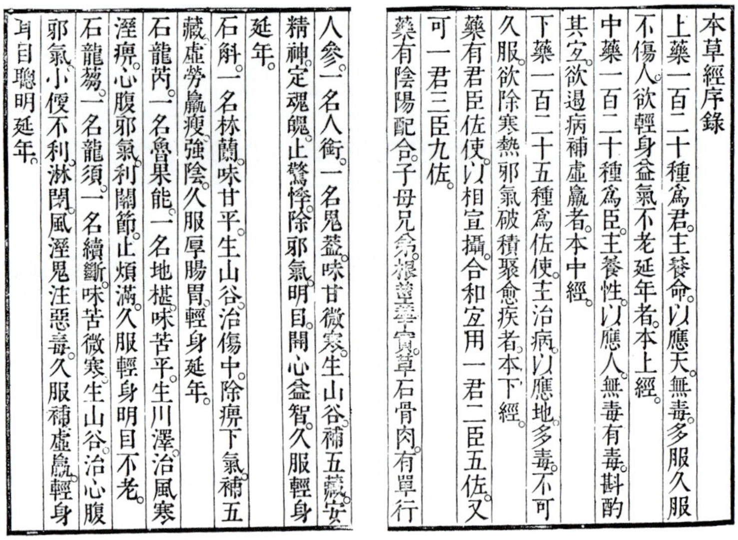
本草經序錄
上藥一百二十種爲君主養命以應天無毒多服久服
不傷人欲輕身益氣不老延年者本上經
中藥一百二十種爲臣主養性以應人無毒有毒斟酌
其宜欲遏病補虚羸者本中經
下藥一百二十五種爲佐使主治病以應地多毒不可
久服欲除寒熱邪氣破積聚愈疾者本下經
藥有君臣佐使以相宣攝合和宜用一君二臣五佐又
可一君三臣九佐
藥有陰陽配合子母兄弟根莖花實草石骨肉有單行

人參一名人銜一名鬼蓋味甘微寒生山谷補五藏安
精神定魂魄止驚悸除邪氣明目開心益智久服輕身
延年
石斛一名林蘭味甘平生山谷治傷中除痹下氣補五
藏虚勞羸瘦強陰久服厚腸胃輕身延年
石龍芮一名魯果能一名地椹味苦平生川澤治風寒
溼痹心腹邪氣利關節止煩滿久服輕身明目不老
石龍蒭一名龍須一名續斷味苦微寒生山谷治心腹
邪氣小便不利淋閉風溼鬼注惡毒久服補虚羸輕身
耳目聰明延年

図 2-1　神農本草経
森立之復元本の一部．右は序録の冒頭部．左は本文の一部．

C　日本に残った中国文献

787年の日本の記録で，奈良朝の医学校であった典薬寮で神農本草経集注から新修本草に教科書を変更したいという願いのあったことから，この時期に新修本草が渡来したことが分かる．京都の仁和寺（にんなじ）など日本に写本が2部，スタインが敦煌（とんこう）の石窟から持ち出した一部分と合わせて3部が現在の世界に残る新修本草である．これらと後世の本草書の引用から日本の岡西為人によって新修本草は完全に復元された（『重輯新修本草』，1972年）．

これ以後の本草書（薬物書）の主なものとして，宋代の『開宝本草（かいほうほんぞう）』（劉翰（りゅうかん），馬士（ばし）ら，開宝新詳定本草，973年，開宝重定本草，974年，初めて印刷されたもの），『嘉祐本草（かゆうほんぞう）』（掌禹錫（しょううしゃく），蘇頌（そしょう）ら，嘉祐補注神農本草，補注本草，1061年），『経史証類備急本草（けいししょうるいびきゅうほんぞう）』（唐慎微（とうしんび），証類本草，1082年），『経史証類大観本草（けいししょうるいたいかんほんぞう）』（艾晟（がいせい），大観本草，証類本草，1108年），明代の『本草品彙精要（ほんぞうひんいせいよう）』（劉文泰（りゅうぶんたい），1505年），『本草綱目（ほんぞうこうもく）』（李時珍（りじちん），1596年）などがあげられる．これら一連の本草書は最初の神農本草経を出発点として，前書を原文のまま引用し追加，解説を加える形で作成されたため古典の内容がほぼ忠実に残される結果となった．

D　医学文献

1971年に湖南省長沙の郊外で発見された馬王堆の遺跡から，B.C. 160に死亡した王侯の貴婦人の死体が無菌状態の水に漬かっていたため死後すぐと思われるほどの保存状態で発見され，死者の使っていたと推定される薬物や14種の医書や薬物書が出土した．これらの出土品には，秦以前の経絡説や脈診，養生法などが説かれており，また導引という一種の運動療法も図解して紹介されている．一方河北省の中山王墓からはほぼ同時

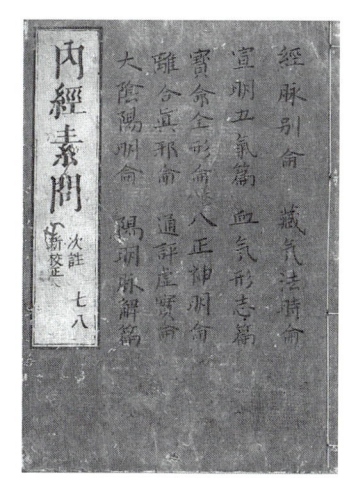

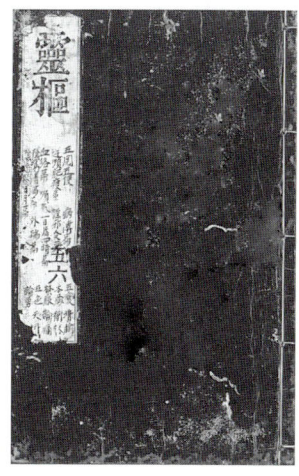

図 2-2 黄帝内経素問, 霊枢
江戸時代に日本で復刻印刷されたもの.

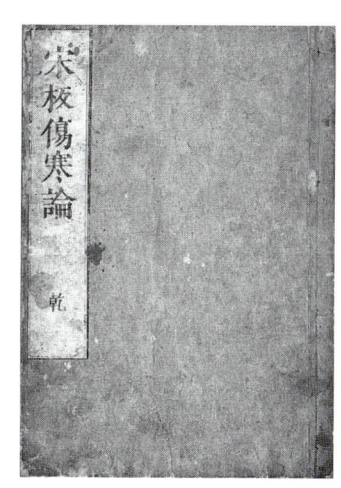

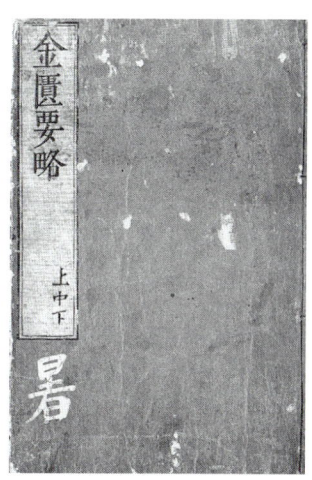

図 2-3 傷寒論, 金匱要略
林億の再編によるいわゆる「宋版」を江戸時代に日本で復刻印刷したもの.

代の金銅の針, 薬を煎じる薬缶などの医療器具も発見されており, 鍼灸や薬物治療の発展段階を知る重要な手がかりになっている.

A.D. 80頃に編纂された漢書芸文志によれば, 当時方技 (医学) 書といえるものが36書あったことが分かる. このうち『黄帝内経素問』と『霊枢』の内容が今日まで伝わり, 中国の古典医学と鍼灸理論の原典とされている (図2-2).

3世紀初め頃, 長沙の張仲景が著したとされる『傷寒論』および『金匱要略』は後漢末期の薬物治療の理論と実際を記載したもので, はじめ一つのものとして『張仲景方』と呼ばれたようであるが, 西晋の280年頃『脈経』の著者である王叔和によって再編された.

現在それらの原本を見ることはできないが, その後数百年にわたって利用され, いつのころからか『傷寒』の部分と『雑病』の部分に分割された. 宋代に林億が再編して印

刷した『宋版傷寒論』(1065年)と『金匱玉函経』，『金匱要略』(1068年)のそれぞれ明代，清代に複製された刊本によって内容を知ることができ，今日なおその利用価値は少しも失われていない（図2-3）．『金匱要略』のみ元代の刊本が残されている．以上後漢の時代に完成したと考えられる神農本草経，黄帝内経素問，傷寒論を併わせて中国医学の三大古典という．

　薬物を記載した新修本草などの本草書は奈良時代中期に日本に伝来したが，黄帝内経素問や傷寒論のような医学書が伝来したのは日本の『医心方』（丹波康頼，984年）への引用から平安時代と考えられ，初め『張仲景方』として入り，宋本あるいは元刊本が入ったのは鎌倉時代になってからと考えられている．江戸時代に入って傷寒論は10回以上も日本で出版されている．

　傷寒とは腸チフスのような急性熱性病を指しており，傷寒論はその病状の進行経過と段階的な薬物治療法を当時の道教の理論を織り込んで説明したものである．人の瞬間的な病状を陰陽・虚実・寒熱・表裏の四つの相対する事象で分類（八綱分類）する．病状の進行を太陽病，少陽病，陽明病，太陰病，少陰病，厥陰病の順に6段階の病期（六経病）に区別し，さらに細かく分類して対応する薬方を選択する．ほとんどの薬方は複数の生薬を調合した構成で，それぞれ「麻黄湯」とか「葛根湯」のような名称がつけられている．

E 六朝期

　5世紀後半に陳延之が当時の経験医方や理論を整理して『小品方』を著わし，唐代の中国では傷寒・金匱とともに国定の医学教科書とされた．日本でも傷寒・金匱より早く，701年の大宝律令に，脈経や黄帝内経，本草経集注などとともに平安時代に至るまで医学教科書として採用されている．宋代の林億によると小品方が失われたことを悔やむ記載があり，中国でも日本でも10世紀頃すでに幻の書となってしまっていた．1984年になって日本の前田育徳会尊経閣文庫の中に『経方小品』の名で残されているものを小曽戸洋が発見し，その全貌が明らかにされた．

F 隋代

　諸病の原因と症候を論じた『諸病源候論』（巣元方，610年）が著され，疾病分類法の規範を形成することとなった．病因，病態のみを論じ治療法に言及していない点が他の医書と異なっている（図2-4）．

G 唐代

　初の医学大全書ともいうべき『千金方』（孫思邈，650年頃）が著された（図2-4）．人命は千金より貴いという書名を使い，医師の道徳，倫理を冒頭において，婦人病，小児病をこれに続けている．今日なお利用価値が高い．孫思邈が晩年に続編として著したという『千金翼方』があるが，小曽戸によれば，後世の別人の著という疑いもある．

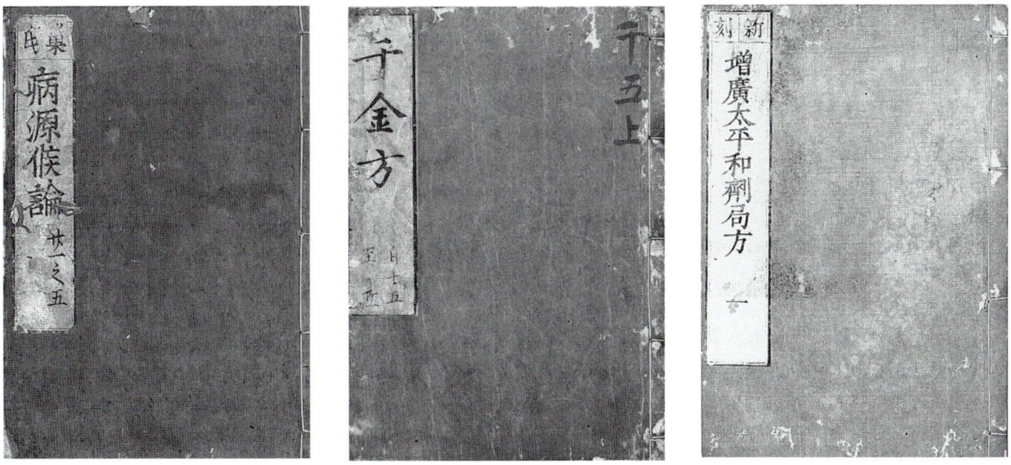

図 2-4　病源候論，千金方，太平和剤局方
いずれも江戸時代，日本で復刻印刷されたもの．

　『外台秘要方』(王燾，752年) は唐以前の多数の医書を調べ，内容を分類し，出典を明記して整理したもので，いわば古代医書のデータベースの役割をしている．原本は失われていて，宋代の版本が日本にのみ残っている．

H　宋代の印刷大事業

　唐代に始まった木版印刷は初め一部の仏典に限られていたが，宋代になって印刷技術の著しい発展があったようで，一般に広く行われるようになった．歴代の皇帝の関心も強く，古典にもさかのぼって大量の医書が続々と出版された．手書きによる写本から印刷というマスコミュニケーションの時代になって，医学知識が普及しただけでなく，集積される情報の質，量ともに革命的な進歩をもたらすことになった．まず本草書として973年と974年に上述の『開宝本草』が出版され，医方集としては宋の太宗が命じて作らせた『太平聖恵方』(王懐隠ら，992年，100巻16834の薬方) が出版された．

　古典の復刻出版も行われ，『黄帝内経素問』(1027年)，『諸病源候論』(1027年)，『嘉祐補注本草』(1062年)，『図経本草』(1062年) などが出版された．1057年には医書専門の校正医書局が国の機関として設置され，編集校訂作業が始まった．

　林億らの校訂になる『宋版・傷寒論』(1065年)，『宋版・金匱要略』(1066年) のほか『備急千金要方』(1067年)，『千金翼方』(1067年)，『脈経』(1068年)，『黄帝三部針灸甲乙経』(1069年)，『外台秘要方』(1069年)，『重広補注黄帝内経素問』(1069年，現在に伝わるもの)，『針経』(1093年，現在残る黄帝内経霊枢の祖本) など，今日に伝えられる重要文献の大部分が宋代の印刷本によって継承されたものである．

　金や蒙古の北方異民族に支配される前の北宋の末期には，国家の機関である和剤局から『太平恵民和剤局方』(1107-1110年) (図2-4)，『経史証類大観本草』(1108年)，『政和経史証類備用本草』(1116年) など重要な医・薬書も出版されている．和剤局方は現在の日本で使用されている漢方薬方の出典として傷寒論，金匱要略に次いで頻度の

高いものであり，大観本草は中国の歴史上もっとも完成度の高い本草書とされ重視されている．また，大観本草は清代の版本ではあるが，宋以前のものとして，今日まで唯一完全な形で伝えられている本草書である．

I 金元医学

12世紀から14世紀にかけて，中国は金および蒙古によって北部を，さらに元によって全土を支配された金元時代になった．この間，古典医学理論の統合や医薬の整理が行われ，金元4大家と呼ばれる医家，劉完素（寒涼派，『宣明論方』など），張子和（攻下派，『儒門事親』），李東垣（補土派），朱丹渓（養陰派）が出現し，中国の医学は大きく変換した．前二者の医学を劉張医学といい「瀉法」に重点がおかれる．後二者の医学を李朱医学といい，「補養」を主とする治療法をとる．おおまかにいって現代中国医学はこの金元医学の延長線上にあり，日本の漢方医学は傷寒論医学を基礎においている．

J 明代の医学・薬学

元が滅び14世紀後半から明代になるが，宋，金，元の医学が継承され，これらの研究・解説が盛んに行われた．

『本草品彙精要』（劉文泰，1506年）は項目を細かく分けて記載し，図をつけて分かりやすく説明したものである．木版の植物図に着色したものもある．

『万病回春』（龔廷賢，1587年）は明代を代表する医方書で，今日の日本でこれを出典として利用される薬方は和剤局方に次ぐ．

李時珍の著した『本草綱目』（1596年刊）（図2-5）は歴代の本草書が取った神農本草経の配列を廃し，草，木，果，菜など，使用部分別の配列方法を採用し，正名，釈名，集解（生産地），修治（加工），気味（薬能），主治（薬効），発明（不明であった語義の解釈など），付方（使用法）に分けて約1900種の薬物について記述している．歴代本草

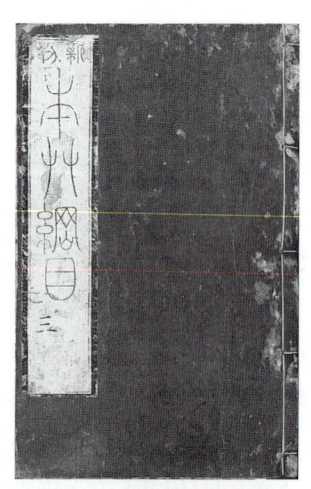

図2-5 本草綱目（李時珍）
江戸時代，日本で復刻印刷されたもの．

書からの引用には著者名で出典を明らかにし，自説には「時珍曰く」と表記して区別している．引用の誤りが随所に見られ，不確かな調査による自説の部分に独断が多いという批判もされるが，掲載種の多さ，網羅した文献の数から中国国内ばかりでなく諸外国でも現在に至るまで重用されている．完訳されたのは日本語のみであるが，英，独，露，ベトナムなど各国語に翻訳され，Chinese Materia Medica の名で中国を代表する本草書として扱われている．日本には1607年，早くも林道春が長崎で手に入れ，自らも薬を調製した将軍徳川家康に献上した本草綱目の初版（金陵本）が現在も残されている．江戸時代を通じて繰り返し日本でも復刻出版された．

K 清代の医学・薬学

清の勅命により編纂された医学全書『医宗金鑑』（1742年），呉有性の『温疫論』（1642年），葉天士の『温熱論』（18世紀前半）などの温病学が発展した．現代中国医学にはこの学説が大きく取り入れられているが，日本では元禄の頃，室町時代から江戸初期にかけて一世を風靡した曲直瀬道三を筆頭とする金元医学推進派（後世派）が勢力を弱め，傷寒論を聖典とし，宋以前の医学を重視する古方派あるいは折衷派が有力となり，清代医学は次第に日本では重視されなくなった．

本草書では本草綱目の追補版として作られた『本草綱目拾遺』（趙学敏，1765年）と『植物名実図考』および『植物名実図考長編』（呉其濬，1848年）の2書があげられる．『植物名実図考』はきわめて優れた線画で植物が描かれており，本草書から植物学専門書へと移行したものとされる．

L 中医学

1840〜42年のアヘン戦争以来，清国は日本を含む諸外国の植民地主義的な干渉を受けた．また，孫文らの辛亥革命によって清国は倒され，1911年中華民国が成立，日中戦争，第二次世界大戦を経て1949年に中華人民共和国が成立するまで，100年を越える混乱の時代が続いた．西洋医学の導入で，一時廃止されかけた中国の伝統医学は，毛沢東の「中国医薬学是一個偉大的宝庫，応当努力発掘，加以提高」という語で復活し，教育上の必要をきっかけとして中国伝統医学の理論的な統一が図られ，西洋医学を西医学というのに対して，新しく再出発した中国の伝統医学・薬学に「中医学」，「中薬学」という用語が使われるようになった．理論的には陰陽五行説を重視し，これに基づいた臓腑弁証を主として証を弁じ，治を論ずる（弁証論治）．治療に用いる処方はこの証に基づいて組み立てられるため，内容を固定した古典的処方とは治療薬が大きく異なる．常用の構成生薬は400種ほどで1回の用量もかなり多い．

M 日本漢方

江戸時代末期に入ってきた西洋医学をオランダ医学という意味で「蘭方」と呼んだのに対し，古代に中国から入って，独特の発展を遂げてきた日本流の中国医学を「漢方」

と呼ぶようになった．幕末まで，日本の医療を担ってきた漢方は明治維新になって大きく変化し，明治8（1875）年には西洋医学を学んだ者だけに医師免許を与える制度が始まって，新しく漢方医になる道が閉ざされた．そのため日本の漢方医学は著しく衰退したが，明治の末期になって，西洋医学を学んで免許を持った医師や薬剤師のなかから自主的に学習して漢方を実践する者が現れ，20世紀後半になるまで長い期間をかけて次第に復活してきた．

　日本では制度上，医師も薬剤師も西洋医学の教育を受け，医師，薬剤師としての臨床経験をしながら併行して漢方を学ばざるを得なかったのであるが，現在の日本の漢方医学は西洋医学に重ねた形で教育が行われているため，江戸時代の古方派実証医学の伝統を発展させ，現代のEBM（evidence based medicine）に直結させることが比較的容易となった．

　日本漢方の特徴は基本的には中医学と変わらないが，素問や傷寒論の八綱弁証による病位，六経病による病機，気血水理論による病因を重視し，治療薬は薬方ごとに固有の名称をもち，患者によって構成生薬を多少変化させる「加減（かげん）」法あるいは複数の薬方を同時に適用する「合方（がっぽう）」が用いられることもあるが，処方内容をほぼ固定した薬方が用いられる．

　常用の構成生薬は150種ほどで，用量は中医学に比してかなり少ない．

第3章
中国医学の基礎概念と特色

　中国医学は，人体の生理・病理に対する研究を基礎にし，疾病の予防・治療をめざす学問であり，数千年に及ぶ臨床経験と疾病に対する研究に裏打ちされた独特の理論体系を有する学問である．中国医学においては，人体を有機的に統一された整体（☞ p.16，本章2.A）としてとらえたうえで，人体に発生した病変と自然界の変化との関わり，あるいは病変自体の特徴やその経過，ならびに治療によって生じる変化などを観察し，数千年という長期にわたって蓄積した独特の理論体系をもつ医学へ形成発展させてきた．この結果，人体の生理・病理などの基礎概念，病変の発生原因と進行に対する認識，診察法と診断法，治療法，薬物学，処方学，鍼灸治療など，すべての分野にわたって系統的な理論によって統合された医学体系が構築されたのである．

1　中国医学の基礎概念

（1）中国医学とは

　中国医学とは，約三千年前より中国を中心として発達・発展してきた経験医学である．中国医学は独自の生理観や病理観［陰陽五行説（☞ p.18，本章3.），気血津液説，臓腑説，経絡説（☞ p.25，第4章），病因説（☞ p.45，第5章）］および診察法［望診，聞診，問診，切診という四診の診断手段（☞ p.93，第7章）］，治療法（薬物療法や非薬物療法，鍼灸，按摩，気功など），予防法（未病を治す），養生法（薬膳，食養生）をもつ，一つの体系化された医学である．

　中国医学は現在統一名称がない．日本では漢方 Kampo，漢方医学 Kampo medicine，東洋医学 oriental medicine など，中国では中医学 Chinese medicine（CM）また，韓国では韓医学や韓方と呼んでいるが，世界保健機構（WHO）では，伝統的中国医学 traditional Chinese medicine（TCM）という名称が認められている．

　中国医学の医学体系を学ぶことにより，病人の全体像をつかむことができ，病気の発生原因から，その予後までが推察できる．また，生活養生や食養生まで理解できる．

（2）中国医学の特徴

　中国医学は数千年の歴史をもつ中国伝統の医学である．人体の生理・病理などの基本

概念から，病変の発生と進行に対する認識，診断法，治療法および治療手段としての薬物の効能の認識まで，西洋医学とは異なる以下のような優れた点がある．

①数千年の臨床経験をもつ経験医学：安全性が高い
②心身全体の調和を図る：内因重視，臓腑機能の調和を重視
③個人差を重視する：異病同治(いびょうどうち)（数種の疾病がともに同じ性質の証候に由来する場合には同一の方法で治療を行うこと），同病異治(どうびょういち)（同じ疾病でも病人の身体の反応の相違により現れる証候が異なる場合は，患者によって治療法が異なること）（☞ p.58，第6章1.C）
④天然薬物を使う：副作用が少ない，治療の安全性
⑤多種生薬を組み合せた「複合剤」：多彩な効果が現れる
⑥未病を治す：病名未決定者に対しても対証療法ができる（☞ p.18，本章3.）
⑦病人を治す：全体像をみる

（3）中国医学の治療法

数千年にわたる中国医学の治療法には，薬物の内服による内治法以外に，外用，鍼灸，按摩などさまざまな方法がある．

湯液療法：煎剤などによる薬物療法．

鍼灸療法：経穴（ツボ）を鍼や灸で刺激して，内臓およびその他の器官を調和させる治療方法．

按摩療法：経穴（ツボ）や経絡を，手で揉んだり押したりすることで，体を調和させる治療方法．

気功療法：呼吸法を中心に，ゆったりとした運動法を加え，体内の気を回らせる治療方法．

食養療法：健康保持と病気の治療，老化防止などを目的として，中国医学の理論に基づいて薬用価値のある食物や生薬を配合して調理した料理による療法．

（4）中国医学と西洋医学の相違

三千年の歴史をもつ中国医学は西洋医学と種々な面での相違点がある．中国医学の特質をよく把握すれば，その活用の道が広がってくる（表3-1）．

（5）中薬と新薬の比較

表3-2に，中薬と新薬（西洋医学の薬）の比較を示す．

（6）中国医学の適応症状，疾患

中国医学は，不定愁訴・慢性機能性疾患に対して対応可能であり，器質性疾患に対して対応困難である（図3-1）．

表3-1 中国医学と西洋医学の相違点

	中国医学	西洋医学
相違	経験医学 心身一如論（心身全体の調和をはかる） 個人差重視 薬効の安全性 天然薬物 副作用が少ない 証に対する治療，未病を治す 病人を治す	科学医学 形態機能論 検査データ重視 薬効の即効性 化学薬品 副作用が多い 病名に対する治療 病気を治す
診察	望診，聞診，問診，切診（腹診・脈診）	問診，視診，触診，打診，聴診 臨床検査（X線，RI，生化学など）
診断	弁証論治による証の決定（気虚証，気滞証，血瘀証など）	病名の決定（肺炎，腎炎など）
治療	薬物，鍼灸，気功，按摩，食養療法など	薬物，手術，化学療法，放射線など

表3-2 中薬と新薬の違い

	中 薬	新 薬
基源	天然物	合成物
配合の論拠	処方構成理論	対症的
成分	多成分	単一
作用・臨床効果	緩和	強力
効果発現	遅い	早い
作用点	複数	単一
廃薬後の症状	安定	再発
副作用	少ない	多い
適応疾患	機能的	器質的
応用理論	証，体質に対応	症候，病理に対応

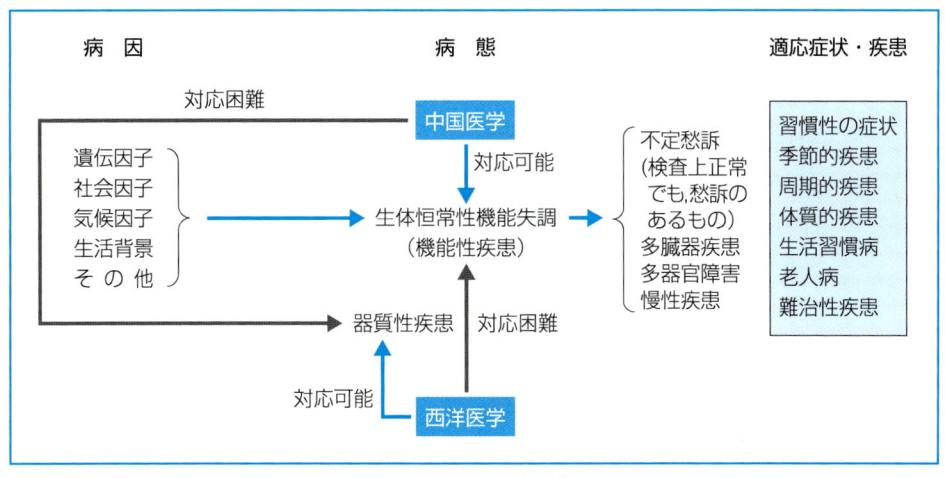

図3-1 中国医学の適応

2 中国医学の基本的な特色

　中国医学の基本的特色は，大きく分けて二つがある．一つは**整体観**（せいたいかん）（人体の全体性を重視する，人体と自然界との間の密接な関係を重視する），もう一つは**弁証論治**（べんしょうろんち）（中国医学独自の，疾病を研究，治療する基本原則）である．

A 整体観

　中国医学では，人体の内臓と体表の各部分の組織・器官を一つの有機的な全体とみなすと同時に，四季の気候，土地や産物，環境などの要因の変化が，人体の生理・病理に対して一定の影響をもっていると考えて，人体内部での内臓の協調と整体性，また，人体と外界の環境の統一性を重視した．中国医学では，このような問題を全面的にとらえる観点から一貫して疾病を診断し，治療するのであって，単に局部的な変化だけに着眼するのではない．これを**整体観**という．

（1）人体と自然界の統一性

　自然界は人類が生存するための第一に必要な環境である．人間は，自然界の中で生活しており，たえず自然環境の変化の影響を直接的，あるいは間接的に受けている．そして，人体は外部環境の変化に合わせて，その都度自身の生命リズムを調整し，外界の変化に適応させている．いわゆる「自然の中に人がいて，人の中に自然がある（自然界を大宇宙，人体を小宇宙）」とした考え方である．また，人体の内的環境は自然界（季節，気候，昼夜などの日内変動，地域，風土など）に加え，生活環境（仕事，人間関係，飲食など）といった外的環境とも密接な関係にあり，人体の内的環境はこれらの外的環境に影響されやすいのである．

　また，自然界にみる四季と同じ変化が身体のなかでも起きている．春は温暖，風，梅雨は湿気，夏は暑熱，秋は乾燥，冬は寒冷という自然法則があり，体の動きと自然界の動きが一致していれば健康に過ごせる．自然の変化を無視した生活や外界の変動が適応能力を超えた場合，あるいは人体内部に機能失調や機能低下があるために外界の変化に適応できない場合には，健康を損ない，疾病を発生する（図3-2）．

（2）人体は有機的な統一体

　人体は，さまざまな要素（気，血，津液，精，臓腑）を基本にして構成されており，互いに連絡しあう有機的に完成された整体（統一体）である．人体を構成するそれぞれの組成部分は，互いに密接に連絡し，生理的には互いに作用し協調しあい，病理的にも互いに影響しあっている．臓と臓，臓と腑，体表と内臓，気と血，内臓と経絡などさまざまなものを相互の関連のなかで把握しているところから，局所の病変であっても必ず全身との関連に基づいて原因を弁別し，根本的な治療を行う（図3-3）．

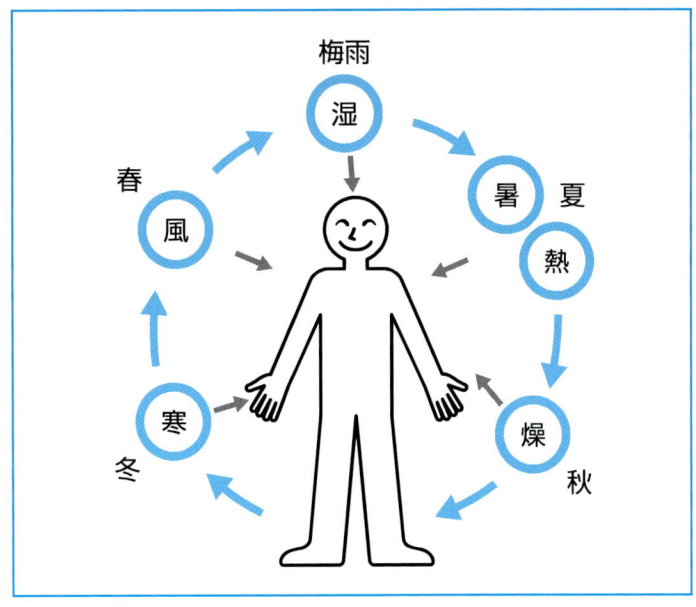

図 3-2　自然・季節と人間の関係

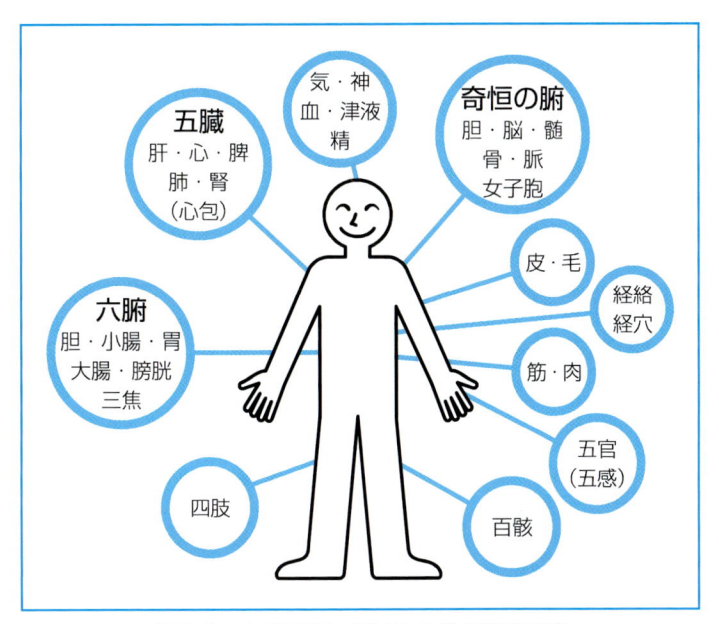

図 3-3　中国医学における人体の構成要素
百骸とは，人体の骨のこと．

B 弁証論治

弁証論治は，中国医学の独特な診断・治療体系である．中国医学の臨床では，かならず弁証論治の過程をとる．診断・治療においては，疾病の病因・病位・病性・正気と邪気の力関係などを総合分析・判断し，証（総合的な病態）を決定することが重要であり，これを弁証と呼ぶ．弁証に基づき，相応する治療方法を確定し，これにしたがって具体的な治療を施す．これを論治と呼ぶ（☞ p.57，第 6 章）．

3 陰陽五行説

　陰陽五行説は，古代中国の哲学理論と自然観に基づいた思想である．人々が経験してきた事実を，自然界の現象にてらして整理・分類し，理論化したものである．さらに，中国医学においては，陰陽五行説という自然哲学を人体にも応用した．つまり，人体にも陰・陽（後述）があり，このバランスがとれていれば健康，バランスが乱れた状態が未病，バランスが崩れた結果が病気であり，乱れたり崩れたバランスを回復させることが治療であると考えた．人体の生理・病理に対する認識，診断，治療，薬物などに対する解釈はすべて陰陽五行説をもって説明することができる．

●未　病
　　未病とは，病気が症状としてはっきり現れていない段階（病気の前段階）である．人間の身体には健康，病気という二つの状態だけがあるのではない．病気と診断されて治療の対象となる前の，どことなく具合の悪い健康とはいえない状態が未病である．

●未病を治す
　　中国医学では，病気を防ぐために，未病であるうちに生活習慣を見直すことが何よりも大切なことだと考えられている．本格的な病気になっていないときに，病気の兆しをとらえて適正な治療法および養生法を行う．
　　「未病を治す」には，三つの意味がある．
　・食養生などにより健康維持・疾病の予防をする．
　・兆候の症状があるときに，病気の兆しをとらえて，適正な早期治療を行う．
　・疾病の進展の傾向をつかむ．

　陰陽五行説は陰陽説と五行説からなる．
　陰陽説では，自然界に存在するすべて事物は陰と陽との二つの要素・性質から成り立ち，さらに陰と陽は互いに対立し，かつ影響しあうものとしている．
　五行説では，宇宙間のすべての事物や現象は，木・火・土・金・水という五つの要素により構成され，これらの相互資生（生まれること）と相互制約に基づいた運動変化が万物を変化・発展させるとする．すなわち五つの要素は互いに変化し，影響しあい成り立つものとしている．

A 陰陽説

　陰陽説は，すべての事物・現象は陰と陽の二つの性質から成り立っていると考える（図3-4）．すべての事物の存在は天と地，昼と夜，晴と曇，熱と寒，火と水，動と静などのように，陰陽の気の対立・統一の結果であり，それらの相互作用により変化発展していると考えられる（表3-3）．陽は興奮や活動，活発の性質をもつ．陰は，抑制や静止，衰退の性質をもつ．すべての物は陰陽どちらかに属しているが，そのなかで，たと

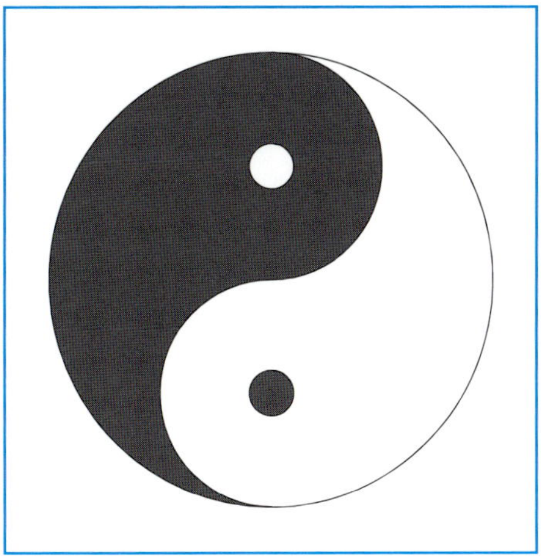

図 3-4　陰陽説のシンボル（太極図）

表 3-3　陰陽説の例

	自然	季節	人間	温度	明暗	運動状態	機能状態
陽	天・日	春・夏	男・若	温・熱・火	晴・昼・明	昇・浮・動	興奮・亢進
陰	地・月	秋・冬	女・老	涼・寒・水	曇・夜・暗	降・沈・静	抑制・衰退

えば陽の中にも陰があり，陰の中にも陽が存在する．また，陰が陽に変化することもあり，またその反対に陽が陰に変化することもある．人体の内外，表裏，上下各部分の間，および有機体の物質と物質，機能と機能，機能と物質の間で，必ずその陰陽の相対的協調関係を保持し，正常な生理活動を維持している．すなわち，陰陽が相対的に協調してバランスを保っている状態が健康な状態である．

疾病とは，何らかの原因によりこの陰陽の相対関係が崩れた状態である．

（1）陰陽の関係

陰と陽とは，二つの互いに対立する事物を表すだけでなく，同じ事物の内部に存在する互いに対立する両側面を表すとともに，これによって両側面を分析することもできるという特徴がある．陰陽の関係には，対立，制約，互根，消長，転化がある（図3-5）．

a. 対立関係

陰陽は互いに依存しあいながら対立し，また牽制しあっている．これを陰陽対立という．たとえば，天地，昼夜，寒熱，水火などである．

b. 制約関係

陰と陽は相互の消長によって制約しあう．制約とは抑制・束縛の意味である．これを陰陽制約という．たとえば，陽である気には，体を温める働きがあり，陰である津液には，身体の温まりすぎを抑制する働きがある．正常の場合，気と津液とは，互いに抑制しあい，寒熱の平衡を保っている．

陰陽対立
正気と邪気，熱と寒，表と裏など，また，身体そのものが，陰陽の対立で成り立っている．陰陽が対立せず，分離したとき，人は死にいたる．

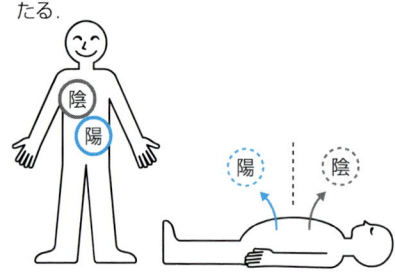

陰陽制約
気(陽)は体を温める作用があり(温煦)，津液(陰)は体の温まりすぎを抑制する作用があり，互いに抑制(制約)しあい，寒熱の平衡を保っている．

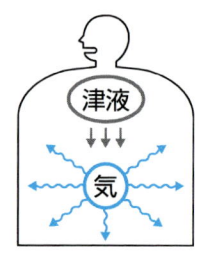

陰陽互根
気(陽)は，血(陰)を全身に送り(推動)，脈内から漏出しないようにし(固摂)，血は気の栄養素となり，互いに依存(互根：互いに根ざす)の関係である．

陰陽消長
気(陽気)の産生には一定の血・精・津液(陰液)が消耗され(「陰消え，陽長ず」＝消長)，津液の産生には陽気が消耗される(「陽消え，陰長ず」)．

陰陽転化
寒邪(陰)が体内に長く停滞すると熱(陽)を生じるなど，一定の法則，病期により陰(陽)が陽(陰)へ転化する．

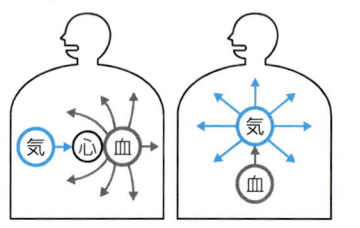

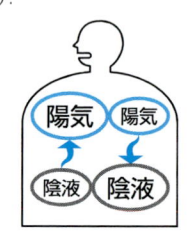

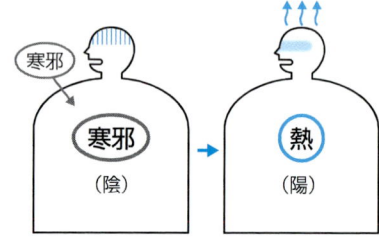

図 3-5　陰陽の五つの関係

気・血・津液・精の生理，病理については，「第 4 章　中国医学の生理学」「第 5 章　中国医学の病因論」参照．

c. 互根関係

　陰陽には互いに依存しあう関係がある．これを陰陽互根という．たとえば，四季では春夏が陽で秋冬は陰であるが，春夏がなければ秋冬はなく，秋冬はなければ春夏も存在しない．人体においても陰陽の互根が存在する．たとえば，気・血の関係でみてみると，気は血を全身に送ったり，脈内から漏出しないようにする働きがある．また，血は気の栄養素となる．つまり，気・血は互いに依存しあうのである．

d. 消長関係

　陰陽の関係は静止不変ではない．陰陽の関係は，一方が増えると一方が減少するという変化の原則があり，これを陰陽消長という．たとえば，冬は夜(陰)が長くなり，夏は昼(陽)が長くなる．四季はゆっくりであるが毎日確実に変化している．人体もさまざまな影響により毎日，毎年と常に変化しており，これを消長という．人体の生命活動では，各種の陽気の産生には一定の陰液(精・血・津液)の消耗を要する．陰液の産生には一定の陽気の消耗を要する．

表 3-4　陰陽説の中国医学への応用

	人体の部位	組織	生理機能	診断	薬性・薬味
陽	上部・体表 背部・外側	六腑 気	興奮・亢進 活動・熱性	表・熱・実	温熱 辛(辛い)・甘(甘い)・淡(味がうすい)
陰	下部・体内 腹部・内側	五臓 血	鎮静・衰退 静止・寒性	裏・寒・虚	寒涼 酸(すっぱい)・苦(にがい)・鹹(塩からい)

e. 転化関係

　一定の条件下で，陽が陰に転化し，陰が陽に転化する．これを陰陽転化という．たとえば，夏至や冬至を境に，季節は逆の変化を始める．この変化を転化という．人体でも病気のときなどに，あるときを境に病状が大きく変化し始めることがある．これが転化で，一定の法則により起こる．

(2) 中国医学における陰陽説の運用

　陰陽説は中国医学の理論体系のさまざまな方面に貫かれており，その応用は非常に広範囲にわたっている（表 3-4）．

　自然界のすべてのものを陰と陽の両面でとらえ，人間の健康状態もまた，この陰陽のバランスの調和で成り立つと考える．病気は，人体中の陰陽のバランスが崩れることにより生じるものである．その崩れたバランスの状態を見出し，整えることにより，病気を治療する．

B 五行説

　古代中国では，すべての事物は木・火・土・金・水という五つの要素に分けられ，それらはそれぞれの特徴をもっているうえに互いに養い（相生），牽制しあう（相克）かたちで相互関連していると説かれている．これが五行説である．万物は木・火・土・金・水の 5 種の基本物質（五つの要素）の間での運動変化により生成されたもので，それらは互いに影響しあって関係を保っている（図 3-6）．

　五行説は，中国医学においても人体の生理・病理などの相互関係を説明するときに用いられ，診断・治療の理論的な根拠の役割ももっている．

(1) 五行の分類

　表 3-5 に，五行の分類の例を示す．

(2) 五行の相生・相克（相剋）関係

　行の関係には相生と相克の二面があり，互いに影響しあって関係を保っている．

a. 相生関係

　生とは「生じる」を意味する．相生とは「相互産生，助長の関係」である．五行の相生の順序は，木生火（木は火を生じる），火生土（火は土を生じる），土生金（土は金を

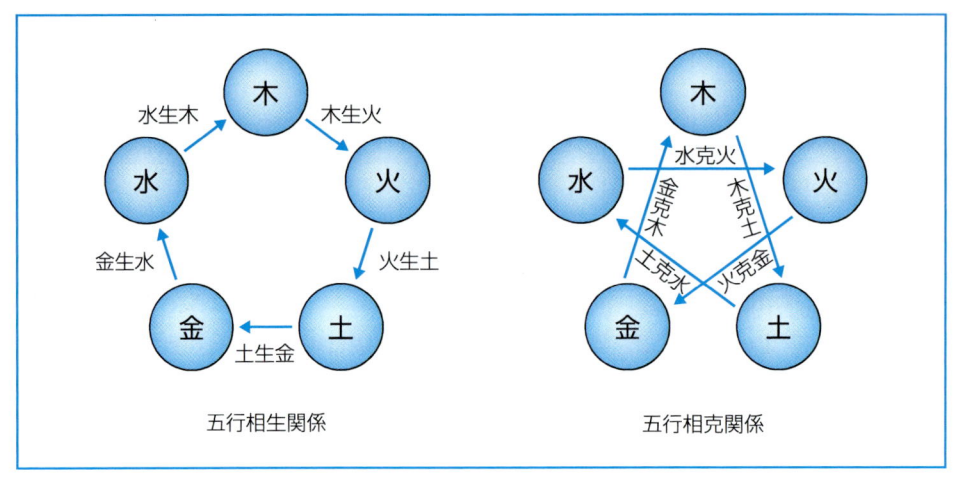

図 3-6　五行説の相生・相克関係

表 3-5　五行の分類

自然界				五行	人体				
五味	五色	五季	五気		五臓	五腑	五主*	五竅**	五志
酸	青	春	風	木	肝	胆	筋	目	怒
苦	赤	夏	暑	火	心	小腸	血脈	舌	喜
甘	黄	土用	湿	土	脾	胃	肌肉	口(唇)	思
辛	白	秋	燥	金	肺	大腸	皮毛	鼻	悲
鹹	黒	冬	寒	水	腎	膀胱	骨	耳	恐

*五主：五臓が主るところ．すなわち心主脈（心は脈を主る），肺主皮毛（肺は皮毛を主る），肝主筋（肝は筋を主る），脾主肌肉（脾は肌肉を主る），腎主骨（腎は骨を主る）．
**五竅：五臓と関連する感覚器官を指す．五官のこと．

生じる），金生水（金は水を生じる），水生木（水は木を生じる）で循環している．これを五行の相生関係という．

b. 相克関係

克とは「抑制」を意味する．相克とは「相互制約，抑制の関係」である．五行の相克の順序は，木克土（木は土を抑制する），火克金（火は金を抑制する），土克水（土は水を抑制する），金克木（金は木を抑制する），水克火（水は火を抑制する）の順となる．これを五行の相克関係という．

事象には必ず相生・相克の関係があり，バランスを保っている．

(3) 五行の相乗・相侮関係

五行の相乗・相侮関係は，五行の相克関係のなかで現れる異常現象のことである（図 3-7）．

a. 相乗関係

相乗とは，相克関係が過剰になった状態で，正常な制約の限度を超えたものである．これは相手の弱みに乗じた結果で起こる現象である．

たとえば，肝犯胃（肝は木を表し，胃は土を表す）とは，木乗土の状態であり，木

相乗

例：木乗土

病理の例：肝（木）が過剰に胃（土）を犯す。精神的ストレスなどで肝気がさかんになり，胃痛，食欲減退が起こる（肝胃不和）。

相侮

例：火侮水

病理の例：情緒変動により心（火）が亢進し，腎（水）の滋潤作用が働かない，あるいは腎と交流せず，動悸，不眠，ほてりなどが起こる（心腎不交）。

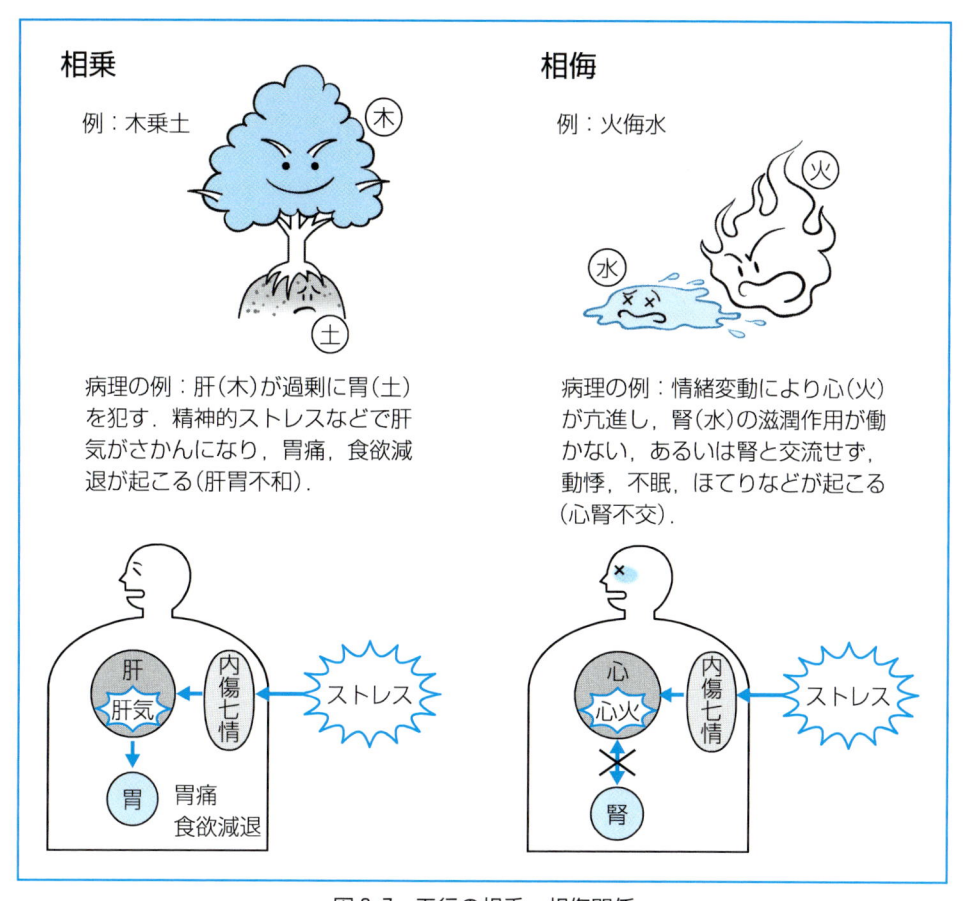

図3-7　五行の相乗・相侮関係
病理の例は，p.87，「第6章　4. 臓腑弁証　C. 臓腑兼病の病証と臨床治療」参照．

（肝）が過剰に土（胃）をおかしたことにより胃痛などが発生する状態である．精神的ストレス（怒り・イライラ：肝気の亢進）により胃が痛くなったり食欲が減退するのがこれに当てはまる．この場合治療としては，胃に対してだけでなくもともとの原因でもある肝に対しても行われる．

b. 相侮関係

相侮とは，相克関係が逆になった状態で，これは反克（はんこく）ともいう．これは相手の力を侮ったために起こる，一種の逆転現象である．

たとえば，情緒変動により心（火）が亢進し，腎（水）の滋潤作用が働かない，あるいは腎と交流せず，動悸不眠，ほてりなどが起こる（心腎不交）．

人体におけるこのような五行のバランスの崩れが病的状態にあたる．

（4）中国医学における五行説の運用

中国医学では五行の属性に基づき臓腑の生理・病理の特徴を説明している（図3-8）．

a. 五臓の相生関係

腎（水）の精は肝を養い，肝（木）の血は心を助け，心（火）の熱は脾を温め，脾

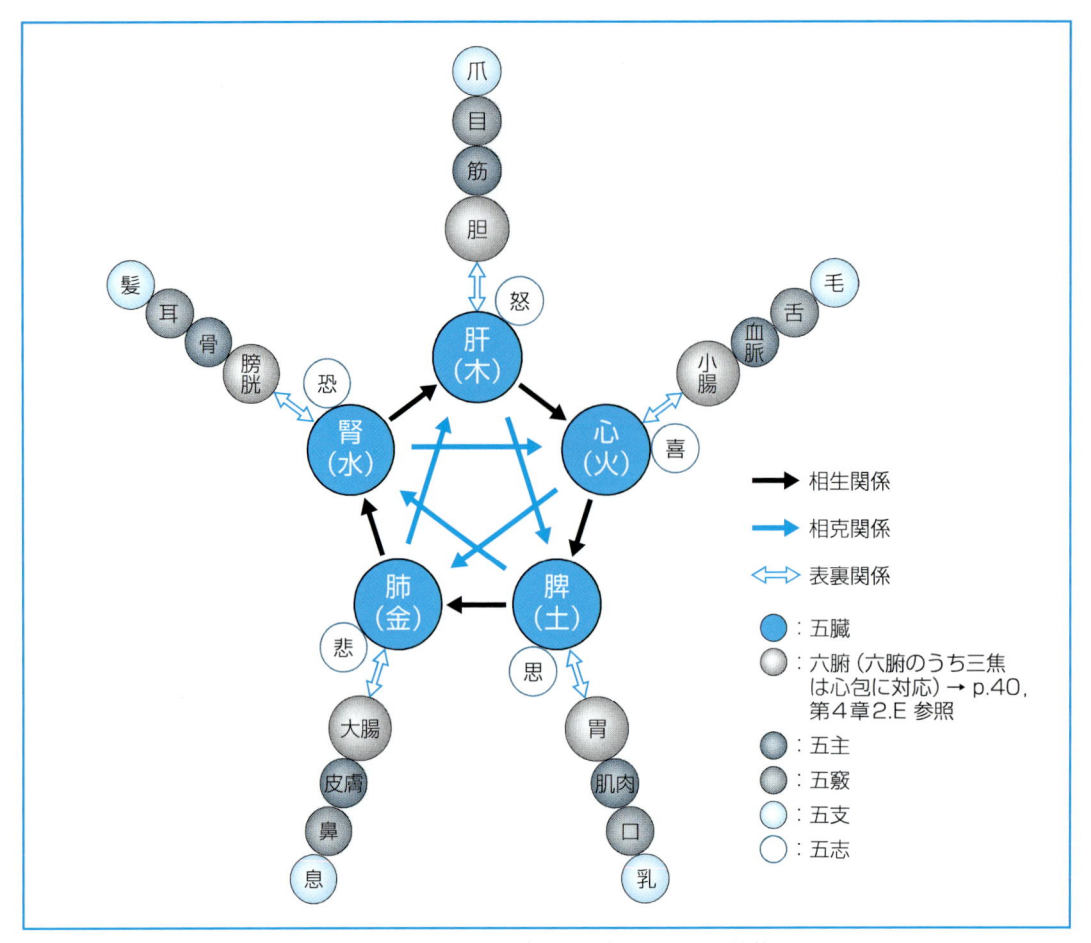

図3-8 五行説に基づいた五臓系統の生理機能

（土）が化生する水穀の精微は肺を満たし，肺（金）の粛降作用により水液は下行して腎水を助けている（五臓の生理作用☞p.34, 第4章2.B）．

b. 五臓の相克関係

肺（金）の気は下降することにより肝陽を抑制し，肝（木）の疎泄作用（☞p.35, 第4章2.B.(2)）により，脾気が滞らないように疎泄を行っている．また，脾（土）はその運化作用（☞p.35, 第4章2.B.(3)）により腎水が氾濫しないように制約し，腎（水）はその潤す作用により心火が亢進しないように防止している．

たとえば，肝を例にとって解説すると，肝は五臓のうちでも木の要素が強い臓である．そこで，木の性質をおびた肝は，樹木が伸びるように，気血を全身に順調にめぐらせる働きがあり，また精神的にものびのびしたストレスのない状態を好む．しかし，外界からのストレス刺激を受けると，作用が抑制され，イライラする，怒りっぽいなどの感情（五志の怒）が現れる．肝がこのような状態のときには，筋肉がこわばり（五主の筋），顔には青すじ（五色の青）がたち，まなじりがつりあがる（五官の目）．また，春（五季の春）には，肝と関連する病気が多く，治療には，酸味（五味の酸）をもつ薬物を多用する．このように五行の配当は臨床的に有意義なものとなっている．

第 4 章
中国医学の生理学

1 気，血，津液，精の生理

　気，血，津液（日本漢方では水という）および精は，人体を構成する基本的な物質であり，臓腑とともに，人体の生命活動や精神活動を維持している．

　気は生命活動エネルギー，生体における精神活動，機能活動の総称である．陽気ともいわれる．血と津液はいずれも身体を潤し，栄養を与えて支える液体で，赤い色をしたものが血で，無色の液体が津液である．精はすべての物質の基本となるものである．血と津液，精は陰液とも呼ばれる．気，血，津液はそれぞれ経絡（☞ p.40，本章 3），脈，三焦（☞ p.38，本章 2. C.(6)）を通じ，いずれも体内を循環している．精は腎（☞ p.36，本章 2. B.(5)）に蓄えられており，気・血を作り出す物質的基礎となり，さらに臓腑の働きを維持する．また一方，気，血，津液，精と臓腑とは互いに密接に関わりながら，人体を構成している（表 4-1）．

　気，血，津液，精が円滑に協調すること（陰陽調和）が，健康を維持する条件となる．病的状態とは，気，血，津液，精のいずれかあるいは複数が機能失調に陥り，生体のバランスが崩れた状態（陰陽失調）である（☞ p.64，第 6 章 2. D）．

A 気，血，津液，精の生成と運行

a. 気

　気は，親から授けられた先天の気と脾胃から消化・吸収した水穀の気と，呼吸により吸いこまれた大気から，肺の働きによって作り出される清気を統合したものである（図 4-1）．

b. 血

　血は，水穀の気と清気が営気（☞ p.30，表 4-2）の作用によって脈中に入るととも

表 4-1 人体の構成要素

気	陽気（機能）	生命エネルギー
血 津液 精	陰液（物質）	栄養・滋潤作用

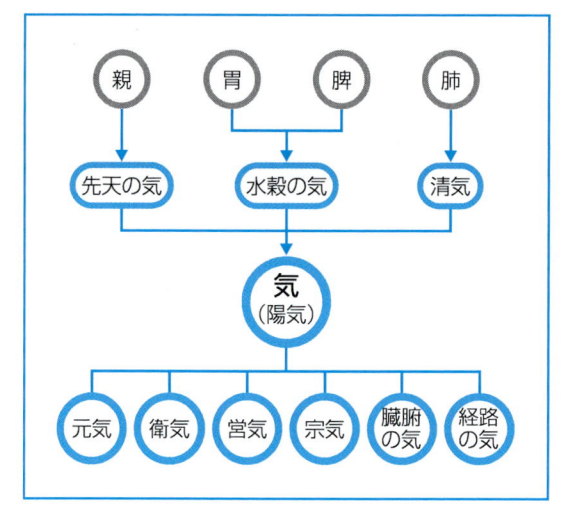

図4-1 気の生成と種類

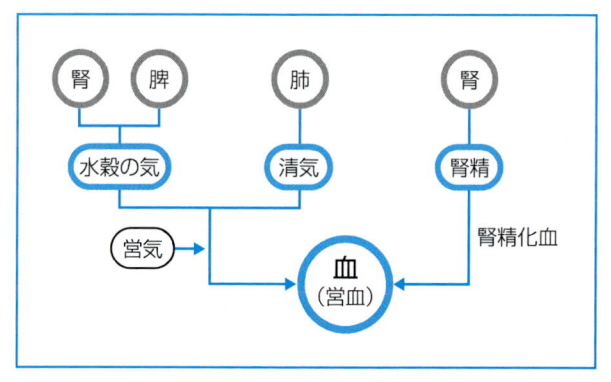

図4-2 血の生成

に周流し，心の作用のもとに赤く変化して生じる．もう一つは，腎精（☞ p.27，本項 d.）が血に転化して脈中に入るという生成過程があり，腎精化血と称する（図4-2）．

血の循環は，心気(臓腑の気の一つ，☞ p.30，表4-2)の推動作用（☞ p.28，本章1. B.(1)）によって全身に循環され，脾の統血作用（☞ p.35，本章2. B.(3)）によって血液が脈管外に漏れ出さないようにコントロールされている．また，肝の蔵血作用（☞ p.35，本章2. B.(2)）によって血の貯蔵を行い，全身の血量の調節を行っている．

c. 津　液

津液は，水穀中の水穀の精微が脾によって運化されたものである．一部は脈中に入り，血の要素になるが，大部分は三焦（☞ p.38，本章2. C.(6)）を運行して全身に布散され代謝される．飲食物が胃に入って津液に変化したのち，脾の働きによって肺に送られ，肺の宣発・粛降作用（☞ p.36，本章2. B.(4)）によって全身にめぐらせる．つまり，不要となった水液の少量のものは汗として体外に排泄され（宣発），大部分を膀胱におろす（粛降）．膀胱におろす水液の一部は，腎の気化作用（☞ p.36，本章2. B.(5)）により再吸収され，残りの不用な部分は腎の働きによって尿となり，膀胱から体外に排泄される．

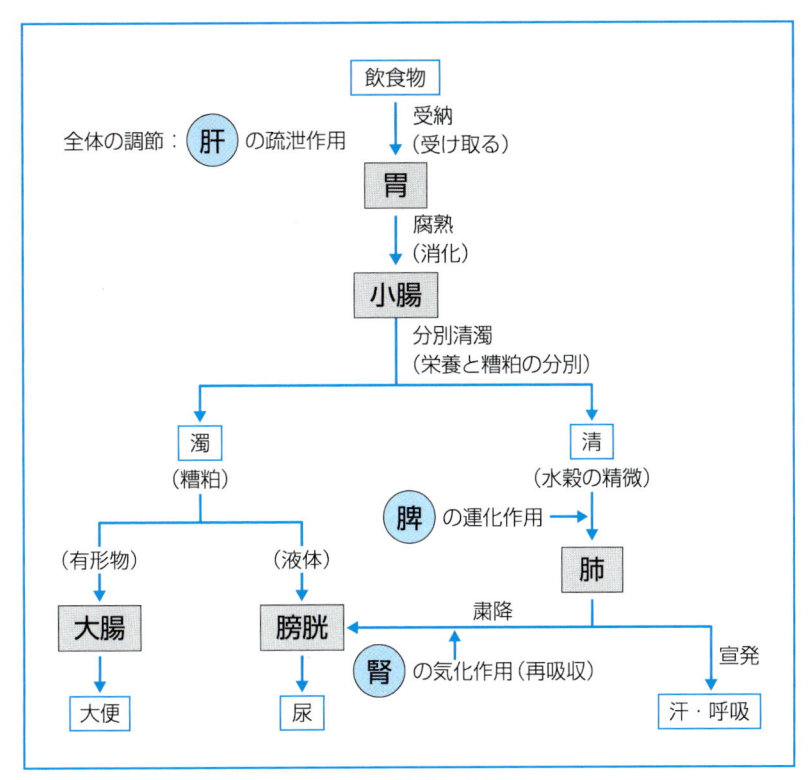

図 4-3　津液の代謝

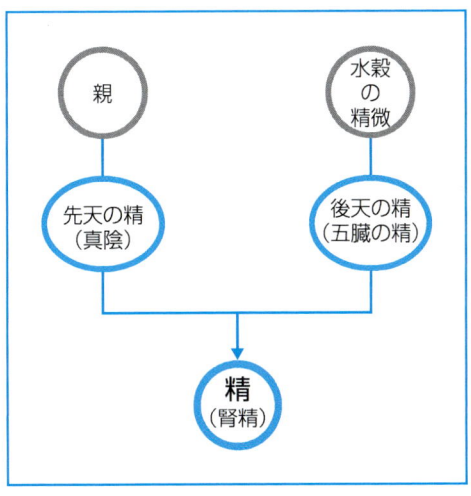

図 4-4　精の生成

　津液の代謝には多くの臓腑が関与しているが，主に肺（宣発・粛降作用），脾（津液の運行），腎（津液の気化），肝（疏泄作用☞ p.35，本章 2. B.(2)）と深く関わる（図 4-3）．

d. 精

　精は，人体を構成し生命活動を維持する基本物質であり，父母から受け継いだものであり，これを先天の精と呼ぶ．真陰とも呼ばれる．この先天の精が，水穀の精微からの

滋養をたえず受け取り再形成される．飲食物から作られる水穀の精微（栄養分）を基にするものは後天の精（五臓の精）と呼ばれる．後天の精は絶えまなく腎に下注して先天の精を補充し，精を充足させ維持する．精は腎に蓄えられるので，腎精とも呼ばれる（図4-4）．

また，精気とは，①正気と同じく，生命の基本物質およびその働き，②生殖の精，③飲食物より産生された精微物質すなわち営気，衛気あるいは後天の精を指す．

気，血，津液，精はいずれも脾気の運化作用，肺気の宣発・粛降作用，腎気の気化作用によって運搬され，必要なものを吸収して帰納を行い，不必要なものを体外に排泄する．

B 気，血，津液，精の生理機能

（1）気（陽気）

気とは，目に見えないが，人体を構成し，全体としての生命活動を維持する基本的な要素であり，局所的にも臓腑・経絡・器官それぞれの作用を発揮させるエネルギーでもある．全身を循環していて，先天の精気（先天の気），後天の穀気（水穀の気），自然界の清気からなる（図4-1）．

a. 気の生理作用

気は，推動，温煦，防御，気化，固摂の五つの生理作用がある（図4-5）．

①推動作用（気はものを動かす）

気は成長と発育，すべての組織・器官あるいは臓腑・経絡の生理的活動，血液循環，神経活動，体液の輸送と代謝，物質代謝などを推進する．この働きを推動作用という．

気は血，津液をはじめ，汗，尿，便などを流通・排泄させる働きがある．この働きが失調するとそれらの動きが緩慢になり，さらに血，津液，あるいは不要な水液が停滞することになる．このように気の推動作用が減退すると，成長発育の遅れ，臓腑，経絡の生理機能の衰え，血液循環の停滞，水液代謝の低下などが起こって，病理現象が発生する．

②温煦作用（気は体を温める）

気は体の臓器・組織を温め，機能を活発化して，体温を維持・調節する．この働きを温煦作用という．温煦作用が失調すれば，手足が冷える，寒がる，尿が薄くて多くなるなどの寒冷症状が現れる．

③防御作用（気は外邪の侵入をふせぐ）

気は体表を保護し，外感六淫（☞ p.46，第5章2. A）の侵入を防御・排除する機能をもっている．衛気（☞ p.30，表4-2）がこれにあたる．この働きを防御作用という．衛気は体表面をくまなくめぐり，皮膚粘膜の防衛力を高める．体を目に見えないバリアですっぽり覆うという状態といえる．防御作用が低下すると，外邪が侵入しやすくなり，カゼを引きやすくなるなどの症状が現れる．また，外邪を体外に排除する役割もある．

① 推動作用
気はものを動かす

② 温煦作用
気は体を温める

③ 防御作用
気は外邪の侵入を防ぎ，外邪を排除する

④ 気化作用
気はものを変化させる

⑤ 固摂作用
気は過剰な排泄・出血を抑え，内臓の位置を保つ

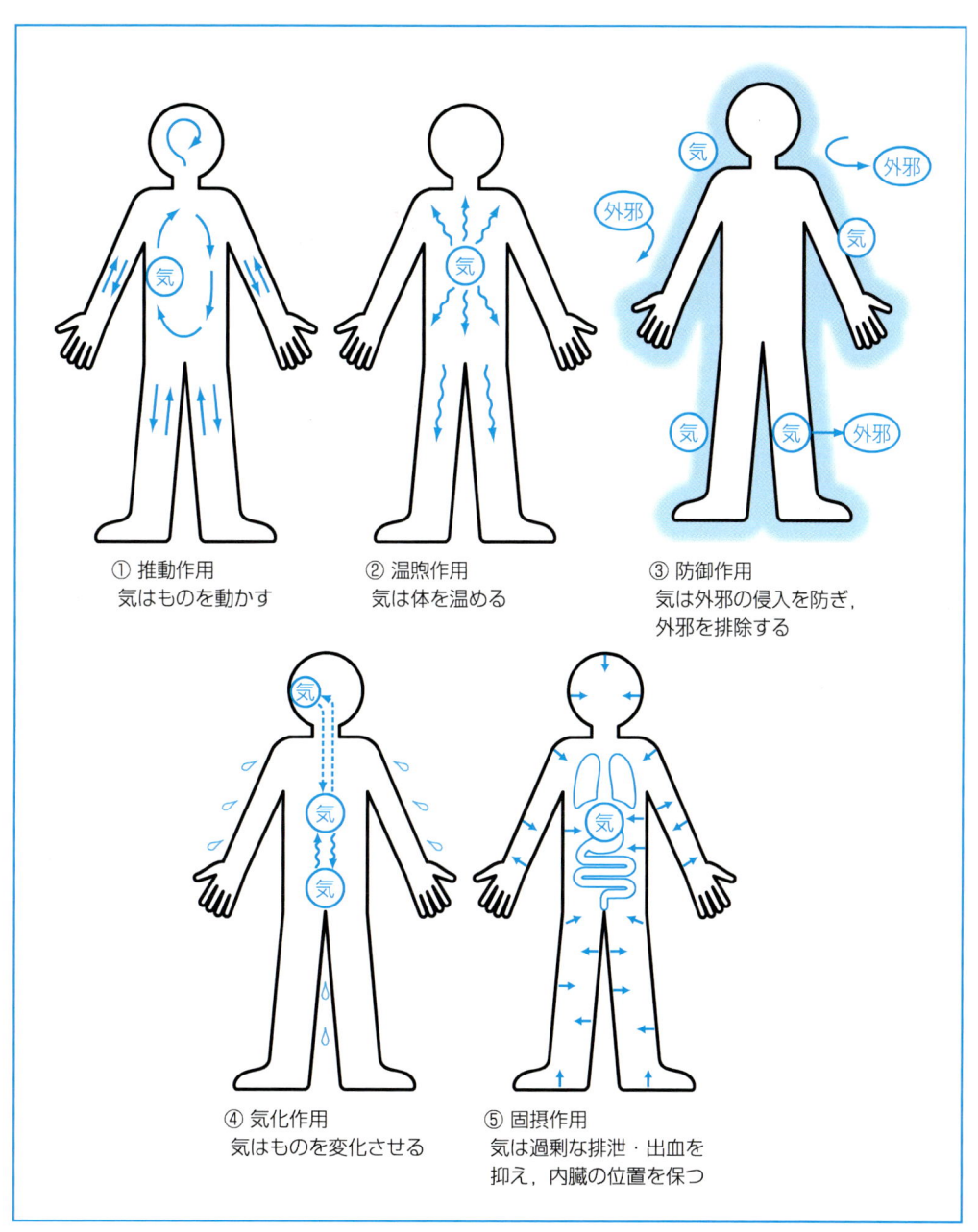

図4-5　気の五つの生理作用

④気化(きか)作用（気はものを変化させる）

　気は物質を転化させたり，津液代謝中に尿や汗・唾液に変化させたりする．この働きを気化作用という．たとえば，栄養物質である水穀の精微から血・津液などを作りだし，また，不要な水液を汗や尿に変化させる．気化作用の失調はむくみ，汗が出ない，尿が出ないなどの症状となって現れやすい．

⑤固摂(こせつ)作用（気は過剰な排泄・出血を抑え，内臓の位置を保つ）

　気は，人体の構成成分が必要以上に体外に漏出すること（出血や排泄過多）を防止す

表 4-2　気の分類

元気（真気,原気）	腎に貯蔵されている精気と水穀の精気よりなる．生命活動の原動力や生命エネルギーに相当する．人体の成長・発育・臓腑の働きを促進する．元気が不足すると，疾病が長引き，それにつれて臓腑の機能も衰え，抗邪力も弱くなり，疾病が発生するようになる．主に腎にある．
宗気	肺によって吸入された自然の大気（清気）と，脾胃によって運化吸収された飲食物の栄養分の気が一緒になって，胸中に集った気をいう．心とともに血の循環を促進し，肺とともに呼吸運動・発声を行う．主に胸中にある．
衛気	水穀の精微よりなる．血管外を全身にわたってめぐっている．体表を保護し，外邪の侵入を防止する．汗腺の開閉を調節し，体温を維持する．皮膚を潤滑に保つ機能もある．主に体表・脈外にある．
営気	水穀の精微よりなる．血とともに脈管内を循環する気で，血を生成し，全身を栄養・滋潤する．主に脈中にある．
臓腑の気	各臓腑に分布している気であり，各臓腑の生理機能を行い，心気，肺気，脾気，肝気，腎気などといわれる．とくに脾胃の消化機能のことを中気という．主に各臓腑にある．
経絡の気	経気ともいう．経絡の伝導・輸送の機能を主る．主に経絡にある．

る．この働きを固摂作用という．たとえば，血液の流れを制御して血管の外に漏れることを防ぎ，汗や尿の分泌や津液の流出を正常に保ち，また精液の出を適度に制御して遺精を起こさないようにするなどである．また，内臓が一定位置から下垂しないのも，気の固摂の働きによるものである．固摂作用の低下は各種の出血症状をはじめ，汗が止まらない，尿がダラダラ漏れる，頻尿，子宮下垂，脱肛などの症状を現す．

b. 気の分類
気の分類を表 4-2 に示す．

（2）血（陰血）

血とは，血脈中を流れる赤色の液体で，水穀の精，営気，津液，腎精から成りたっている（図 4-2）．血は気と津液と同様に身体の構成成分で，生命活動を維持する栄養物質である．血は血液とその機能（栄養，滋養，循環）を含めた概念である．血は脈管内を通り，全身を流れ，各器官に栄養をあたえる．

a. 血の生理作用
①栄養作用

血は，全身の組織，臓腑，器官，毛髪，筋肉などを栄養する．これを栄養作用という．血の不足は，各器官の栄養不足を現す．そこで痩せる，知覚が鈍る，爪がもろくなる，痙攣などの症状が現れる．

②滋潤作用

血は，全身の組織，臓腑，関節，皮膚などに潤いを与える．これを滋潤作用という．血の不足や停滞は，各器官の滋潤不足を導き，皮膚が乾燥する，口が渇く，目が乾くなどの乾燥症状が現れる．

③精神安定作用

血は，精神活動の基礎的な物質（栄養源）であり，精神活動を支えていて，密接な関係がある．血が充実していると，精神・情緒も安定することになる．血の不足が精神面に現れると，不安感，不眠，情緒不安定などの症状が現れる．

（3）津　液

津液とは，体内のすべての生理的な液体の総称で，人体を潤す水液である（図4-3）．つまり，体内の組織液やリンパ液や分泌液などに相当する．唾液，胃液，涙，汗，尿なども含まれる．日本漢方では水と呼ぶ．津液は水穀の精から成りたっている．津液の主な作用は潤いを与えることで，体表近くの皮毛，皮膚，孔竅（鼻や汗腺などの穴）から体内深部の脳髄，骨髄，関節，臓腑までを潤す．

a．津液の生理作用

①滋潤作用

津液は，体表近くの皮膚，筋肉，毛髪，粘膜，五竅から体内深部の脳髄，骨髄，関節，臓腑までを潤し，からだの動きを円滑にする．津液が不足すると，皮膚の乾燥，目が乾く，口が渇くなどの症状が現れる．

②血の要素

津液の一部は脈管に入り，血の重要な構成成分にもなっている．

（4）精（精気）

精とは，先天の精（親から）と後天の精（水穀の精，飲食物の摂取によって吸収された栄養物より生成される）よりなる．精はすべての物質の基本となるものである．精は人間の成長，発育，生殖，老化に関わる非常に重要な物質である．精は腎に蓄えられているので腎精ともいう．先天の精が水穀の精からの滋養をたえず受け取り形成される．主な生理作用としての精は，広義と狭義の精に分けて考えられる．広義の精は，気，血，津液の原型や飲食から得られる栄養などが含まれる概念で，水穀の精と呼ばれる．狭義の精は，生殖の精のことであり，成長や発育，繁殖の作用がある（図4-6）．

a．精の生理作用

①成長・発育を促進する

精は脳髄の生成を行い，成長・発育を促進する．肢体の活動，耳目の働き，精神活動に関係がある．腎精が不足すると，発育不全，成長が遅いなどの症状が現れる．具体的には，乳幼児では，歩く，話す，体の成長などの時期が遅れ，思春期の女性では月経不順，初潮が遅くなる，成人以降では，閉経が早い，歯が抜ける，白髪，骨がもろい，足腰がだるい，老化が早く始まるなどの症状が現れる．

②性機能・生殖機能を維持する

精は性行為，妊娠，出産などの性機能や生殖機能を維持する．腎精が衰えると，遺精，性欲減退，インポテンツ，不妊，流産しやすいなどの症状が現れる．

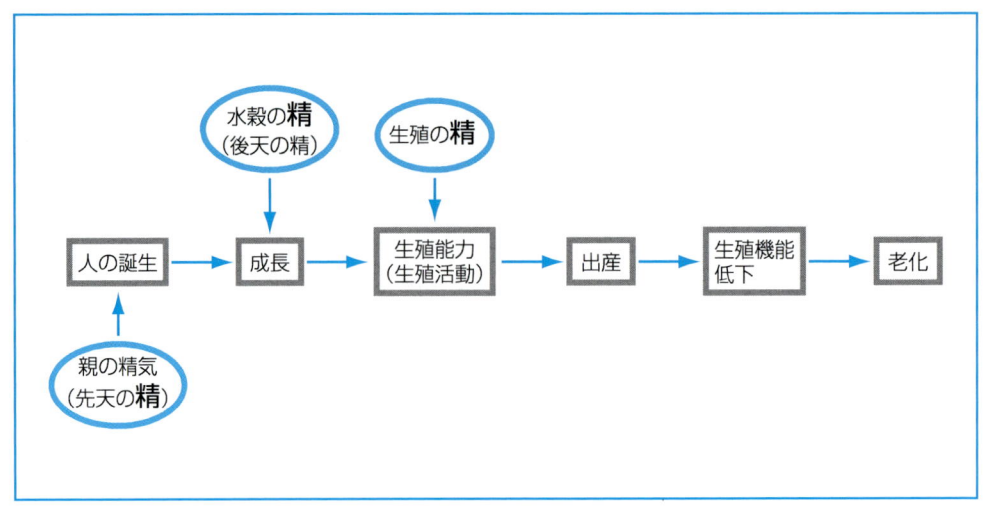

図4-6 精(腎精)の生理作用

表4-3 精の分類

先天の精	父母の生殖結合によって生まれた先天的体質のことである．この強弱は生まれた後の成長発育を左右する．
後天の精	摂った食物の栄養物質が化生してできたもので，生まれた後の成長発育や生命の維持を継続する上で重要なものである．精が充足していれば，成長発育は正常で，生命活動も旺盛で健康である．これに反して精が不足していれば，発育は遅れ，痩せて体質は虚弱で，病にかかりやすい．

③精は血に転化する

精の一部は血に転化する(腎精化血，図4-2)．したがって，腎精が不足すると，血も不足しやすくなる．

④精は抵抗力を強める

精は人体の抵抗力を強める．精が十分にあれば生命力が強く，外的環境の変化に適応することができ，病気になりにくい．腎精が不足すると，生命力は弱く，抵抗力が低下する．

b. 精の分類（表4-3）

先天の精と後天の精は，相互に依存し，相互に補充し合っている．生命が生まれる最初の活動の基になる先天の精のよしあしは，生まれた後に作る後天の精を左右する．つまり先天の精の力が充実していないと，生まれた後の後天の精の充実はあり得ない．いわゆる「先天は後天を養い，後天は先天を養う」である．

(5) 気，血，津液，精の関係

気，血，津液，精は互いに密接な関連性をもつ．

a. 気と血

気は血を生ずる．水穀の精微や精が血に転化するための原動力は気である．さらに気はその血をめぐらせる．血の運行は気の推動作用に助けられている．

また，気は血を固摂する．気の固摂作用によって，血が脈内に流れ，脈外に漏れることがない状態が保たれている．

気と血の関係を「気は血の帥,血は気の母」（気は血の栄養を受けて作用を発揮する．血は気の存在下で体内を循環する）といい，両者が密接な関連性をもつことを表している．

b. 気と津液

津液は気の気化作用によって生成・排泄され，固摂作用によって体内に保持され，推動作用によって全身に輸送される．気の気化作用が障害されると津液の代謝が停滞し，水湿・痰飲（☞ p.54，第5章2.C.(2)）などの異常な水液として体内に停滞する．停滞した津液は逆に気の運行を障害することになる．

c. 血と津液と精

津液と血，精は主に体の物質的な面を表し，陰液といわれる．血と津液は，滋潤・栄養が主な作用で，津液は血の重要な一成分である．精は血，津液を生成するための源であり，また，精は血に転化する．

2 五臓，六腑，奇恒の腑の生理

A 五臓，六腑，奇恒の腑の概念

五臓・六腑とは，中国医学の生理学における内臓そのものと，人体また，各臓器の生理機能や精神活動も含んだ概念である．五臓・六腑は人体を構成する機能単位である．

臓腑＝臓器の実質（解剖的）＋臓腑の機能（生理機能・精神活動）

五臓は，心，肝，脾，肺，腎の五つを指し，充実・緻密な性質を有する（実質性）器官であり，主な生理機能は気，血，津液などの体内の必要な栄養物質のエッセンスを生成，貯蔵することである．

六腑は，胃，小腸，大腸，胆，膀胱，三焦を指し，管腔性臓器であり，主な生理機能は水穀（飲食物）を受納し，消化して，栄養分を吸収し，糟粕（便や尿）を排泄することである．五つの臓と六つの腑を併せて五臓六腑という．

奇恒の腑は，脳，髄，骨，脈，胆，女子胞（子宮）を指す．形態および生理機能は，六腑とは異なっている．奇恒の腑は水穀と直接に接触することはなく，密閉した組織器官であり，主な生理機能は精気を蔵することである．

五臓・六腑の生理機能を図4-7に示す．

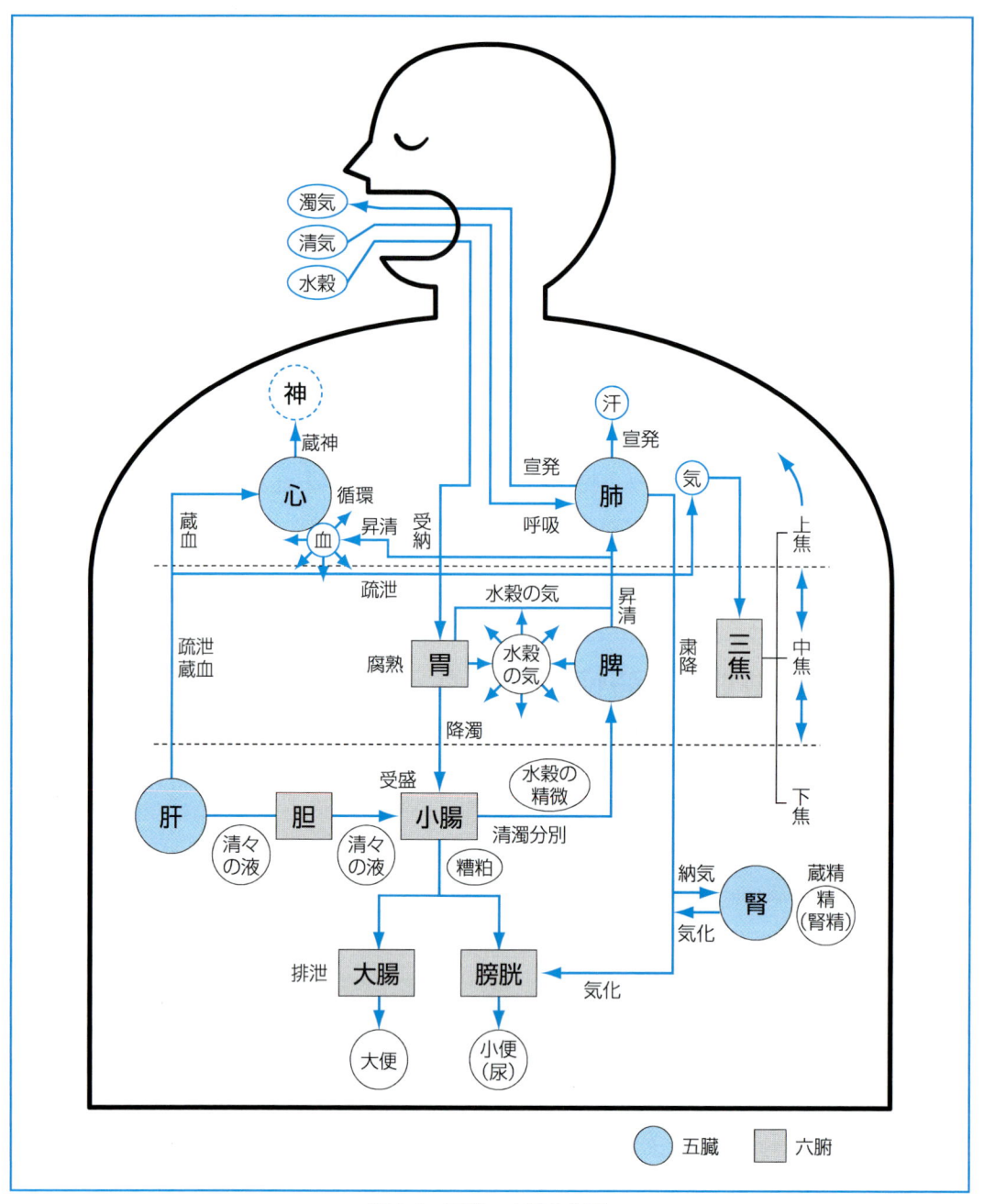

図 4-7 五臓・六腑の生理

B 五臓の生理機能

(1) 心の生理

①循環機能（血脈を主る）

　心は血を全身に循環させる．心が血を脈中に送り，循環させることにより身体のすべての組織，器官は，血の栄養を受けることができる．

②蔵神機能（神を蔵す）

　神は精神，意識，思考活動を指す．心は人間の意識や思考などの精神活動を支配する．つまり現代医学でいえば脳の働きに関係する部分も心の働きとしてとらえられている．また，血に養われることで神が活動できる．心は人間の睡眠のリズムも調整する．

③その他

　心は舌の働きを維持する．病変の現れやすい部位は舌と脈である．また，喜びすぎるあるいは驚きすぎると心を傷つける（☞ p.52，図5-2）．出やすい症状は不眠，動悸，不安などである．

（2）肝の生理

①疏泄機能（疏泄を主る）

　肝には全身の気を順調にめぐらせる働きがある．これを疏泄機能という．具体的には，気，血，津液の運行を助け，水穀の消化・吸収を促進する．正常な情志（精神）活動を促し，精神状態を安定させる．

②蔵血機能（蔵血を主る）

　肝は血の貯蔵庫である．血を蔵し，全身に栄養を供給し，循環する血液量を調節する．活動時や睡眠時などに応じて必要な場所に必要なだけの血液を送り出し，不要な分は肝に蓄えておくと考える．これを蔵血機能という．

③その他

　肝は筋の働きと目の働きを維持する．条達（スムーズに伸びること）を好み，抑鬱（抑制や滞ること）を嫌う．

　病変の現れやすい部位は目と爪と筋（筋膜や腱，靱帯のこと）である．肝と関係が深い感情は怒である．出やすい症状はイライラ，のぼせ，痙攣発作などである．

（3）脾の生理

①運化機能（運化を主る）

　脾（と胃，☞ p.37，本章 2.C.(1)）は食物を消化・吸収し，水穀の気を生成し，全身に栄養を送り出す．これを運化機能という．

　水穀の運化：気化・温煦作用により食物を水穀の精に変化させ，全身に運搬する．

　水液の運化：水液を吸収し，全身に運搬する．

　また，脾・胃が運化した水穀の精と肺が取り入れた清気で，宗気（表4-2）が作られる．

②統血機能（統血を主る）

　脾は血の漏出を防ぐ．脾は血が経脈を流れるさいに，脈外に漏れ出すことを防ぐ働きをする．これを統血機能という．

③昇清機能

　脾は昇清（水穀の精微などの栄養を心や肺，頭部に運ぶ）を主る．心肺に運ばれた水

穀の精微が，心肺の気化作用で気血となり，全身に巡る．脾の昇清と胃の降濁（水穀のかすを腸に送る）作用は対になっており，協調して飲食物を消化吸収している．また脾の昇清作用は内臓をつり上げている．この働きが弱まると，胃下垂や脱腸，脱肛などが現れる．

④その他

脾は筋肉の形成，維持を行う．脾は気血を産生する働きを通して，全身の筋肉に栄養を送り，手足の力を維持している．

病変の現れやすい部位は，唇と筋肉である．乾燥を好み，湿気を嫌う．くよくよ思い悩むこと（思）によって脾に影響が出やすい．出やすい症状は食欲不振，抑鬱などである．

（4）肺の生理

①呼吸機能（呼吸を主る）

肺は呼吸を行う．肺は大気から清気を吸い込み，体内の濁気を吐き出し，さらに水穀の気と清気の一部を赤色化して血を作り出し，一部を津液に転化し，生命を維持している．

②宣発・粛降機能

肺は宣発と粛降作用によって水液の代謝を調節する．

宣発作用：水穀の精微や津液は脾で吸収され，肺に送られ，肺はこれを全身，皮膚へ散布する．この働きを宣発作用という．この作用（衛気）（表4-2）によって，汗を汗腺から排泄し，体内の濁気を体外に排出する．

粛降作用：肺は清気を腎に送り込み，呼吸能を維持する．また体が不要となった水液を膀胱に降ろす．この働きを粛降作用という．

肺の宣発（汗）と粛降（尿）が協調することによって津液を全身にめぐらせ，津液の散布・排泄を補助する．衛気を通じて汗を出させ，腎と膀胱を通じて尿を排泄する．つまり，肺は水分代謝を担う器官の一つでもある．

③その他

肺は皮膚の機能を制御し，その防衛力を維持する．病変の現れやすい部位は鼻と皮毛（皮膚・毛）である．憂い悲しみの感情によって肺に影響が出やすい．出やすい症状は鼻閉，咳，痰，皮膚病などである．

（5）腎の生理

①蔵精機能（精を蔵す）

腎は精（先天の精と後天の精）を蔵し，体の成長，発育，生殖能力と深く関わる．腎に貯蔵されている精は，親から受け継いだ精（先天の精）が，食物から作られた水穀の精微（後天の精）の滋養を受けて形成される．

腎の機能は，腎陽と腎陰の二つに分けられ，臓腑の働きの根本となっている．腎陽は促進，温める機能で，腎陰は滋養，潤す機能を行う．

②気化機能(津液を主る)

　津液の運搬,排泄,調節をする働きである.全身の津液代謝は腎の気化作用に頼っており,とくに尿の生成と排泄は,腎が直接関与している.腎は脾,肺と協調し津液の代謝を行う.

③納気機能(納気を主る)

　腎は呼吸能を維持する.肺の粛降作用によって運び降ろした清気を引き込み,蓄える.これを納気機能という.この働きが弱まると呼吸が浅くなる.

④その他

　腎は歯,髪,骨(骨を主る)の形成,維持と深く関わる.腎は髄を生む.腎の精気によって骨髄が養われる.髄は骨髄と脊髄,脳髄に分けられる.歯は「骨之余」といい,腎と関わりが深い.髪は「血之余」といい,精と血に養われる.

　病変の現れやすい部位は,耳と骨と性器[二陰:外生殖器(前陰)と肛門(後陰)を指す]である.恐れ,怖がること,あるいは驚きすぎること(恐・驚)によって影響が出やすい.出やすい症状は発育不良,性機能低下,排尿障害などである.

C 六腑の生理機能

(1)胃の生理

①受納・腐熟機能(受納,腐熟を主る)

　受納は受け入れ,納めることである.腐熟は水穀を消化して,ペースト状にする.胃は水穀(飲食物)を受け入れ,納めるため,水穀の海とも呼ばれる.胃は口から送られた飲食物を受け入れる.これを受納という.その上で,受納した飲食物をドロドロの粥状に溶かしている.これを腐熟という.胃の受納・腐熟は脾の運化機能と協力して行われる.

②昇清・降濁機能

　飲食物の消化は,主に脾と胃の協調による昇清,降濁の過程である.脾気は昇清を主る.胃気は降濁を主る.脾気は水穀の精微を肺に送り,これを昇清という.胃は腐熟し終わった飲食物を,一つ残さず小腸に送りだす.これを降濁という.

(2)小腸の生理

①受盛機能(受盛を主る)

　受盛とは,受ける・受け取るの意味である.小腸は胃で腐熟し終わった飲食物を受け取り,さらに消化をすすめ,飲食物の中から気血を作り出すもととなる水穀の精微を取り出す.

②清濁分別(清・濁の分別を主る)

　小腸は胃で熟成消化された飲食物を受納し,それを栄養分(水穀の精微)と不要なもの(糟粕)に選別して,栄養分を脾に送り,残渣のうち,水液を膀胱に,固形物は大腸にそれぞれ送って体外に排泄させる.これを清濁分別という.

（3）大腸の生理
①排泄機能（大便の生成と排泄を主る）

　大腸は小腸から受け取った糟粕（残渣，固形物）の中から，さらに水分を吸収し，残りを便として肛門から排泄する．

（4）胆の生理
①胆汁の貯蔵と排泄（胆汁を蔵す）

　胆汁の貯蔵庫である．胆汁は肝により作られたもので，飲食物の消化を助ける．肝の疏泄機能によって胆が胆汁を小腸に排泄し，水穀（飲食物）の消化・吸収を助ける．いわゆる，胆汁の分泌，排泄は肝の働きで維持される．

②決断力を主る

　胆は精神意識・思考活動において，物事を判断し，決定を下す作用がある．胆の決断力は勇気と深く関わる．精神的刺激による悪い影響の排除・防御をし，気血の正常な運行を維持・コントロールし，臓腑間の協調関係を確保する．

（5）膀胱の生理
①尿の貯留と排泄

　膀胱は尿を貯留して適宜排泄する．体内の不要な水液が肺と小腸から膀胱に降ろされ，腎の気化作用によって尿として体外に排泄される．膀胱のこの働きは腎気の作用で行われるため，尿の生成，貯留，排泄は腎の働きと深く関係がある．

（6）三焦の生理
①衛気と津液の通路

　三焦（さんしょう）は衛気・水液のめぐる通路であり，臓腑の外衛（臓腑が順調に働くようにし，互いに障害が起きないように防衛する）である．三焦は全身各所の機能を推進する．部位として，胸郭以上の部分と心・肺を上焦，胸隔以下，臍部以上の部分と脾・胃を中焦，臍部以下の部分および肝・腎・大腸・小腸・膀胱を下焦と呼ぶ．上焦は衛気の宣発と精微の運搬作用を総括したものであり，中焦は水穀の消化・吸収と気血の生成作用を総括したものであり，下焦は水穀の泌別と不要物の排泄作用を総括したものである．

D 奇恒の腑の生理機能

　奇恒の腑（きこうのふ）とは，脳，髄，骨，脈，胆，女子胞を指し，中空で腑の形態に似るが，精気を蔵する臓の機能にも似ているために「奇恒（通常でない）」と呼ばれるのである．飲食を伝導，また変化させない．水穀や糟粕と直接に接触もしない．陰精を貯蔵し，胆のほかは排出しない．

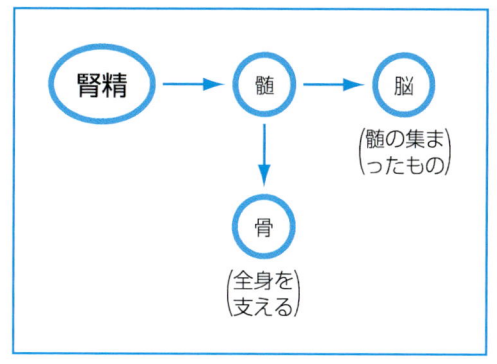

図4-8 脳，髄，骨の腎精からの産生

（1）脳，髄，骨

　いずれも腎精から産生される．腎精は髄（脊髄，骨髄）を生じ，髄が集まって脳になる．骨髄からは骨が造成され身体を支える．高度な神経活動はすべて脳の働きに属す（図4-8）．

　脳は，髄の集まったもので，高度な神経活動はすべて脳の働きに属し，心，肝，腎などの機能が総合されたものであるとされている．

　髄は，主として脊髄を指すが，骨髄も含めた概念である．「腎は髄を生じる」（腎が蔵する精が変化して産生されるもの）とされている．

　脳，髄の働きが衰えると，思考力は低下し，倦怠感や疲労感が強まる．さらに，聴力や視力が衰え，めまいや耳鳴りなどが現れる．髄は骨に栄養素を補給しているため，この髄の働きが衰えると，骨の成長が鈍り，骨が脆くなる．

（2）脈

　血液を循環させる通路であり血脈とも呼ばれる．全身に散布し，血の潤養を与える．

（3）胆

　六腑の一つであるが，一方では奇恒の腑にも属している．胆は腑と同じ機能を有している，つまり「瀉して蔵さず」（排泄のこと）である．しかし，腑と違うことは排泄するものは糟粕ではなく，清々の液（胆汁）である．

（4）女子胞

　女性の性器（子宮・卵巣）を指す．主な生理機能は月経，妊娠，分娩を主ることである．

　月経：女子は14歳前後に達して，腎気が旺盛になると，生殖機能を促進する発育物質（天癸）の作用によって，月経が始まり，胎児を生育する能力をそなえるようになる．

表 4-4 臓腑の表裏関係

臓(陰・裏)	心	肝	脾	肺	腎	心包
腑(陽・表)	小腸	胆	胃	大腸	膀胱	三焦

E 臓腑の表裏関係

　中国医学では，臓腑の生理作用を重視するとともに，臓腑の病理変化の反映や，臓と腑，臓腑と組織の間の関係も重視する．

　臓と腑とは一対の陰陽をなす．臓は，貯蔵を主とするので陰であり，腑は，消化・排泄を主とするので陽である．臓と腑の一対の関係は表裏関係という（表4-4）．

　具体的には，肝と胆，心と小腸，脾と胃，肺と大腸，腎と膀胱，心包と三焦が表裏の関係となる．六腑と組み合わせるために，五臓に心包を加えたのが，いわゆる六臓である．心包は，心臓をつつんでいる膜であり，心臓の外衛である．すなわち，心包は邪の侵入から心を守る働きがある．もし外邪が心臓を侵すと，まず心包が影響を受ける．実際の臨床では，心包の病は心の病と同義で用いられることが多い．

3 経絡と経穴

A 経絡と経穴の概念

　気は全身を巡っているが，その通り道が経絡である．経絡は内臓や手足の末端など全身くまなく網の目のように行きわたり気を運んでいる．そして，経穴（ツボ）はその上に点在している．経絡は鉄道の線路，経穴は駅とたとえることができる．経穴は経路を流れる気の状態が体の表面に現れるところである．この経穴の状態をみることによって，気の状態（内臓の状態）を知ることができる．また，そこに指圧やマッサージなどを施術することによって身体の調子を整えることができる．すなわち経穴は「身体上に起こった不調が反応点として現れ，同時にこれらに適切な施術をすると身体の調子を取り戻せる場所」といってよいであろう（図4-9）．

B 経絡の作用と種類

　経絡の作用は以下のようなものである．
　生理面：気血を運行し，陰陽の調和をはかり，外邪から身体を防御する．
　病理面：病邪を伝送する．病状を反映する通路である．
　治療面：鍼灸による刺激を伝導し，臓腑の虚実を調整する．中薬の帰経作用（薬物投与により特定の経絡に生じる選択的作用）を主る．

　経絡は，経脈と絡脈とからなる．人体の深いところを縦に流れる主要な脈を経脈といい，経脈から横にわかれる脈を絡脈という．絡脈は浅いところを網目状に，全身くま

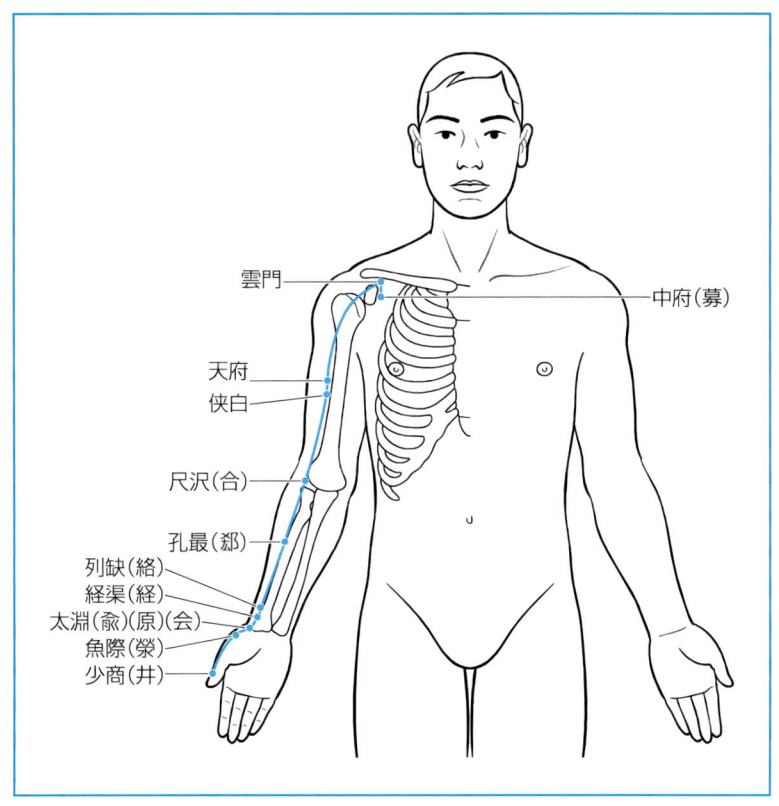

図 4-9　経絡と経穴（例：手太陰肺経）
経穴は経絡上にあり，それぞれ名称がある．
（山田光胤，代田文彦，図説東洋医学基礎編，p127，学研，1979 より改変）

なく通る．

　経脈には，正経と奇経がある．正経とは，手・足の三陰経と三陽経の十二経脈（表4-5）である．奇経とは，督脈，任脈，衝脈，帯脈，陽維脈，陰維脈，陽蹻脈，陰蹻脈で，奇経八脈と呼ばれる．

　十二経脈は，さらに十二経脈から分かれ，深い部分を走る十二経別があり，筋肉，皮膚を十二経脈に配当した十二経筋，十二皮部がある．

　絡脈は，経脈の分枝であり，比較的細く小さい．経脈と経脈をつなぐものを十五絡脈（別絡）といい，絡脈からさらに枝分かれするものを孫絡，浮絡という（図4-10）．

（1）十二経脈

　十二経脈は，気・血運行の主要な通路である．十二経脈は人体の両側に対称的に分布し，それぞれ上半身か下半身の外側または内側を循行して臓腑の一つに関係している．上半身を循行するのが手経，下半身を循行するのが足経，手足の内側を通るのが陰経で，臓に属する経脈である．外側を通るのが陽経で，腑に属する経脈である．陰経は体幹腹側と四肢内側を循行し，陽経は体幹背側と四肢外側を循行する．

　陰と陽の経脈は，陰陽の消長盛衰の違いによってさらに三つに分けられ，陰気のさかんな順に太陰，少陰，厥陰と名付けられ，陽気のさかんな順に太陽，少陽，陽明と名付

a. 十二経脈の循行（流注）（図4-11）

十二経脈の循行方向と接続には一定の法則がある．手の三つの陰経は胸から手の末端へ行って手の陽経につながり，手の陽経は頭部で足の陽経に，足の陽経は足の末端で足の陰経に，足の陰経は腹を通って胸で手の陰経につながる．

```
経脈 ─┬─ 十二正経（経脈） ─┬─ 手 ─┬─ 三陰 ── 手太陰肺経，手少陰心経，手厥陰心包経
      │                    │      └─ 三陽 ── 手陽明大腸経，手太陽小腸経，手少陽三焦経
      │                    └─ 足 ─┬─ 三陰 ── 足太陰脾経，足少陰腎経，足厥陰肝経
      │                           └─ 三陽 ── 足太陽膀胱経，足陽明胃経，足少陽胆経
      └─ 奇経八脈 ──────────── 督脈，任脈，衝脈，帯脈，陽維脈，陰維脈，陽蹻脈，陰蹻脈
絡脈 ── 十五別絡，浮絡，孫絡
その他 ── 十二経別，十二経筋，十二皮部
```

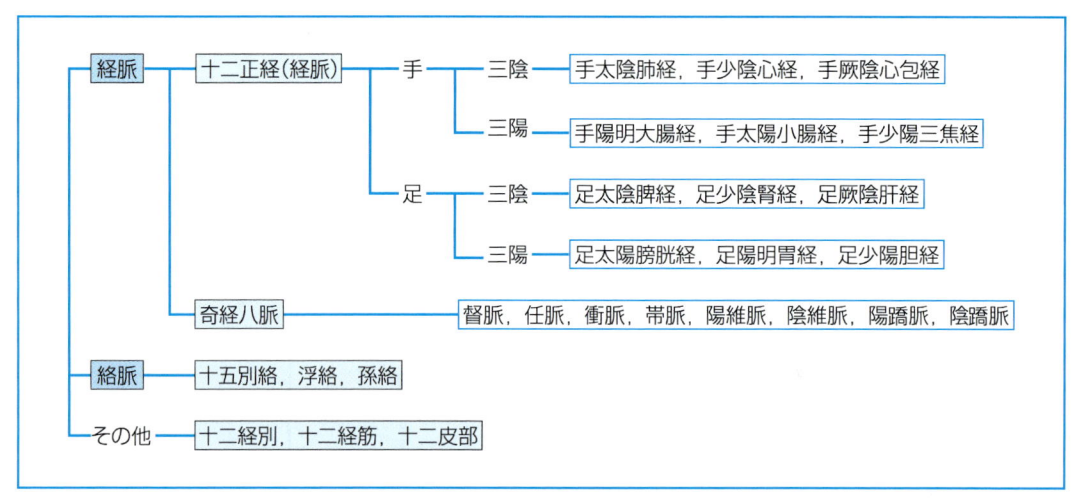

図4-10 経絡の種類

表4-5 十二経脈

	陰経	陽経	
手の陰経	手太陰肺経 手少陰心経 手厥陰心包経	手太陽小腸経 手少陽三焦経 手陽明大腸経	手の陽経
足の陰経	足太陰脾経 足少陰腎経 足厥陰肝経	足太陽膀胱経 足少陽胆経 足陽明胃経	足の陽経

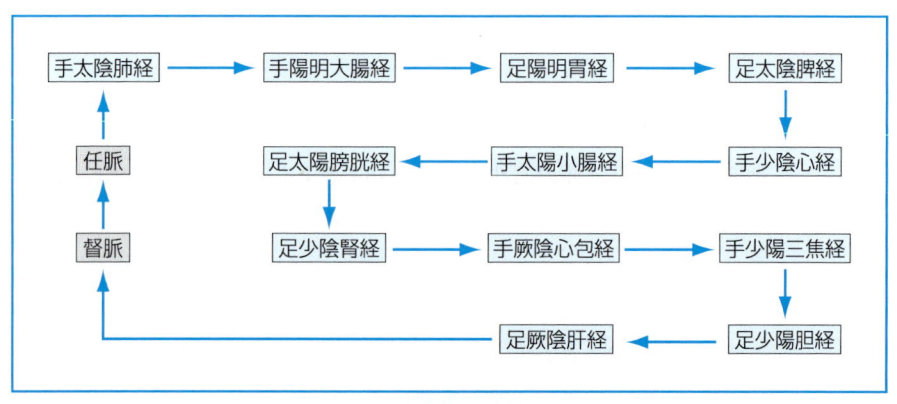

図4-11 十二経脈の循行（流注）
任脈，督脈は奇経八脈．

(2) 奇経八脈

奇経八脈は正経の十二経脈以外の経脈であり，8本からなる経脈である．奇経八脈は督脈（とくみゃく），任脈（にんみゃく），衝脈（しょうみゃく），帯脈（たいみゃく），陽維脈（よういみゃく），陰維脈（いんいみゃく），陽蹻脈（ようきょうみゃく），陰蹻脈（いんきょうみゃく）がある．

奇経八脈の分布は十二経脈のような規則性が見られず，臓腑と直接の関係はなく表裏の関係もない．奇経八脈は十二経脈間の連係を密接にし，気血の運行を調節する．肝，腎および子宮，脳，髄などと密接な関係がある．奇経八脈は疏通，連絡，統率，調節作用がある．

(3) 経別，別絡，経筋，皮部

a. 十二経別

経別（けいべつ）は，正経に離・合・出・入する別行の部分であり，十二経脈から分かれて体の深部を循行する．十二経脈中で表裏をなす経脈間の連係を強めるともに，正経が循行しえない器官や部位に通達する．

b. 十五別絡

別絡（べつらく）は，経脈から分かれたかなり大きな絡脈で，大多数は体表に分布し，本経の近隣を循行する．別絡から分かれた細小の絡脈を孫絡，皮膚表面に分布する絡脈を浮絡という．

c. 十二経筋

経筋（けいきん）は，十二経脈に連なり属する筋肉系である．四肢の末端に起こり，筋肉，腱，関節などの比較的浅いところを走り，臓腑と直接関係はなく，十二経脈に相応することから十二経筋という．

d. 十二皮部

皮部（ひぶ）は，経絡が分布する体表の皮膚であり，十二経脈に応じて，十二皮部と呼ばれる．

C 経穴（ツボ）

経穴（けいけつ）は，一般にツボと呼ばれている．経絡の循行している通路上にあり，経絡上に点在する特異点であるとともに，鍼灸を行う重要な診察点・治療点である．経穴は各内臓器官（臓腑）に連絡する．経絡が内外を連絡させているため，経絡と密接な関係をもつ経穴が，人体の臓腑，組織，器官などと関連しているのである．臓腑，経絡の生理機能を増強させ，また人体の病理的な変化を改善する体表の刺激点である．

全身の経穴の数は古典には1年の日数と同じ365と記されているが，WHO（世界保健機関）で認定されている数は361である．経穴は気血の集まるところである．そのため，気血の不調や臓腑の変調は経穴の反応となって現れる（反応点）．外邪は体表の経穴を通じて，経絡中の気血の循行を乱す．したがって，経穴を刺激することによって経絡を通じて各臓腑の機能を調節することができる．

D 経絡と経穴の診断・治療への応用

（1）診断への応用

　経絡は病邪が伝経（☞ p.91，第6章5．C）したり，病状を反映したりする通路である．経絡の循行部位に現れる変化は，その部位を走行する経絡と関係があるので，病変を診断するうえで有力な根拠となる．経穴に現れた症状や変化にもとづいて，それがどの経絡・臓腑・器官と関係があるかを見極め，診察・診断を行うことができる．

（2）治療への応用

　経絡は調節し平衡を保つ機能をもつので，経絡に相応の刺激を与えることにより疾病を治療することができる．経絡の上にある経穴（ツボ）を鍼や灸で刺激することにより，経絡を通じて各臓腑の機能を調節し，疾病を治療することができる．

　薬物治療，鍼刺麻酔，耳針療法（耳殻上に針刺を行い疾病を治療する方法），電針，気功，按摩なども，経絡の概念が必要になる．

●TEA BREAK　生理学から病理学，診断・治療へ

　3，4章では中国医学の基礎であり，総論ともいえる陰陽五行説，気血津液，五臓六腑，経絡・経穴などの生理学を学んだ．以降，5，6章では，外感六淫，内傷七情などの病理学，八綱弁証，気血津液弁証，臓腑弁証，六経弁証などの診断学（証），7，8，9章で，具体的な四診と呼ばれる診察法，治則と治法と呼ばれる治療法，方剤と呼ばれる薬物学を学ぶ．

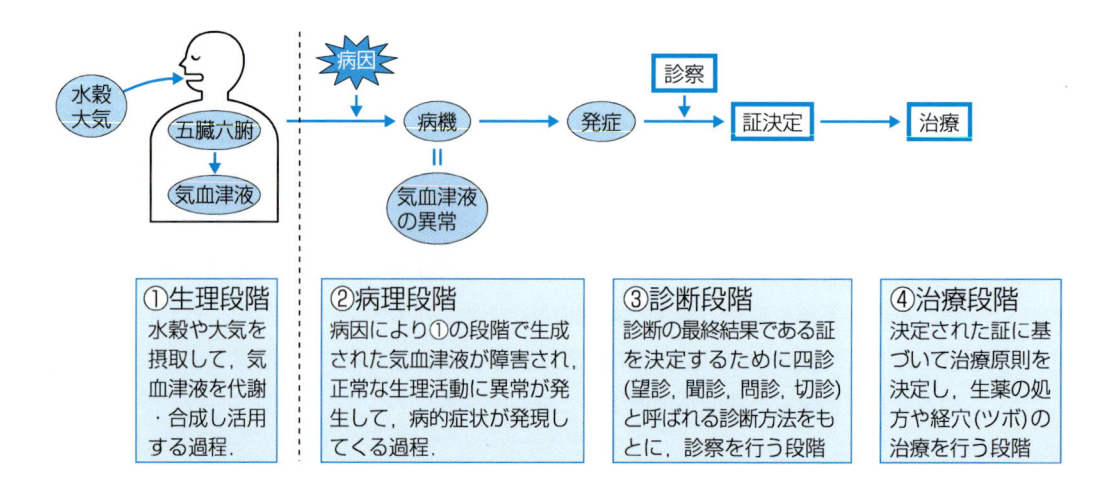

①生理段階
水穀や大気を摂取して，気血津液を代謝・合成し活用する過程．

②病理段階
病因により①の段階で生成された気血津液が障害され，正常な生理活動に異常が発生して，病的症状が発現してくる過程．

③診断段階
診断の最終結果である証を決定するために四診（望診，聞診，問診，切診）と呼ばれる診断方法をもとに，診察を行う段階

④治療段階
決定された証に基づいて治療原則を決定し，生薬の処方や経穴（ツボ）の治療を行う段階

第5章
中国医学の病因論

　健康な状態とは，気，血，津液や五臓六腑，奇恒の腑，経絡（☞ p. 25，第4章）のバランスが保たれている状態である．このバランスが，生理的な状態を越えて崩れたときに，人は病気になる．生体の正常なバランスが崩れる原因を病因という．

　病因とは，人体に疾病を発生させる原因のことで，大きく分けて，外因（外感性発病因子：六淫，☞ p. 46，本章 2. A），内因（内傷性発病因子：七情，☞ p. 52，本章 2. B），不内外因（その他の発病因子：外傷など）の三つに分類される（三因論，☞ p. 46，本章 2）．このほか，さまざまな原因によって体内に発生した水湿，痰飲，血瘀（日本漢方では「瘀血」という）などの病理的産物（☞ p. 54，本章 2. C. (2)）も，新たな病変を生じる発病因子とされている．

1　人はなぜ病気にかかるのか？

A　正気と邪気

　中国医学の古典『黄帝内経素問』では，病気について以下のようなことが記載されている．「正気存内，邪不可干」（正気が体内に存せば，邪気は犯すことあたわず）．
　正気は，生体内のすべての抗病物質と臓腑，経絡，気血津液の正常な機能の総称である．つまり，人体の疾病に対する防御力，抵抗力，免疫力，再生能力などを指す．
　邪気は，発病要因と病理的損害を指す．外界の六淫（☞ p. 46，本章 2. A）の邪気と生体内の陰陽が失調することによって生じる病理変化（虚証など，☞ p. 63，第6章 2. C）や病理的産物［血瘀（瘀血），痰飲，水湿，☞ p. 54，本章 2. C. (2)］などの病邪も包括する．

　生体内の正気が充実していれば，外邪・内邪いずれであっても予防し，病気は起こらない．もしも，種々の原因（体外・体内）で正気が虚衰していれば，邪気が虚（☞ p. 63，第6章 2. C）に乗じて体内に侵入し，各種疾病がもたらされる．

B　疾　　病

　疾病とは，生体の生理的平衡状態が破綻した状態である．中国医学では，疾病の発生

は、邪正盛衰により起こると考えている。生体内の正気が充実していれば、邪気との戦いに勝つことができ、健康体が維持できる。もしも、種々の原因により正気が虚弱していれば、邪気が虚に乗じて体内に侵入し、気血失調、陰陽失調、あるいは臓腑経絡機能の失調を生じ、各種疾病がもたらされる。

正気の虚衰は二つ原因がある。稟賦（生まれつき）の不足と後天の調養の欠損［久病（慢性病）と栄養不良］である。

稟賦とは、先天的な遺伝要素のことである。人は、親から授かった気血・陰陽の盛衰が違うので、体質の個人差がある。病気にかかりやすい、かかりにくいなどの体質の原因とも関係がある。

しかし、先天的な遺伝要素がとてもよかったにもかかわらず、生後、各種の原因で気血を失い、あるいは生活の不摂生、不養生などによって栄養バランスが崩れると（後天の調養の欠損）、病気が起こる原因になる。

2　病因論

病因とは、文字どおり病気の原因である。発病因子ともいわれる。生理機能を破壊して疾病を引き起こすさまざまな原因や条件である。現代医学の場合には、病気が起こる原因はウイルス、細菌、遺伝子異常などがある。中国医学では、人が病気になる病因（発病因子）を三つに分類している（三因論：『三因極一病証方論』より）（表5-1）。

A　六淫（外感性発病因子）

中国医学では、自然界で人体を包む大気は六種類の気に分けられる。すなわち、風、寒、暑、湿、燥、火（熱）で、これを六気と呼ぶ。この六気は、自然界の自然現象なので、普通の状態では人体に害はない。しかし、その六気が突然、あるいは激しく変化し、生体の適応能力を超えるほど異常となったり、あるいは生体が虚弱なために気候の変化に適応できなくなると、発病の原因になる。このときの六気をそれぞれ、風邪、寒邪、暑邪、湿邪、燥邪、熱邪（火邪）と呼び、合わせて六淫という。

六淫は、外感の発病因子として疾病を引き起こす場合は外感六淫と呼ぶ（図5-1）。六淫はいずれも口鼻あるいは肌膚（皮膚）から体内に侵入して発病させる（表5-2）。

風邪、暑邪、燥邪、熱邪は陽邪であり、寒邪、湿邪は陰邪である。

外感六淫の発病は、季節性との関連が深い。春は風が多いため、風病が多く、梅雨の

表5-1　三因論

外　　因（外的刺激）	外感六淫（風・寒・暑・湿・燥・熱（火））
内　　因（感　情）	内傷七情（喜・怒・憂・思・悲・恐・驚）
不内外因（生活背景）	飲食不摂生，不養生，房事（性行為）過多，けがなど

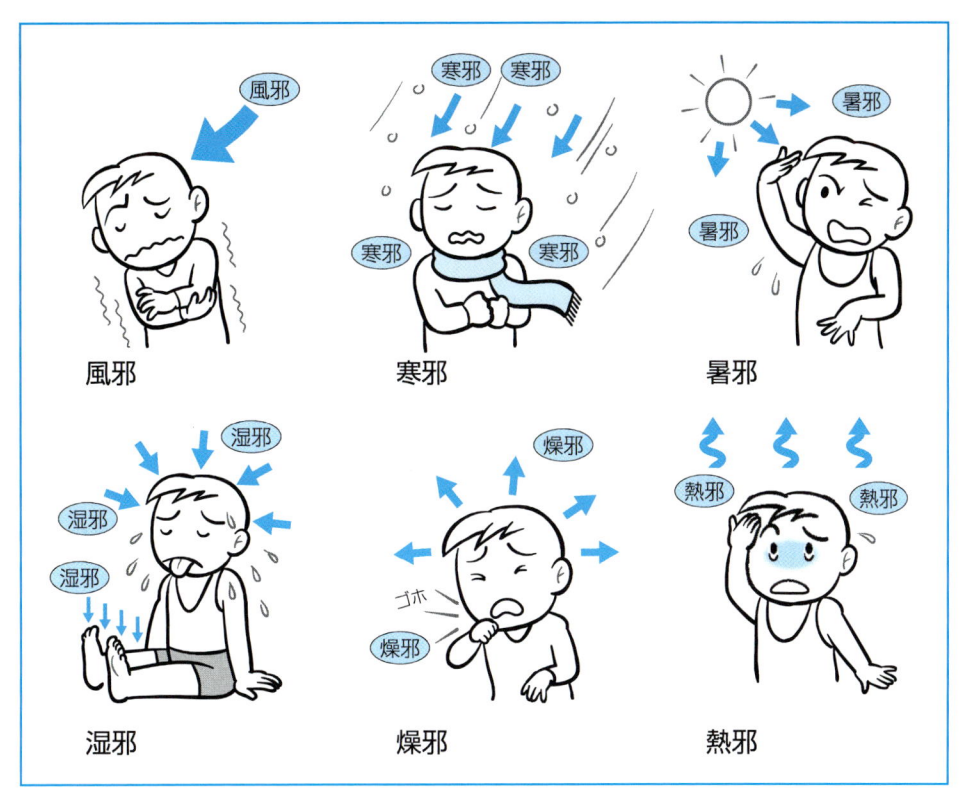

図 5-1　外感六淫

表 5-2　六気と六淫

六気(自然現象)	風	寒	暑	湿	燥	熱(火)
六淫(外感六淫)	風邪(ふうじゃ)	寒邪(かんじゃ)	暑邪(しょじゃ)	湿邪(しつじゃ)	燥邪(そうじゃ)	熱邪(ねつじゃ)(火邪(かじゃ))

時期には湿度が高いため，湿病が多く，夏は暑いため，暑病が多く，秋は空気が乾燥しているため，燥病が多く，冬には寒さが厳しいため，寒病が多い．

　六淫の外邪は，それぞれに異なった性質をもち，体内への侵入経路，伝播様式，発生する諸症状が異なるとされている．それぞれに異なった性質・特徴および病証を説明する．

(1) 風　邪

　風邪(ふうじゃ)（風の邪気）は，多くの病気を引き起こす重要な要素である．風邪は百病の長であり，六淫の中では風邪を首位に置き，臨床上，風邪が引き起こす疾病はもっとも広範である．

特　徴

　風邪による発病の特徴は，自然界における風(かぜ)の特徴と密接な関係がある．変化が速い（風性は善く行り数(しばしば)変ず），遊走性・移動性・動揺性がある（風性は動(うごく)を主る），上半身・皮膚を侵しやすい（風は陽邪である）という特徴がある．

①変化が速い（病状の進展が速い）

　風邪（風の邪気）による病気が起こる場合には，自然界の風(かぜ)の様相とよく似ている．発病が急で，病状の進展は風のように速く，あるいは変化しやすい．具体的には，感冒（カゼ）にかかったときには，寒けを感じ，何時間も経たないうちに発熱，鼻水，のどの痛みなどの症状が現れ，さらに翌日には高熱，咳，痰をはくなど，症状が素早く変化する特徴がある．

②遊走性・移動性・動揺性（病変の部位が変化する）

　風邪で疾病が起こると，病変の部位がよく変わる．たとえば，遊走性の疼痛，かゆみおよび発疹の部位がよく移動する．また，動揺して定まらない特徴をもつので，めまい，ふるえ，痙攣などの症状が現れやすい．

③上半身・皮膚を侵襲しやすい

　風邪は陽邪で，性質が軽いため，頭部，顔面部などの上半身と皮膚などを侵襲することが多い．風邪が頭部・顔面部などの上半身に侵入すると，頭痛，ふらつき，口眼歪斜（顔面神経麻痺），汗出(おふ)（汗が出ること），悪風（寒けのこと．風を嫌う，風にあたると寒さを感じること）などの症状が現れやすい．

　●内　風

　　風邪の侵襲によって生じた症候を外風(がいふう)というのに対し，臓腑の機能失調によって発生する意識障害，めまい，痙攣，震顫(しんせん)，運動麻痺などの風邪の特性をもつ症候を内風(ないふう)という．肝風(かんふう)ともいう．

　　内風は肝の陰血不足が原因で発生するものが多い．陰血が不足して肝陽が抑制されずに肝風内動（内風）を引き起こす．臨床では，高血圧症，三叉神経痛の一部は内風に属するもので，顔面神経麻痺，脳卒中，脳出血などの疾病は内風のベースの上に外風の侵襲によって引き起こされるものが多い．その状態は，中風(ちゅうふう)と呼ばれる．

病　証

　体表への侵入：頭痛，発熱，寒け，鼻水，鼻づまりなどの症状が現れる．

　皮膚への侵入：発疹，瘙痒が現れ，発疹およびかゆみの場所がよく変わる．

　経絡への侵入：遊走性の疼痛，しびれ，痙攣，ひきつれなどの症状が現れる．

　臨床では，風邪単独で病変を引き起こすことは少なく，一般には，寒，熱，湿邪と併せてさまざまな症状を引き起こす．たとえば，風寒・風熱・風湿などがあげられる．治療は風邪と合わさった熱，湿，寒邪を取り除く方法が中心である．

（2）寒　邪

　寒冷の冬季，寒湿な生活環境，冷房，雨にぬれる，冷たい飲食物の摂取過多などで，寒邪(かんじゃ)を感受することがある．

特　徴

　寒邪による発病の特徴は，自然界における寒冷の特性と密接な関係がある．陽気を損傷しやすい（寒邪は陰邪である），凝滞性，収斂性という特徴がある．

①陽気を傷つけやすい

　寒邪は陰邪であり，人体の陽気を凝滞させ損傷しやすい．寒邪が体内に侵襲すると陽気を消耗し，陽気による温煦作用が不足するため，全身あるいは局部の冷え，悪寒，腹痛，頻尿，下痢などの寒冷の現象が現れる．

②凝滞性
ぎょうたい

　寒邪は陰邪で陽気を損傷し凝滞を引き起こす特性がある．人体の気血の流れが陽気に依存しているので，寒邪が体内に侵襲すると陽気が損傷し，気血の運行を停滞させて気滞・血瘀（瘀血）（☞ p.54，本章2. C.(2)）を引き起こす．固定性の激しい痛み，痙攣，筋肉のひきつり，関節の運動制限，痛みが動作で悪化するなどの症状を起こす．『黄帝内経素問』では，「痛者，寒気多也，有寒故痛也」（痛みは，寒気で起こる場合が多い，寒があれば必ず痛む）という記載がある．
こうていだいけい そ もん

③収斂性
しゅうれん

　寒邪は縮まる，ひきつるなどの特徴をもつ．寒邪が体表に侵襲すると，汗腺が閉じ，無汗となる．寒邪が経絡に侵襲すると，筋肉のこわばりや筋のひきつれ，痙攣などの症状を起こす．

④冷え性

　寒邪が体に侵襲すると，全身および局部の寒冷症状を現す．たとえば，悪寒，手足が冷える，四肢の冷え，腹部や関節の冷えと痛みなどである．さらには分泌物や排泄物がサラサラで，薄く透明色になる．たとえば，うすい白い痰，鼻水，水様性便，尿量過多，帯下などの分泌液がサラサラするなどの症状を現す．いずれの症状も温めると緩和するという特徴がある．

●内　寒

　寒邪の侵襲によって生じた症候を外寒というのに対し，臓腑の陽気不足によって発生する体の冷えのため，温かいものを喜ぶ，食欲不振，軟便などの寒邪の特性をもつ症候を内寒という．虚寒ともいう．
ないかん　　　　　きょかん

　内寒は，陽気不足が原因で発生するものである．陽気の虚損は，先天的な不足や後天的な消耗，生ものや冷たいものの摂りすぎ，長期間の大黄・石膏などの寒涼薬の服用などから陽気を損傷するために起きる．陽虚により温煦機能が失われて，内寒が生じる．そして，陽虚から寒が生じるのは，主に脾陽虚や腎陽虚である．脾陽虚では脾の運化機能が失調するので，食欲不振，腹脹などの症状が現れる．腎陽虚では腎の蔵精機能が失われるので，遺精，インポテンツ，足腰が弱ってだるい，などの症状が現れる．

（3）暑　邪

　暑邪は暑熱の気候や環境によって発生する．
しょじゃ

特　徴

　暑邪による発病の特徴は，熱邪に非常に近い性質をもつ．暑邪は熱性があり，津液を

消耗しやすく，湿邪と結びつく（暑湿）特徴がある．
①熱性を示す
　暑邪は陽邪で，真夏の暑い日に現れることが多いので，暑熱ともいう．熱射病・日射病に相当する．高熱，口渇，大汗，呼吸短促（呼吸が短く速い），舌苔（☞ p.95，第7章1.(4)）の乾燥が現れる．
②気・津液を消耗する
　暑邪は気・津液を損傷しやすい．のどの渇き，皮膚の乾燥，だるいなどの症状が現れる．
③湿邪と結びつく（暑は多く湿を挟む）
　暑邪は湿邪とも結びつきやすい．これを暑湿という．暑くて，湿気の強い日に発生しやすい．肢体が重だるい，頭が包まれたように重い，倦怠感，食欲不振，悪心，嘔吐，下痢などの症状が現れる．

（4）湿　邪
　湿邪は自然界の湿気，水湿の停滞の現象に似た症候である．湿度が高い環境で生活したり，水の中で作業したり，ぬれたものを長く着ていたりすることによって発生する．

特　徴
①沈重性
　湿邪の性質が重濁・粘滞で，湿邪に侵された部位が重だるいなどの沈重感を伴う症状が現れる．たとえば，頭が重い，手足が重だるい，体が重だるいなどである．
②定着性
　湿邪は定着性が高いために，いったん体内に侵入すると，簡単に除去しにくいので経過が長く治癒に時間がかかる．症状として，固定性の鈍い痛み，関節や筋肉が動かしにくいなどの症状が現れる．
③粘滞性
　湿邪は粘滞性（粘稠）が高いため，ネバネバ，ベトベト，ジメジメなどの感じがある．たとえば，大便がベトベトして便器を汚す，痰がネバネバする，皮膚がジメジメする，湿気の多い日に症状が悪化するなどの特徴がある．
④脾を損傷しやすい
　「脾は燥を喜み，湿を悪む」（脾は湿気を嫌う臓腑である）といわれる．湿邪が体内に停滞すると，脾の運化作用を阻害して運化機能が不足し，水湿が停滞して泥状〜水様便や水腫，悪心，嘔吐，食欲不振，舌苔厚，舌辺に歯痕が残るなどの症候が現れる．
⑤湿性は下（下半身，下肢）を侵襲する
　湿邪は重濁で下降性があり，水腫は下半身，下肢に発生することが多い．膝が重い，足が重い，下半身が浮腫むなどの症状を現す．また，帯下・下痢などの下部に現れる症候もみられる．

●内湿

　　外界の湿邪の侵襲によって生じた症候を外湿というのに対し，脾虚のために津液の運化ができずに生じた症候を内湿（ないしつ）という．内湿は体内の水分が適当に排泄されないことである（☞p.54，本章2.C.(2)）．

(5) 燥　邪

燥邪とは，乾燥した季節にみられる症状を引き起こす．

特　徴

①乾燥する

　燥邪（そうじゃ）は乾燥させる．具体的には口，鼻，皮膚，のどの乾き，唇が乾いて割れたり，のどが乾燥して痛みが出る，口渇，大便乾燥などの症状が現れる．

②肺を損傷しやすい

　肺は燥邪を嫌う臓器なので，燥邪が体内に侵入すると，肺を侵すことが多い．空咳，痰が少ない，のどが乾くなどの症状が現れる．

●内　燥（ないそう）

　　体内の陰液，津液が消耗し，傷つくことによって乾燥が現れる症候を指す．体内の水分不足の状態を指す．多くは，熱病後期，嘔吐，下痢，発汗，出血過多などに起因し，便秘，空咳，口が渇くなど内液が陰液を傷つける乾燥症状が現れる．

(6) 熱邪（火邪）

　自然界の火熱が引き起こす現象に似た症候を示す病邪である．火邪と熱邪とは程度に違いがあり，邪気の強さでいうと火邪＞熱邪となる．普通，あわせて火熱という．

　高温度の刺激，温熱，暑熱などによる火邪に侵入された病態である．臨床的に，他の外邪（寒邪，湿邪など）が人体に長く体内に停滞すると，火邪に変化する場合がもっとも多い．

特　徴

①熱性を示す

　熱邪は陽邪に属し，病症は熱性を示す．発熱，悪熱，熱っぽい，ほてり，冷たいものを好む，口渇，顔が赤いなどの全身的あるいは局所的な火熱症候が現れる．

②炎上性

　自然界の火は燃えさかる特徴があるように，熱邪も炎上性（上にのぼる性質）がある．頭面部と上半身の熱感，のぼせ，目の充血，口渇，頭痛，口の中に潰瘍ができる（口内炎）などの熱邪による症候が現れる．

③気・津液を消耗する

　熱邪が体内に侵入すると，必要以上の汗を体外に出すため，気・津液が消耗され，口や咽喉の乾き，口渇多飲，舌や唇の乾燥やひび割れ，便が硬い，便秘，尿が濃い，皮膚の乾燥などの症候が現れる．

④発疹・出血しやすい

火邪が血に侵入すると，発疹・出血を生じやすい．発疹は赤みやかゆみが強い．皮下出血，鼻血，歯根出血，吐血，血尿，血便などの出血症状が現れ，出血の色は鮮紅色が多い．

B 七情（内傷性発病因子）

内因とは，過度の精神的負担やストレス，情緒の変動などが病因となることを指す．七情とは，喜，怒，憂，思，悲，恐，驚の七つの感情である．七情は，ごく自然な感情で，病変を発生するにはいたらない．ただし，精神的な緊張や情緒的な変化が過度になったり，長期間持続したりすると，生理的に調節できる範囲を越え，この七つの自然感情は体に悪影響を与える．その結果，気，血，津液や臓腑の働きが乱れ，病因となる．これを内傷七情と呼ぶ（図5-2）．

中国医学では，感情や精神状態などの精神素因が臓腑の機能に影響を与えると考え，七情を病因の一つとして重要視している．七情の刺激は直接臓腑に影響して疾病を引き起こす原因となる．それぞれ関係する五臓に影響を与えるとされている（表5-3）．

a．喜

喜びの感情は，愉快・興奮の情緒であり，心と関係があり，喜びすぎると心気を損傷し，動悸，息切れ，不眠，不安感などの症状を現し，ひどいときは精神異常などの病症になる．

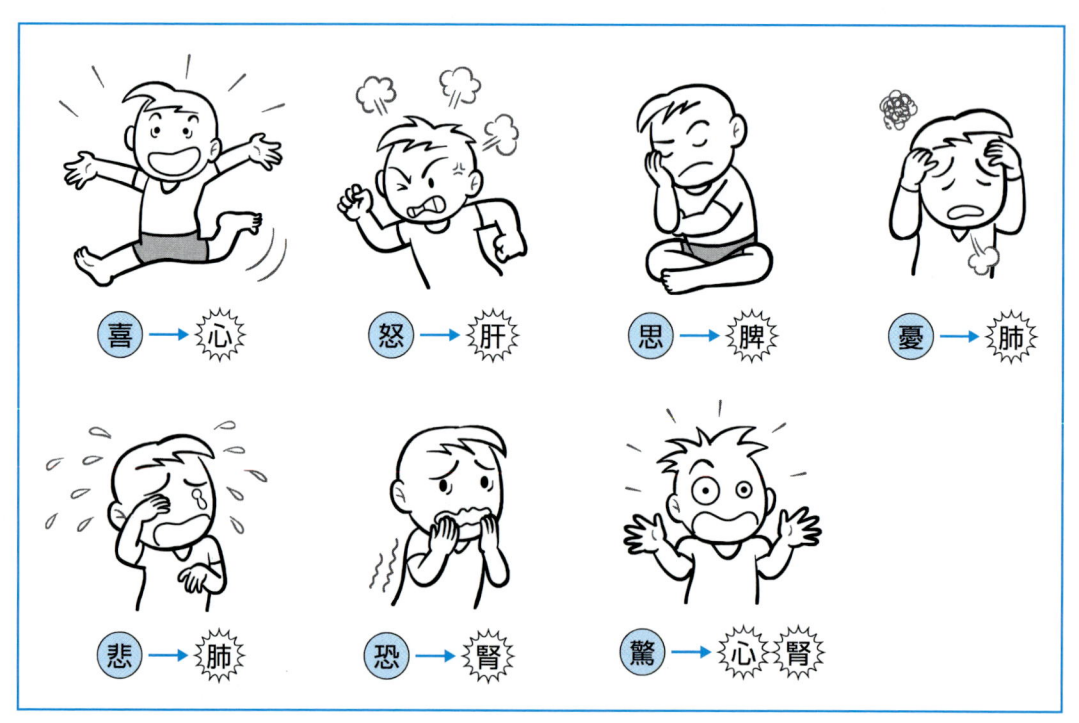

図5-2 内傷七情

表5-3　内傷七情

七　　情		五臓と七情	五臓の失調
喜	愉快・興奮の情緒	心	喜びすぎると心を損傷する
怒	憤慨・緊張の情緒	肝	怒りすぎると肝を損傷する
憂	苦慮・気鬱の情緒	肺	憂慮しすぎると肺を損傷する
思	思考・判断・思慮	脾	思いすぎると脾を損傷する
悲	悲観・哀痛の情緒	肺	悲しみすぎると肺を損傷する
恐	恐怖の情緒	腎	恐れすぎると腎を損傷する
驚	驚きの状態	心・腎	驚きすぎると心・腎を損傷する

b. 怒

怒りすぎると肝気を損傷し，胸脇部が脹る，頭痛，イライラ，めまい，目が赤い，ひどいときは吐血などの症状が現れる．

c. 憂・思

思いすぎると脾気を損傷し，過度の思いや憂いは，気を停滞させ，脾の運化作用の失調を起こし，肺を損傷し，腹が脹る，食欲がない，物が喉を通らない，軟便などの症状が現れる．

d. 悲

悲しみすぎると肺気を損傷する．過度の悲しみは，長引けば肺気が消耗し，息切れ，しゃべりたくない，声がかすれる，声がでない，疲労感，ぼーっとするなどの症状が現れる．

e. 恐

恐れすぎると腎気を損傷する．過度の恐れは腎気を消耗させ，失禁，流産などの症状が現れる．

f. 驚

驚きすぎると心気・腎気を傷つける．過度の驚きは，気，血の調和を失い，心気を乱すと，動悸，不眠，精神錯乱を起こす．また，腎気を乱すと，記憶力減退，集中力が低下するなどの症状が現れる．

C　その他の発病因子

（1）不摂生・不養生

a. 飲食の不摂生

飲食の不摂生では，食べ過ぎと偏食による疾病が多い．食べ過ぎは脾胃を痛め食積（しょくせき）（宿食ともいう．脾胃の運化が異常をきたしたり，あるいは脾胃に寒があることによって，食物がひと晩たっても消化されず，胃腸に滞ること．げっぷ，胃部の不快感を伴う）を形成し，肥甘厚味（ひかんこうみ）（高カロリー・高脂肪・高糖分の食べ物）の過食や飲酒の過度は湿熱を発生させる．また，辛味の過食は胃熱を発生して陰液を消耗し，反対に生冷（せいれい）（冷たいもの・生もの）の過食は，脾陽を障害して寒湿を内生（体内から生じること）させる．

b. 過　労

過労には，心労（精神的過労），身労（肉体的過労），房労（性行為の過剰）の三つがある．

心労は，精神の疲労を指す．たとえば，頭の使いすぎ，考えすぎ，心配しすぎなどがこれに当たる．心労は，心血を消耗したり，脾の運化作用を妨げる．そのため，不安，不眠，動悸，疲れやすい，食欲がない，体がだるい，肩がこるなどの症状が現れる．心労は七情の思の過度なものとも考えられる．

身労は，過度の肉体疲労を指す．気血が消耗されるため，体がだるい，疲れやすい，めまい，食欲がないなどをはじめとしてさまざまな症状が現れる．

房労は，過度の性行為（セックス）による疲労を指す．セックスをし過ぎると，おもに腎精が消耗され，性欲がなくなる，足腰がだるくなる，疲れやすい，耳鳴りなどの腎精不足の症状が現れる．

c. 運動不足

運動不足は，気血の運行を停滞，減退させ，肩こり，背中の脹り，腰の痛み，筋力の低下，肥満症などの症状が現れる．

d. その他

外傷，事故，災害，中毒（飲食，薬物），寄生虫なども病気の原因になる．

（2）体内の病理的産物

人体は飲食物や自然界の清気などを原料に，気，血，津液を生成代謝している．各種の原因で体内の血，津液の正常代謝を失って生じた病理的産物［水湿，痰飲，血瘀（瘀血）］も病因として重要なものである．これらの病理的産物は体内で新たな病気を作り出す重要な因子となり，臓腑に直接あるいは間接的に悪影響をおよぼす．

a. 水湿（内湿）

水湿（水湿の邪）とは，水液代謝が失調して，水液が体内に停滞・偏在する状態を指す．体内の水液代謝は，脾，肺，腎，肝などが互いに協調することで維持される．たとえば，風・寒・湿の外邪と気虚，血瘀（気血の異常による）により水液代謝にかかわる臓腑（肺，脾，腎）に異常が起こると，水液が体内で停滞し，邪気に変化して水湿になる．そこで，内生の湿邪を内湿ともいう．臨床では動悸，めまい，頭重感，身体の重い感じ，悪心，嘔吐，腹の膨満感，むくみなどの内湿症候が現れる．検査すれば，心窩部振水音が現れる．

湿でも内に起因する内湿は，脾虚のために津液の運化ができずに生じたものである．脾虚では内湿を生じやすいばかりでなく，外湿も受け入れやすい．内湿は体内の水分が適切に排泄されない結果生ずるもので，病理的産物そのものをも指す．

b. 痰　飲

痰飲とは，水湿の邪が体内で長く停滞して，凝縮されたものである．痰飲のうち，ネバネバしたものを痰，サラサラしたものを飲という．ただし，痰と飲は，臨床上は区別

されることは少ない．痰飲は，種々の病因によって発生するが，主に，肺，脾，腎，三焦などと関係している．これらの水液代謝に関与する臓腑経絡が障害されると，痰飲が発生する．肺や胸部に滞留すると，咳嗽・喘息などが現れ，胃や腸間に滞留すると，胸悶（湿熱あるいは痰湿の邪が中焦に滞り，邪気が胸中を擾乱するため，煩悶不快の症状が現れること），悪心，嘔吐，胸腹部の膨満などが現れ，心に影響すると精神障害や眩暈（めまい）が現れ，肌や経絡に滞留すると浮腫や疼痛，麻痺などの症状が現れる．

> 特　徴

①心をおかすことが多い

　痰飲が心をおかすと，精神障害を現す．一部の鬱病，精神病が起こる原因は，痰飲が心をおかすためと考えられる．

②気，血，津液の運行を阻害する

　痰飲は，経絡に停滞すると，気，血，津液の運行を阻害する．痛みや腫れを引き起こす．さらに長期間にわたると，こぶ状のできものができる．これを痰核という．

③痰飲の停滞部位の臓腑，経絡の働きを失調させる

　痰飲は，すべての臓腑，経絡に停滞する可能性があるから，さまざまな病気を引き起こす．

　肺に停滞すると，痰をはく，咳嗽，呼吸急促，呼吸がしづらい，のどがひゅうと音をたてるなどの症状が現れる（気管支炎，肺炎，喘息など）．麻杏甘石湯などを処方する．

　心に停滞すると，動悸，胸苦しい，不眠，夢が多い，めまいなどの症状が現れる．ひどいときは，突然の意識障害，精神錯乱などの症状が現れる（鬱病，精神病など）．温胆湯などを処方する．

　胃に停滞すると，胃の中でチャプチャプした音がする．腹が脹る，悪心，嘔吐などの症状が現れる（胃腸病の一部）．苓桂朮甘湯，二陳湯などを処方する．

　経絡に停滞すると，経絡の上の痛み，腫れ，瘤状のでき物，頑固なしびれなどの症状が現れる．

c．血瘀（瘀血）

　血瘀とは，血が体内で停滞，偏在する状態で，各種の原因によって引き起こされた全身性，局所性の血液循環障害を指す．

　血瘀の状態には二つある．一つは，脈内で血の運行がスムーズにいかず停滞している状態である．もう一つは脈内から脈外に出て，吸収されないままの状態である（出血傾向：脳内出血，腹腔内出血，皮下出血，血便，血尿など）．

> 成　因

　血瘀（瘀血）の生成する要因は，主に気虚，気滞，血虚，血寒，血熱，外傷，出血などである．

　気虚：久病（久しく治らない疾病を指す，慢性病）により正気不足が起こり，気虚すると気の推動作用が低下し，血の運行が弱くなり，血瘀を生じる．

　気滞：ひどく怒ったり思い悩むと気の流れが停滞し，気滞すると血の運行が悪くな

り，血瘀を生じる．

血虚：血の不足により血脈中に流れる営気が不足し，瘀阻の状態になる．

血寒（寒凝）：寒邪が血脈を侵襲すると血を凝滞し，血流が悪くなり，血瘀が起こる．

血熱：熱邪は血脈に侵入すれば，血が熱くなり，血は脈中から脈外に迫り，出血が起こる．血は血脈の外に偏在すると血瘀を生じる．この状態を迫血妄行（さこちもうぎょう）という．妄行は，異常なルールで流れることである．

外傷打撲：脈に傷ができて，局部的な血液の運行を阻害し，局部の腫痛，出血が現れる．出血の色は紫色である．

離経の血：内出血，出産，月経，流早産なども血瘀に関与している．

血瘀の成因は心・脾・肝の三つの臓器と関係が深い．この三つの臓腑は血の機能を主（つかさど）る．すなわち心は血の運行を管理し，脾は血を統べ，肝は血を貯蔵する．

症　状

血瘀の症状は多彩であるが，主なものは以下のようである．

疼痛：刺痛（刺すような痛み），固定性の疼痛，夜にひどくなる．

腫塊：触れると移動がない，腫塊は青紫色で硬い（しこり，腫瘍など）

出血：出血の色がどす黒い色や紫色（不正性器出血，吐血，血便，血尿など）

全身症状：顔面や眼輪部の色がどす黒い，舌質に斑点があり，舌下の脈絡が紫色，唇が紫色あるいは黒ずむ．肌の荒れ，皮膚がカサカサするなどである．

特　徴

①気血の運行を阻滞する

　血瘀が体内に停滞すると，気の運行を阻害し，気の停滞（気滞）が起こる．気が停滞することを気滞といい，気滞は体内の気の運行がスムーズにいかない，ある部位に停滞が生じる病理を指す．臨床上の所見は，おもに局部的に脹満や疼痛の現れる症状である．気が長期間停滞すると血の運行も悪くなり，血瘀を引き起こし，局部の疼痛を激化させ（刺すような痛みで手で押えることを拒む），ひどくなると腫塊ができる．血瘀と気滞とが同時に見られることを気滞血瘀という．気滞血瘀では，血瘀の症状のほかに，気滞の症状である脹りや放散痛などが現れる．

②全身への血の供給が低下する

　血瘀が経絡の中にあると，各所への血の供給が阻害されるため，局部的な血の不足が起こる．症状としては，血の滋潤・滋養（うるおい）作用が低下したときは，皮膚が乾燥し，栄養作用が低下したときは，筋肉の知覚の低下，しびれなどが起こり，痩せる．

③しこりができる

　血瘀が体内で停滞すると，停滞する部位に固いしこりができる．これを瘀積（おせき）という．このしこりは，部位が固定され動かない．また激しい痛みを呈することもある．

④出血する

　血瘀が体内で停滞すると，血がスムーズに流れなくなり，脈外に出る．そのため出血症状を現す．出血の色が黒い色や紫色ならば，これを血瘀と判断してよい．

第6章
中国医学の診断・治療―弁証論治―

1 弁証論治とは

　弁証論治は，中国医学の独特な治療体系である．中国医学の臨床は，かならず弁証論治の過程をとる．弁証論治は弁証と論治の二つの部分から構成されている．弁証は論治の前提で，論治は弁証の目的である（図6-1）．

A 弁　　証

　弁証とは，弁証求因ともいう．弁証の弁とは識別，判断，詳察，分析の意味で，証とは，症候，体徴，証拠などの意味であり，疾病の各段階における病理の本質を反映している．

　弁証とは，望診（視覚による診察），聞診（聴覚・嗅覚による診察），問診（質問による診察），切診（触覚による診察）の四つの診察法（四診）（☞p.93，第7章）によって，患者の自他覚所見を収集し，八綱弁証，気血津液弁証，臓腑弁証，病因弁証，

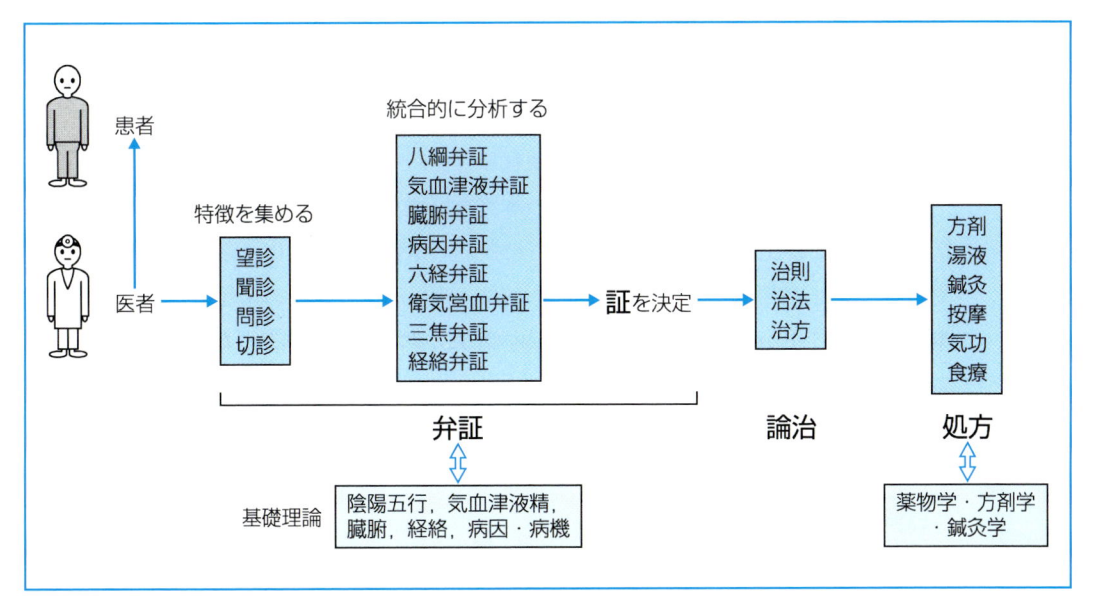

図6-1　弁証論治のプロセス

六経弁証,衛気営血弁証などの理論に基づいて総合的に分析し,病変の原因・経過・予後などを弁別し,証を決定する．この過程を弁証という．弁証の過程では,一つ一つの症状を孤立的にとりあげるのではなく,全面的に観察し,総合的に分析して本質を求める．

B 論　治

論治とは,審因論治・施治ともいう．弁証の結果に基づいて病変の本質に対する適切な治療方法を施行することが論治である．疾変の原因,経過,現在の状態,予後などをふまえて,病状をよりよい状態へと導く最適な治療を行うことが目的である．

論治には,治療原則（治則：治療の総原則,治法：適応した具体的な治療法,たとえば,補法・瀉法など☞ p.105,第8章）と,治療処方（治方：治法に基づいて決定される具体的手段としての処方,たとえば,○○湯など）が含まれている．

C 弁証論治の特徴

弁証論治においては,多くの個体に同じようにみられる病理機序や状態を証としてとらえる共通的認識を重視するだけでなく,同じ証であっても,季節・環境・体質・経過などの違いによって生じる個体の特殊性（個別性）にも注意を払う随証加減を基本にしており,共通性と特殊性の両面に対応した治療を行うことが原則となっている．

つまり弁証論治では患者の個人差を重視しており,具体的な個々の問題に対して個別に分析するという方法をとっている．すなわち証に基づき,具体的な治法を決定し,適切な方剤または,鍼灸治療の場合は治療するべき経穴を選択している．

同じ観点から,たとえ異なる疾患であっても同じ証であれば,同様の治法を用いるという異病同治の考えや,同一疾患であってもそれぞれの病人の身体反応や経過や時期の違いによって異なる治法を用いるという同病異治の考えがある．

D 症と証

症とは,頭痛,動悸のように疾病に現れる具体的な症状や兆候のことである．

証とは,疾病の各段階における疾病の本質を反映し,疾病のある段階ごとの病態を概括したものである．証は,症よりもさらに疾病の本質を全面的に,深く,正確に反映している．また,病証とは,疾病の病因,病位,症候および疾病の過程中の変化,転機を指す．病症とは,疾病の外に現れる症候を指す．すなわち,疾病によって表面化する現象のことである．

2　八綱弁証

八綱とは,陰,陽,表,裏,寒,熱,虚,実を指す．四診（☞ p.93,第7章）で得

表6-1 八綱弁証

疾病の類型	疾病の部位	疾病の性質	正邪の盛衰
陽	表（皮膚，筋肉，関節）	熱（喜涼，暑がり，口渇）	実（邪気の実）
陰	裏（臓腑，骨，血脈）	寒（喜温，寒がり，冷え）	虚（正気の虚）

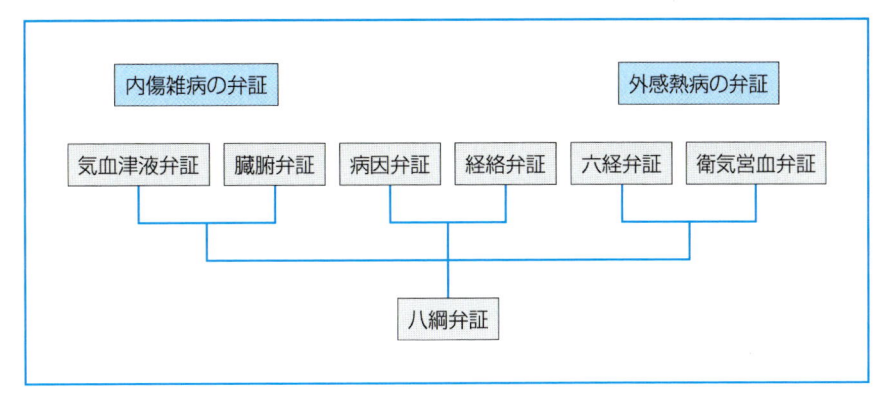

図6-2 八綱弁証の応用

られた情報を分析し，この八綱を運用して，証候を識別することを八綱弁証という．各種の疾病が呈する症状は複雑であるが，すべて八綱で分析し，帰納して，病変の部位と疾病の属性，病気の軽重，疾病過程における正気と邪気の盛衰を調べ上げ，それによって判断を下して臨床上での診断や治療のための準拠を示すことができる．八綱弁証を用いて診断すると，臨床所見が複雑であっても，それを表裏，寒熱，虚実，陰陽という四対の綱領によって証候に分類することができる（表6-1，図6-2）．

表裏は，主として病変のある部位である．たとえば，皮膚，筋肉，関節，経絡は表であり，内臓すなわち五臓六腑は裏である．診断上これで病証の深浅（病位）を認識する．

寒熱は，主として病気の兆候，病気の性質（病性）を指したもので，たとえば，寒気がしたり，温を喜んだり，冷えを恐れたりする状態が現れたら，これを寒証という．逆に，暑さを恐れる，身熱，渇きなどの症状が現れたら，これを熱証という．

虚実は，正気と邪気の消長（病勢）を指していったもので，虚とは，正気の虚（正気がない）を指し，実とは邪気の実（病邪がある）を指したものである．

陰陽は，他の六つのタイプの証候を統括するものである．すなわち，表・熱・実証は陽に，裏・寒・虚証は陰に属す．

八綱の相互関係は複雑であり，八綱を把握することによって証類型の確定，疾病変化の趨勢の予想が可能となる．また治療方針を立てるときにも，非常に参考になる．

A 表裏と表証・裏証

（1）表　裏

身体の浅表部を表，深部や内臓を裏と大まかに区分して部位を分け，病変の所在を指

す．一般的には，皮膚・筋肉のように病の部位の浅いものは表に属し，臓腑・血脈・骨髄のように病の部位の深いものは裏に属する．

（2）表証と裏証（図6-3）

a. 表　証

　表証とは，外邪が皮膚・口鼻から体内に侵入するときに起こる証候である．外感病の初期によく見られ，発病が急であり，変化が早く病程が短いという特徴がある．

　表証は，病邪の性質や体質，抵抗力の違いによって，風寒表証と風熱表証に分けられ，治療法もそれぞれ異なる．風寒表証は，風寒の邪気が体表から侵入して衛気と相争する病態である．風熱表証は，風熱の邪気が口鼻を通じて肺に侵入して衛気と相争する病態である．

[臨床所見] 発熱，悪寒あるいは悪風，頭痛，身体痛，鼻水，くしゃみ，咽喉痛，咳などの症状が現れる．

[治法] 汗法（☞ p.106，第8章3.(1)）・清法（☞ p.109，第8章3.(6)）

[治則と用薬] 表6-2に，主な治則と用薬を示す．

b. 裏　証

　裏証とは，疾病が深い部位，すなわち裏（臓腑・気血・骨髄など）にある証候であり，臓腑の機能障害を意味する概念である．一般の病変のほとんどは裏証で，外感病でも表証・半表半裏証以外はすべて裏証である．

　裏証は，外感六淫，精神的ストレス，不摂生（飲食の不摂生など），不養生（過労・運動不足など）などによって引き起こされる．

　証は寒熱・虚実の性質の違いによって，裏熱証，裏寒証，裏虚証，裏実証に分けられる．治療法もそれぞれ異なる．

[臨床所見] 表証は悪寒・発熱，半表半裏証は往来寒熱，裏証は悪熱・高熱が特徴である．しかし，裏証の病因はさまざまであり，病位も広い範囲におよぶ．また症状も多

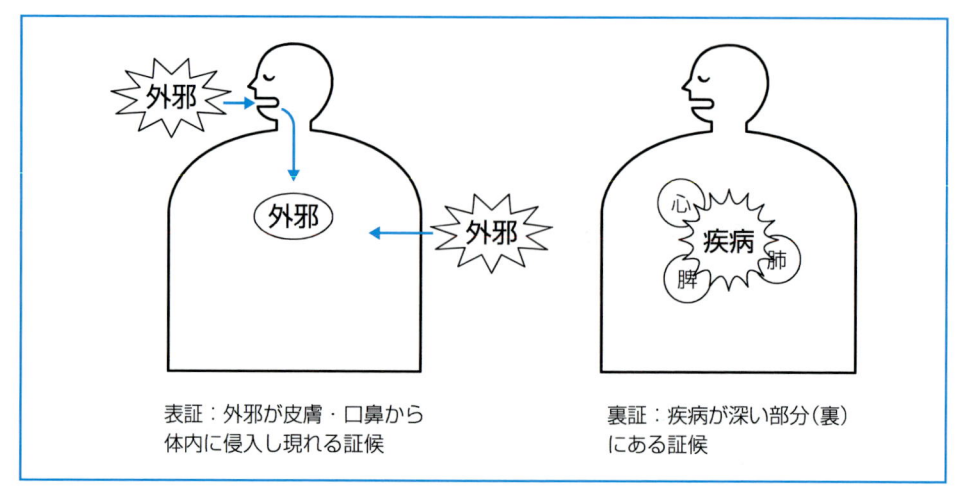

図6-3　表証と裏証

表6-2 表証の治則と用薬

表証		症状	治則	常用生薬	常用処方
風寒表証	表実証	悪寒, 無汗	辛温解表	麻黄, 葛根, 荊芥	麻黄湯, 葛根湯
	表虚証	悪風, 自汗		桂枝, 生姜, 紫蘇	桂枝湯
風熱表証	表熱証	発熱, 咽喉痛, 口渇	辛涼解表	連翹, 薄荷, 菊花	桑菊飲, 銀翹散

表6-3 裏証の治則と用薬

裏証		症状	治則	常用生薬	常用処方
裏熱証		顔面紅潮, 悪熱, 口渇 喜冷飲, 便秘	清熱瀉火	石膏, 淡竹葉	白虎湯
裏寒証		顔面蒼白, 寒け, 冷え 喜熱飲, 下痢, 腹痛	温中散寒	乾姜, 人参	人参湯
裏虚証	陽虚（虚寒）	脱力感, 四肢の冷え	益気補陽	附子, 肉桂	八味地黄丸
	陰虚（虚熱）	熱感, 寝汗, 不眠	補血滋陰	知母, 黄柏	六味地黄丸
裏実証		便秘, 腹部膨満感 腹痛, 意識障害	瀉実	大黄, 芒硝	承気湯類

様である．臨床所見において，表証が認められない疾患は，裏証に属するものと考えられる．

[治法] 和裏（わり）（体内の不和を調和させる方法）

[治則と用薬] 裏証の範囲は非常に広いので，治則と用薬も多種多様である．具体的な証候にもとづいて治則と用薬を決定しなければならない（表6-3）．

c. 半表半裏証

半表半裏証とは，表・裏になく，表と裏の間に介在して発生する証候である．外感病の経過に現れる表証で裏証でもない証候で，邪は表と裏の中間に存在する

[臨床所見] 寒熱往来，胸脇苦満，口が苦い，はきけ，胸やけ，悪心，食欲不振，喉の乾き，めまい，煩躁などの症状が現れる．

[治法] 和（解）法（☞ p.109, 第8章3.(4)）

[治則と用薬] 常用生薬：柴胡（さいこ），黄芩（おうごん）
　　　　　　　常用処方：小柴胡湯（しょうさいことう）

B 寒熱と寒証・熱証

（1）寒　熱

寒熱とは，疾病の性質を区別する綱領であり，身体の陰陽の平衡状態を反映したものである．自然界の寒冷現象に類似する証候を寒証，温熱現象に似た証候を熱証と呼ぶ．陰盛あるいは陽虚は寒証として現れ，また陽盛あるいは陰虚は熱証として現れる．

（2）寒証と熱証（図6-4）

a. 寒　証（表6-4）

寒証とは，寒邪を受けたり，あるいは陰が盛んで陽が虚弱になったとき現れる証候である．寒証は，外感寒邪，寒冷の環境，生冷物の飲食などによって引き起こされる．寒証には，虚寒と実寒がある．

[臨床所見] 寒がり，温まるのを好む，寒冷を嫌う，悪寒，四肢が冷える，口が渇かない，顔色が白い，鼻水や痰が薄くて水様性などの症状が現れる．

b. 熱　証（表6-5）

熱証とは，熱邪を感受したり，あるいは陽がさかんで，陰が虚弱になるために身体の機能活動が亢進して現れる証候である．

熱証は，熱邪の外感，寒邪の化熱，七情内傷，辛辣物の過食，飲食積滞，あるいは慢性病による陰液消耗などによって引き起こされる．

[臨床所見] 熱がある，温熱を嫌う，口渇，多飲（冷たいものを好む），顔色が赤い，目

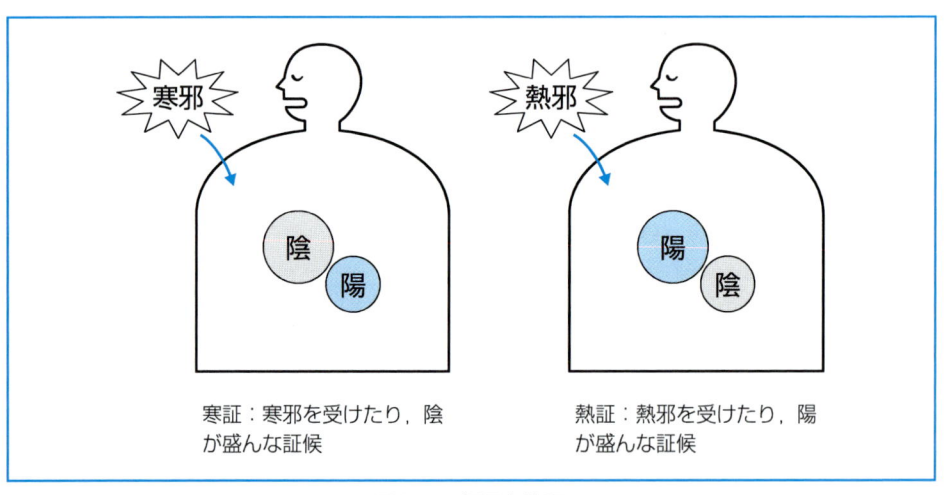

図6-4　寒証と熱証

表6-4　寒証の治則と用薬

寒証	症状	治則	常用生薬	常用処方
実寒証	腹痛，腹部の冷え，嘔吐　下痢，寒け	温裏散寒	附子，肉桂，乾姜	人参湯　当帰四逆散
虚寒証（陽虚証）	四肢の冷え，寒がる　頻尿，食欲不振	温陽益気	人参，白朮，黄耆　鹿茸，肉桂	四逆散　八味地黄丸

表6-5　熱証の治則と用薬

熱証	症状	治則	常用生薬	常用処方
実熱証	熱がる，口渇，多飲便秘，舌質紅，苔黄	清熱	石膏，山梔子，黄連	黄連解毒湯　三黄瀉心湯
虚熱証（陰虚証）	熱感，寝汗，ほてり　口渇，舌質紅絳，苔少	滋陰	麦門冬，沙参，地黄	六味地黄丸　大補陰丸

が赤い，イライラ，尿が濃い，便秘，鼻水や痰が黄色く粘稠，出血傾向などの症状が現れる．

C 虚実と虚証・実証

（1）虚　　実（表6-6）

虚実は，正気と邪気の盛衰の状態をみる綱領である．虚とは正気の虚で，実とは病邪の実である．つまり，人体にとって必要な物質や機能の不足が虚で，不必要で有害なものの存在とその病理的反応が実と考えてよい．

（2）虚証と実証（図6-5）

a. 虚　　証

虚証とは，正気が虚弱なために現れる病理的状態を総称したものである．虚証は，陰液（血・津液・精）の不足，陽気の不足，臓腑のそれぞれ異なった虚損の状態を包括する．先天的な体質虚弱，慢性疾患に伴う体力消耗，過度の疲労，出血，精神的なストレスによる体力消耗などによって引き起こされる．

［臨床所見］

①気・陽を損傷している虚証（気虚・陽虚）の臨床所見

顔色が淡白，精神不振，元気がない，気力がない，疲労感，動悸，息切れ，食欲不振，寒がる，四肢の冷え，自汗（汗をかきやすい）などの症状が現れる．

表6-6　虚　実

	虚	実
機能面	機能の低下	機能の停滞，過亢進
物質面	必要なものが足りない	不必要なものが存在
治療面	補う	瀉す（取り除く）

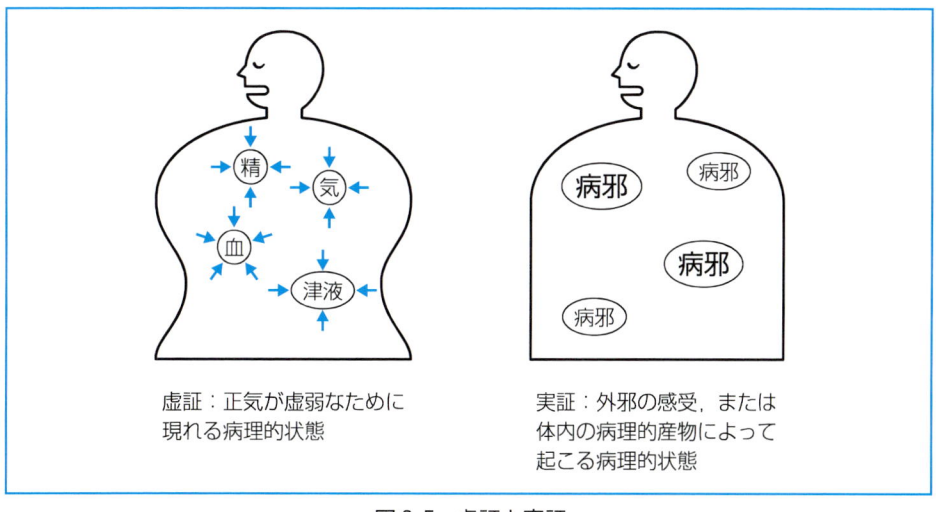

図6-5　虚証と実証

虚証：正気が虚弱なために現れる病理的状態

実証：外邪の感受，または体内の病理的産物によって起こる病理的状態

表 6-7 虚証の治則と用薬

虚証	治則	常用生薬	常用処方
気虚	補気（益気）	人参，黄耆，党参	四君子湯，補中益気湯
陽虚	補陽（温陽，助陽）	附子，肉桂，鹿茸	人参湯，八味地黄丸
血虚	補血（養血）	当帰，熟地黄，何首烏	四物湯，十全大補湯
陰虚	補陰（滋陰，養陰）	麦門冬，玄参，生地黄	六味地黄丸，麦門冬湯

②血・陰を損傷している虚証（血虚・陰虚）の臨床所見

やせる，顔色が悪い，皮膚につやがない，目がかすむ，爪がもろい，四肢のしびれ，筋肉の痙攣，動悸，寝汗，手のひらや足のうらのほてり，潮熱，不眠などの症状が現れる．

［治法］補法（☞ p.110，第 8 章 3. (8)）

［治則と用薬］虚証の主な治則と用薬を表 6-7 に示す．

b. 実　証

実証とは，外邪の感受，または体内の病理的産物（血瘀，痰飲など）によって起こる病理的な状態を総称したものである．外感六淫，飲食不摂生，精神的ストレス，体内の機能失調や機能低下によって生じた病理的産物などによって引き起こされる．

［臨床所見］実証は，感受した外邪の性質や病理的産物の種類によりその臨床所見も異なる．一般的には，身体が熱い，顔色が赤い，お腹が脹れる，腹痛，荒い呼吸，痰が黄色く多い，便秘，尿が出づらい，などで，またひどい場合，意識不明，譫語（うわごと）などの症状が現れる．血瘀証，水湿証，食積証の臨床症状も実証の範囲に属する．

［治法］瀉下法，攻下法（☞ p.108，第 8 章 3. (2)）

［治則と用薬］病邪の性質，部位に基づき治則と用薬を選択する．詳細は血瘀証，水湿証，臓腑弁証などの項で述べる．

D 陰陽と陰証・陽証

（1）陰　陽

陰陽とは，八綱弁証の総綱である．これを診断に応用すると，すべての疾病を病理の性質に基づいて，陰陽に分類し，鑑別することができる．

物質的（形のあるもの），安静的なもの，エネルギー状態の低いものは陰に属し，機能的（形のないもの），活動的なもの，エネルギー状態の高いものは陽に属する．

a. 陰陽調和：健康

人体は気（陽）および血・津液（陰）からなる．気，血，津液が円滑に働くことが陰陽調和であり，健康体を維持する条件である．

b. 陰陽失調：病気

病気は，陽（気），陰（血・津液）のいずれかあるいは複数が機能失調に陥り，陰陽

のバランスが崩れた状態（陰陽失調）である．

　生理的平衡状態（陰陽調和）を撹乱する条件が病因であり，正気と病邪との相対的関係（虚実）が結果として陰陽失調をきたすのである．この場合，病邪の性質が陰であるか，陽であるかによって陰邪・陽邪といわれる．また，引き起こされた証候の性質が陽であるか，陰であるかによって陽証・陰証と呼ばれる．

（2）陰証と陽証（図6-6，表6-8）
a. 陰　証
　陰の属性をもつ証候を陰証という．これには，裏証，寒証，虚証がある．

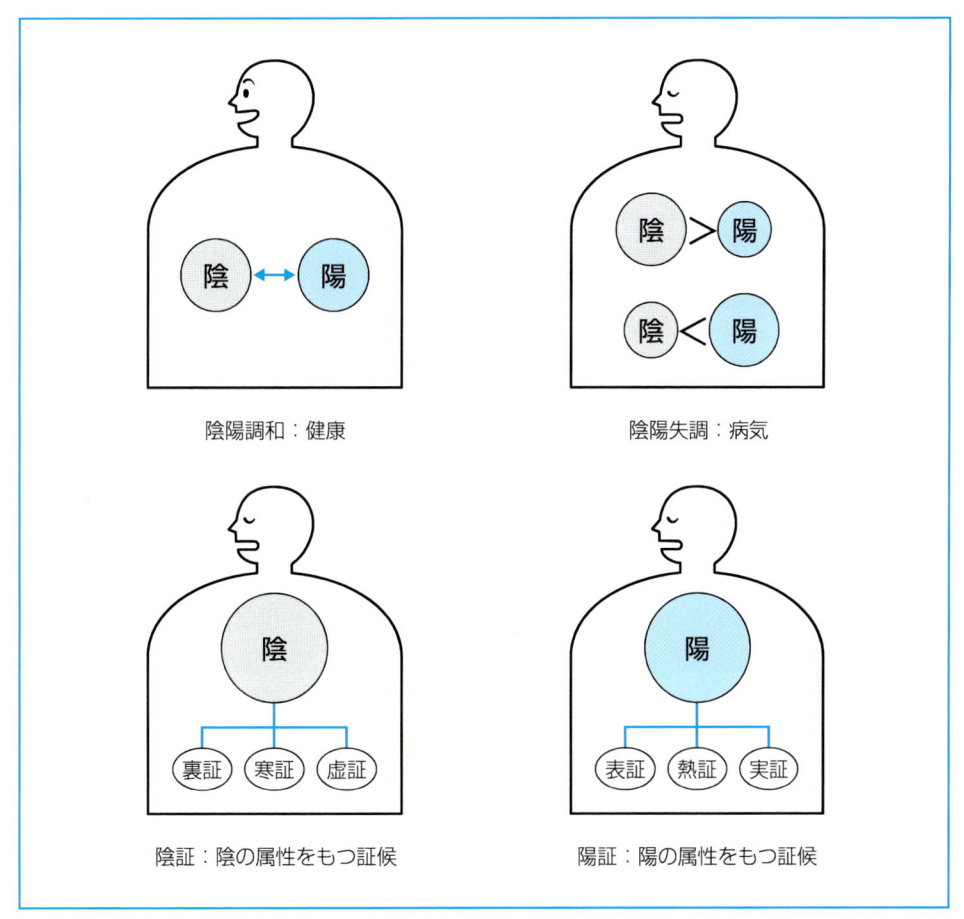

図6-6　陰陽調和，陰陽失調，陰証と陽証

表6-8 陰証と陽証

	精神	顔色	寒熱	大小便	呼吸	口渇	舌質，舌苔
陽証（実熱）	狂躁	赤色	悪熱	便秘 濃い尿	息があらい 声が大きい	口渇 喜冷飲	舌質は紅絳 舌苔は黄色
陰証（虚寒）	不振	蒼白	悪寒 冷え	下痢 薄い尿	息切れ 声が小さい	口渇なし 喜熱食	舌質は淡 舌苔は白

［臨床所見］顔色暗淡，精神不振，声が低い，倦怠無力，呼吸が細い，寒がる，四肢の冷え，食欲不振，口が渇かない，小便は無色，大便は臭くないなどの症状が現れる．
［治則］温陽，補虚，散寒（☞ p.107，表 8-2）
［治法と用薬］臓腑弁証，気血津液弁証，六経弁証に基づき決定する．

b. 陽 証

陽の属性をもつ証候を陽証という．これには，表証，熱証，実証がある．
［臨床所見］顔色が赤い，精神興奮，呼吸があらい，小便が赤い，便秘，譫語（うわごと），発熱，いらいら，口渇などが現れる．
［治則］清瀉実熱
［治法と用薬］臓腑弁証，気血津液弁証，六経弁証に基づき決定する．

3　気血津液弁証

気，血，津液，精（☞ p.25，第 4 章）は，人体を構成する基本要素で，これらによって生命活動および臓腑，経絡，組織，器官の生理的機能が維持される．気血津液弁証は，気，血，津液の失調から，病理変化を見きわめようとする弁証である．

A　気の病証の類型と臨床治療

気の病証には，気の生成不足，機能の低下および気の停滞によって生じる証候がある．一般には四つのタイプに分類する（表 6-9）．

（1）気虚証

気虚証とは，気の量的不足と気の機能低下により起こる証候である．久病（慢性病），過労，高齢，不摂生（少食・偏食）などの原因で気が虚する（不足する）ことによって起こる場合が多い．気の作用の不足による臓腑の機能低下，抵抗力の減退（免疫力低下）などが現れる．
［病因］先天の元気不足（遺伝性），脾胃の運化機能失調による気の生成不足．慢性病，外感六淫，七情内傷などによる気の消耗過多．
［症状］元気がない，無気力，疲労倦怠感，食欲不振，めまい，自汗（汗をかきやすい），活動・疲労により増悪し，休息により緩解するという特徴がある．舌質淡白

表 6-9　気の病証

気虚証	気の量的不足と気の機能低下により生じる証候
気陥証	気の昇降機能の失調により気が下陥して生じる証候
気滞証	気の運行停滞により生じる証候
気逆証	気の昇降機能の失調により気が上逆して生じる証候

(☞ p.96, 表 7-1), 歯痕舌 (舌の縁に歯の痕が見えることをいう. 舌体が一般の人に比べて少し肥大していて歯の縁に圧迫されるためであり, 多くの場合脾が虚になっていることを示す). 脈虚無力.

[治則と用薬] 補気 (気を補う) が治則で, 一般には人参, 黄耆などの生薬を用いる.
[処方] 四君子湯 (人参, 白朮, 茯苓, 甘草, 生姜, 大棗): 益気健脾
　　　六君子湯 (人参, 白朮, 茯苓, 半夏, 陳皮, 甘草, 生姜, 大棗): 補気健脾, 和胃降逆, 理気化痰 (☞ p.107, 表 8-2)

(2) 気陥証

気陥証とは気が虚して, 固摂作用が低下するために, 気が下陥して生じる証候である. 気虚証が進行して生じたり, 過労や出産, 高齢による気の固摂作用が低下して起こる.

[病因] 気虚による気の固摂作用の低下, 脾胃気虚による中気下陥.
[症状] すぐに腹をくだす, 胃下垂, 内臓下垂, 脱肛, 子宮脱出, 汗をかきやすい, 倦怠感, 尿を漏らすなどの症状が現れる. 舌質淡, 歯痕舌. 脈弱.
[治則と用薬] 益気昇提が治則で, 一般には人参, 黄耆, 柴胡, 升麻などを用いる.
[処方] 補中益気湯 (人参, 白朮, 黄耆, 当帰, 陳皮, 大棗, 柴胡, 甘草, 生姜, 升麻): 補中益気, 昇陽挙陥 (☞ p.107, 表 8-2)

(3) 気滞証

気滞証とは, 精神的ストレス, 飲食の不摂生, 病邪の感染 (外感六淫) などにより気の運行が停滞して生じる証候である.

[病因] 精神的ストレス (内傷七情), 外感六淫, 飲食の不摂生.
[症状] 患部の脹り (腹部・胸脇部) があり, ゲップやオナラが出ると楽になる. 疼痛は脹痛で, 場所はよく動き, 脹りや疼痛は精神的な状態で左右される. 憂鬱感, 怒りやすいなどの症状が現れる.
[治法と用薬] 理気, 行気が治則で, 一般には香附子, 厚朴, 木香などを用いる.
[処方] 加味逍遙散 (柴胡, 当帰, 芍薬, 白朮, 茯苓, 山梔子, 牡丹皮, 甘草, 生姜, 薄荷): 疏肝健脾, 和血調経, 瀉火 (☞ p.107, 表 8-2)
　　　半夏厚朴湯 (半夏, 厚朴, 茯苓, 蘇葉, 生姜): 行気解鬱, 降逆化痰

(4) 気逆証

気逆証とは, 飲食の不摂生, 外感六淫や情緒の異常的な変化により, 気の昇降機能が失調し, 気が上逆して生じる証候である. 臨床上には, 肺気上逆, 胃気上逆, 肝気上逆がもっともよくみられる.

[病因] 外感六淫, 情志鬱結, 痰飲, 食積.
[症状]
・肺気上逆 (咳, 喘息: 肺の宣発・粛降機能が失調)

- 胃気上逆（げっぷ，悪心，吐き気，嘔吐：胃の降濁機能が失調）
- 肝気上逆（頭痛，めまい，目が赤い，耳鳴り，難聴：肝の疏泄機能が失調）

［治則と用薬］降気止逆が治則で，一般には厚朴，竜骨，牡蛎，半夏などを用いる．

［処方］麻杏甘石湯（麻黄，杏仁，甘草，石膏）：清肺平喘（☞ p.107，表 8-2）

釣藤散（釣藤鈎，橘皮，半夏，麦門冬，茯苓，人参，防風，菊花，石膏，生姜，甘草）：平肝熄風，清熱化痰（☞ p.107，表 8-2）

竜胆瀉肝湯（地黄，当帰，木通，黄芩，車前子，沢瀉，甘草，山梔子，竜胆）：清泄肝胆湿熱（☞ p.107，表 8-2）

B 血の病証の類型と臨床治療

血の病証には，血の生成不足，機能の低下および偏在によって生じる証候がある．一般には四つのタイプに分類する（表 6-10）．

（1）血虚証

血虚証とは，血の量的不足と，血のもつ滋養（栄養・滋潤）作用の低下により現れる証候である．

［病因］
- 生血不足（食物を食べても脾胃の消化機能が弱いため，栄養が吸収されないときに生じる）
- 血の消耗過多（久病，七情過多による血の消耗，過労などが原因となる）
- 循環不全（血瘀による血の供給不足を生じる）
- 出血過多（出血が多く，一時的に血が十分に補充できないときも血虚証になる）

［症状］血虚証の症状を表 6-11 に示す．

［治則と用薬］補血養血（血を補う）が治則で，一般に当帰，地黄，芍薬，何首烏，阿

表 6-10 血の病証

血虚証	血の量的不足と血の機能低下による状態
血熱証	血に熱邪が侵入し，現れる状態
血寒証	血に寒邪が侵入し，現れる状態
血瘀証（瘀血証）	血の循環の停滞，脈管外への溢血，出血

表 6-11 血虚証の症状

一般症状	顔色が悪い，皮膚や爪につやがなく，爪がもろい，頭がふらつき，目がかすむ，舌質は淡白，脈は細
心血虚	動悸，不眠，不安感，夢をよくみる，健忘
肝血虚	めまい，目がかすむ，目の乾燥感，手足のしびれ，筋の痙攣，月経の遅れ，月経血の過少，無月経

膠などの生薬を用いる．
[処方] 四物湯（当帰，芍薬，地黄，川芎）：補血活血・調経作用（☞ p. 107，表 8-2）
　　　　帰脾湯（黄耆，党参，白朮，当帰，茯神，竜眼肉，酸棗仁，遠志，甘草，木香，大棗，生姜）：補益気血，養心安神（☞ p. 107，表 8-2）

（2）血熱証

血熱証とは，外感熱病で熱邪が血分に侵入する場合，あるいは内傷雑病で血分に熱がある場合に現れる証候で，出血を特徴とする．

[病因] 熱邪を感受し，熱邪が血に侵入する．病邪化熱（時間がたつと熱邪に変わる性質がある）．臓腑の内熱．

[症状]
・熱証［発熱（夜になるとさかんになる），心煩，口や咽喉のかわき，目の充血，脈は数，舌質紅．時に発疹が生じる］
・出血傾向（血熱妄行）［吐血，衄血（鼻出血），皮下出血，喀血，月経過多，血便，血尿．出血の色は鮮紅色である］

[治則と用薬] 清熱，涼血，止血が治則で，一般に黄連，黄芩，黄柏，山梔子，牡丹皮，地黄，赤芍薬，地楡，側柏葉などの生薬を用いる．

[処方] 黄連解毒湯（黄連，黄芩，黄柏，山梔子）：清熱，解毒，止血
　　　　三黄瀉心湯（黄連，黄芩，大黄）：清熱，瀉火，解毒，止血

（3）血寒証

血寒証とは，血に寒邪（陰邪で凝り固まる性質がある）が侵入し，血の凝滞と運行不順が生じ，痛みなどが現れる証候である．婦人に多く，月経，出産と関係する．

[病因] 寒邪が血脈を侵襲すると血流が悪くなる．陽気不足→陰寒内盛→血行障害→血瘀を生じる→痛み（寒痛）．

[症状]
・疼痛（寒冷によって下腹部の冷痛，寒痛を生じる．温めると疼痛が軽減する）
・寒証（四肢の冷え，下腹部の冷えが現れる）
・月経（生理痛，月経が遅れ，月経血が暗淡色で血塊が混じる）

[治則と用薬] 温経散寒が治則で，一般に桂枝，乾姜，生姜，呉茱萸，細辛などの生薬を用いる．

[処方] 温経湯（当帰，芍薬，川芎，党参，阿膠，桂枝，麦門冬，呉茱萸，半夏，生姜，牡丹皮，甘草）：温経散寒，補血調経，化瘀（☞ p. 107，表 8-2）
　　　　当帰四逆湯（当帰，桂枝，芍薬，細辛，甘草，木通，大棗）：温経散寒，養血通脈（☞ p. 107，表 8-2）

表6-12 血瘀証の症状

一般的症状	顔色がどす黒い，皮膚につやがない，色素沈着，肌の荒れ，便秘症，冷え，のぼせ，眼輪部の沈着，口唇や舌が紫色，舌質に瘀斑・瘀点，舌下の脈絡が紫色，脈渋，月経不順，生理痛，月経の遅れ，月経血が暗黒色で凝塊が混じる
局所性の症状	疼痛（固定性・刺痛・夜悪化），圧迫するとさらに痛む 腫塊（しこり，かたまり，腫瘤，子宮筋腫） 出血（皮下出血，紫斑，鼻血，血便，血尿，不正性器出血）
漢方の腹診	臍傍の圧痛，下腹部の抵抗・圧痛

（4）血瘀証（瘀血証）

　血瘀証とは，血が体内で停滞・偏在する状態である．血瘀（中国医学）・瘀血（日本漢方）とは，基本的には血の循環障害を指す．中国医学では狭義には瘀血とは血管にたまって流れにくくなった血や血管外に漏出した血を指す．

　血瘀の状態には二つある．一つは，脈内で血の運行がスムーズにいかず停滞している状態である（血瘀の特徴症状が現れる）．もう一つは脈内から脈外に出て，吸収されないままになる状態である（出血傾向が現れる）．

[病因]
- 気虚（気の推動作用が低下して，血液循環が停滞して，血瘀が起こる）
- 気滞（気滞によって血の運行も悪くなり，血瘀が起こる）
- 血虚（血の不足により血脈中に流れる営気が不足し，血瘀の状態になる）
- 血寒（寒凝）（寒邪が血脈を侵襲すると血を凝滞し，血流が悪くなり，血瘀が起こる）
- 血熱（外感湿熱の邪気に侵襲されたり，臓腑の失調やストレスによって気鬱化火し，血と熱が結び付いて血流が遅くなる場合と，熱邪が血脈に侵入し，血熱となり，血が脈中から脈外に迫って血瘀が起こる）
- 外傷打撲（局部的な血液の運行を阻害し，出血，局部の腫痛，瘢痕が現れる）
- 離経の血（内出血，出産，月経，早流産などが関与している）

　血瘀の成因は心・脾・肝の三つの臓器と関係が深い．この三つの臓腑は血の機能を主る．すなわち心は血の運行を管理する．脾は血を統べ，肝は血を貯蔵する．

[症状] 血瘀症の症状を表6-12に示す．

[治則と用薬] 活血化瘀が治則で，一般に牡丹皮，芍薬，桃仁，紅花，丹参などの生薬を用いる．

[処方] 桂枝茯苓丸（桂枝，茯苓，桃仁，牡丹皮，芍薬）：活血化瘀（☞ p.107，表8-2）
桃核承気湯（桃仁，大黄，芒硝，桂枝，甘草）：清熱瀉下，活血化瘀（☞ p.107，表8-2）

C 津液の病証の類型と臨床治療

　津液とは，生命活動の維持に必要なすべての水液を指す．この津液が不足したものを津液不足証という．また，水液が停滞したものを水湿証という．水湿証のうち，寒性

に傾くものを寒湿証といい，さらに水湿が凝縮したものを痰飲証という．

（1）津液不足証

津液不足証とは，津液が少ない証候である．胃腸虚弱や久病により津液の産生が減少したり，内熱や大汗，嘔吐，下痢などで津液を消耗することが原因となる．

[病因] 熱病の過程，大量の発汗後

[症状] 口渇，多飲，口や唇，のどの乾き，皮膚が乾燥して艶がなくなる，便秘（コロコロとした便），重症では脱水症状を現す．舌質紅，少津，脈細数．

[治則と用薬] 滋陰生津が治則で，一般には玄参，生地黄，麦門冬，阿膠，沙参などを用いる．

[処方] 増液湯（玄参，生地黄，麦門冬）：増液潤燥（☞ p.107，表 8-2）
　　　麦門冬湯（麦門冬，半夏，人参，甘草，粳米，大棗）：滋養肺胃，降逆下気（☞ p.107，表 8-2）
　　　六味地黄丸（地黄，山薬，山茱萸，沢瀉，茯苓，牡丹皮）：滋陰補腎，瀉火（☞ p.107，表 8-2）

（2）水湿証（水毒）

水湿証とは，水液代謝をつかさどる肺・脾・腎の機能失調により水液が停滞して生じる証候である．日本漢方では水毒という．さらに水湿が凝縮したものを痰飲証という．

[病因] 外感六淫，内傷七情，飲食不節，過労などにより，肺の宣発，脾胃の運化，腎の気化作用を失調させ，水液の通行が阻害されて発生する．

[症状] 動悸，立ちくらみ，体の動揺感，からだが重い，手足のむくみ，腹水，眼瞼のむくみ，尿量が少ないあるいは頻尿，残尿感，悪心，嘔吐，下痢，吐き気，全身浮腫などが現れる．

[治則と用薬] 燥湿，化湿，利湿が治則で，一般には茯苓，沢瀉，防已，猪苓などの生薬を用いる．

[処方] 五苓散（沢瀉，蒼朮，桂皮，猪苓，茯苓）：利水化湿，通陽化気（☞ p.107，表 8-2）
　　　苓桂朮甘湯（茯苓，桂皮，白朮，甘草）：温化水飲，健脾利湿（☞ p.107，表 8-2）

（3）痰飲証

水湿の邪が凝固したものを痰飲という．痰飲証は，痰飲が体内に形成されたことが原因で生じる．痰と飲は，ともに水液の代謝障害によって生じるが，濃度や清濁の違いによって両者は区別される（表 6-13）．

[病因] 外感六淫，発汗障害，過労，飲食不摂生などにより，肺の宣発・脾胃の運化作用を失調させ，水湿の邪が体内で長く停滞して，痰飲を生じる．

表 6-13　痰飲証

痰	粘濁	無形の痰，有形の痰［痰核・瘰癧(リンパ腺腫)］
飲	清稀	痰飲（狭義），懸飲，溢飲，支飲

［症状］咳痰，喘鳴（気管のゴロゴロ音），胸が苦しい，手足が重だるい，ぐるぐる回る，めまい，吐き気，喉中の異物感．あるいは頑固なしびれ，重苦しい痛み，あるいは精神，意識障害などを現す．舌苔膩（☞p.96，表7-1）．弦脈（高血圧，肝と胆の疾病および病証，風証，痰飲などにみられる脈象 ☞p.101，表7-2），滑脈（痰飲，食滞，実熱などの証候，脈象 ☞p.101，表7-2）．

［治則と用薬］温化痰飲（寒痰），清熱化痰（熱痰）が治則で，一般には半夏，貝母，桔梗などを用いる．

［処方］苓甘姜味辛夏仁湯（茯苓，甘草，生姜，五味子，細辛，半夏，杏仁）：温肺散飲（p.107，表8-2）

竹筎温胆湯（半夏，柴胡，麦門冬，茯苓，桔梗，枳実，香附子，陳皮，黄連，甘草，生姜，人参，竹筎）：理気化痰，和胃（p.107，表8-2）

4　臓腑弁証

A　臓腑弁証とは

臓腑弁証は，臓腑の生理的・病理的特徴に基づいて，どの臓腑の病変であるのかを弁別するものである．

臓とは，心・肝・脾・肺・腎の五つを指し，五臓と呼ぶ．腑とは，小腸，大腸，膀胱，胆，胃，三焦を指し，六腑と呼ぶ．五臓と六腑を合わせて五臓六腑と呼ぶ．

五臓の主な生理機能は，気，血，津液，精などの栄養物質のエッセンスを生成・貯蔵することである．

六腑の主な生理機能は，水穀（飲食物）を受納し，消化して，栄養分を吸収し，糟粕を排泄することである．

臓と腑の一対の関係は表裏関係という．具体的には，心と小腸，脾と胃，肺と大腸，肝と胆，腎と膀胱，心包と三焦が表裏の関係となる（☞p.40，第4章2.E）．

臓腑には互いに機能上の密接な関係があり，臓腑と組織・器官にも相互に関連があるので，弁証では必ず統一体としての生体全体が現す証候を基礎にし，単一の臓や腑の病気を考えるだけでなく，相互の影響も把握すべきである．それによってはじめて，病変の発生・進行・変化を十分把握でき，正確な治療を行いうる．

B 臓腑の病証と臨床治療

B-1．心と小腸の病証と臨床治療 (表6-14)

心は，人体の生命活動の重要な部分であり，古くより「心為五臓之首」といわれるように，五臓の中で首席に位するほど重要な臓器である．心の機能は現代医学の心血管の機能と精神神経作用を指す狭義の意味と，人間の生命現象に関与し，各内臓器官を総括し，それぞれの臓器を十分にバランスよく働かせる，内臓の司令部といえる広義の意味がある．

心は，「血脈を主る」（心の駆血能），「神（精神・意識）を主る（蔵神）」，新陳代謝の機能を促進するなどの働きがある（☞ p.34，第4章2．B.(1)）．心の病変では心拍動に起因する循環障害や中枢神経系の異常がみられる．

小腸は，胃で消化されたものの，「清濁を分別する（小腸でその精微なる栄養物を吸収し，糟粕を大腸に送っている．水分は大腸を通じて膀胱に送られる）」（☞ p.37，第4章2．C.(2)）．小腸の機能が失調すると，消化吸収に異常をきたすと同時に尿にも影響がある．

心と小腸は密接な関係にあり，心の火熱が小腸へ下注すると，排尿時の灼熱感，小便が赤みを帯びて少なくなるなどの症状が現れる．

心の病気の原因からみると，多くの場合，心および他の臓器の機能が失調して起こったものである．心自身のものとしては，先天的に虚弱，あるいは老化で虚弱，臓器虚弱，思慮が過ぎることにより発生する．

心自身によるものは虚証が多く，他の臓器によるものとして実証または中間のものが多くみられる．

表6-14 心と小腸の病証と臨床治療

	弁証	病因	主症状	治則	代表方剤
虚証	心気虚	先天の虚弱 久病	動悸，息切れ，不安感，顔色蒼白，無気力，自汗	補益心気	四君子湯
	心陽虚	久病，体弱 老人	心気虚の症候以外に四肢の冷え，寒気，冷汗	温通心陽	桂枝人参湯
	心血虚	過労，失血 血の生成不足	寝つきが悪い，多夢，驚きやすい，健忘	補血安神	帰脾湯
	心陰虚	過労傷陰 営血不足	心血虚の症候以外にのぼせ，寝汗，五心煩熱	滋陰安神	甘麦大棗湯
実証	心火亢進	邪熱，痰火	五志化火，不眠，多夢，口渇，口内炎，舌のびらん	清心瀉火	三黄瀉心湯
	心熱下注小腸	心熱下注	心煩，口渇，頻尿，排尿痛，血尿，濃い尿	清心火 利小便	清心蓮子飲

虚 証

（1）心気虚と心陽虚

　　心の機能の低下による病証である．心気・心陽は血液の循環，血脈の温煦を推動しており，精神，意識，思惟活動を正常に保つ．心気・心陽の機能が低下すると，心血の循環と身体の温煦作用に変化が現れやすくなり，心気虚と心陽虚が現れる．両証の程度と臨床所見の相違から，軽症の心気虚と重症の心陽虚に分けられる．臨床では，全身的な衰弱，神経衰弱，狭心症，不整脈，心筋梗塞などで見られる．

[病因]
- 先天的な心気不足，虚弱体質，老人，久病（慢性病など）→心気虚→心陽虚
- 虚弱体質，腎虚（精気不足），肺虚（清気不足），脾虚（穀気不足）→気の生成不足

[症状] 共通の症状として，動悸，元気がない，無気力，胸が重苦しい，脈は細く弱い，不整脈（結代）がある．

①心気虚の場合：顔色が蒼白，疲れやすい，自汗，舌淡

治則：心気を補う．

処方：四君子湯（補気の基本処方，☞ p. 66，気虚証）
　　　炙甘草湯（しゃかんぞうとう）（動悸，息ぎれ，不整脈）

②心陽虚の場合：顔色が暗っぽい，冷や汗，四肢の冷え，舌紫暗，重篤な場合には，意識喪失，大量の冷汗（冷や汗）

治則：心陽を温通する．

処方：桂枝人参湯（けいしにんじんとう）（桂枝・乾姜：温陽，甘草・蒼朮・人参：補気健脾）

（2）心血虚と心陰虚

　　心の滋養の低下による病証である．心血・心陰は，血脈を満たし，心を滋養しており，心陽が亢進しないように制御している．また心神を蔵し，これを安定させる．心血・心陰が不足すると，陰血が陽を制御できなくなり，虚熱内生として現れる．それが神に影響すると心神異常・睡眠障害が起こる．また，心陰虚のために陰液が内守できないと，陰液は外泄して盗汗が起こる．臨床では，栄養不良，貧血症，不眠症，自律神経失調症，甲状腺機能亢進症，不整脈などで見られる．

[病因]
- 血の生成不足（脾の運化失調の原因となる）
- 急性・慢性の出血（出産や慢性子宮出血などの原因となる）
- 情志内傷，心労過度（思慮過度による脾の運化失調あるいは気鬱化火による陰血消耗の原因となる）
- 熱病（熱による津液消耗が心陰虚の原因となる）

[症状] 共通の症状として動悸，不安感，不眠，精神不安定がある．

①心血虚の場合：顔色が悪い，つやがない，めまい，たちくらみ，脈が細い．

治則：補血安神（☞ p. 107, 表 8-2）
処方：帰脾湯（☞ p. 68, 血虚証）
②心陰虚の場合：のぼせ，寝汗，五心煩熱（手足の裏が熱い），口が乾き，脈が細くて数（脈拍数が多い）．
治則：滋陰安神（☞ p. 107, 表 8-2）
処方：甘麦大棗湯（大棗，甘草，小麦）

実 証

（3）心火亢進（上炎）

　心火が上昇（上炎）した病態である．陰血の損傷により心陽を亢進させる．心火が上炎すると心の神明が影響を受け，興奮状態となり，動悸，不安，不眠などの症状が現れる．また，意識不明となることもある．心は舌に開竅しており，心火が経絡により上炎すると口舌のびらん，舌炎部の痛みなどの火による症状が現れる．臨床では，自律神経失調症，口内炎，不眠症，精神病などで見られる．

[病因] 情志内傷（過度の心労），食べ物（辛いもの，脂っこいものや濃厚なもの），暑熱の邪の侵入，煙草や酒の嗜好などにより，長期間にわたって化熱するなどの原因で発生する．

[症状] イライラ落ち着かない，不眠，顔色が赤い，口渇，小便黄色，舌先が赤い，舌の糜爛．

[治則] 清心瀉火（☞ p. 107, 表 8-2）

[処方] 三黄瀉心湯（☞ p. 69, 血熱証）
　　　　黄連解毒湯（☞ p. 69, 血熱証）

（4）心熱下注小腸

[病因] 心熱が小腸に移り，小腸の清濁を分別する機能が失調し，心から降ろした熱が膀胱へ滲注した病態である．臨床では，尿路系の炎症などで見られる．

[症状] 口渇，尿意促進，排尿痛，血尿，濃い尿などの尿路系の炎症症状を呈する．

[治則] 清心火，利小便（☞ p. 107, 表 8-2）

[処方] 導赤散（生地黄，木通，生甘草，竹葉）
　　　　清心蓮子飲（麦門冬，茯苓，黄芩，車前子，人参，黄耆，甘草，蓮肉，地骨皮）

B-2．肺と大腸の病証と臨床治療（表 6-15）

　肺は呼吸機能のほかに，一部分水液を調節する機能ももっている．肺の病変では主に呼吸器系や水液代謝の面の障害が現れる（☞ p. 36, 第 4 章 2. B. (4)）．

　大腸は小腸よりおりてきた食物の中よりその水分を吸収し，その糟粕（不要物）を大便として体外に排出する作用がある（☞ p. 38, 第 4 章 2. C. (3)）．

　肺と大腸は表裏の関係にある．もし，肺に病変が生ずると，大腸の異常を誘発し，し

表 6-15 肺と大腸の病証と臨床治療

弁証		病因	主症状	治則	代表方剤
虚証	肺気虚	慢性の喘息 久病	息切れ，咳，汗をかきやすい， 風邪をひきやすい，寒がる	補肺益気	補中益気湯
	肺陰虚	虚弱体質，過労 外感熱病後期	乾咳，少痰，咽喉の乾き，寝汗， 午後になると熱感，微熱	滋陰潤肺	麦門冬湯
	陰虚燥結	陰液不足	便秘，便が硬い，皮膚の乾燥	潤腸瀉下	潤腸湯
実証	寒邪犯肺	風寒の邪	咳，多量のうすい痰，くしゃみ， 胸が苦しい，鼻水，鼻詰り	宣肺散寒	小青竜湯
	熱邪犯肺	風熱の邪	咳，黄色で粘稠な痰，呼吸困難， 咽喉痛，口渇，熱感	清熱宣肺	麻杏甘石湯
	痰湿阻肺	風寒湿の邪 肺気虚・痰飲	咳，多量の白痰，胸が苦しい， 呼吸困難，喘息，悪心	燥湿化痰	二陳湯 半夏厚朴湯
	実熱燥熱	熱邪傷陰	便秘，腹部膨満，腹痛，口渇	清熱瀉下	承気湯類

ばしば便秘や下痢などの症状が発生する．

虚 証

(1) 肺 気 虚

肺の陽気の不足状態．臨床では，慢性気管支炎，喘息などで見られる．

[病因] 慢性喘息，慢性の咳，慢性病などにより，肺の陽気が消耗されて現れる証候である．

[症状] 息ぎれ，咳，自汗（汗をかきやすい），寒がり，カゼを引きやすい．

[治則] 補益肺気 (☞ p.107，表 8-2)

[処方] 補中益気湯 (☞ p.67，気陥証)

(2) 肺 陰 虚

肺の陰液の不足状態．臨床では，慢性気管支炎，喘息，肺炎などで見られる．

[病因] 慢性病による栄養障害，炎症による津液の消耗，外感熱性病の後期などにより，津液不足をきたして燥証と虚熱の症状が現れる．

[症状] 乾咳，少量の粘痰，痰に血が混じる，口や咽喉が乾燥，寝汗，午後に熱感や微熱．

[治則] 滋陰潤肺，清熱化痰 (☞ p.107，表 8-2)

[処方] 麦門冬湯 (☞ p.71，津液不足証)

(3) 陰虚燥結（陰虚便秘）

陰液不足により大腸伝導が失調したことによる，便秘の状態．臨床では習慣性便秘，産後，慢性病，熱性病の回復期などで見られる．

[病因] 熱邪あるいは元の体質，陰液不足により腸の陰液不足をきたして腸内は乾燥し

便秘となる．
[症状] 便秘，排便してもウサギの糞様のコロコロした便，皮膚乾燥・腹痛．
[治則] 潤腸通便（☞ p. 107, 表 8-2）
[処方] 潤腸湯（麻子仁，大黄，枳実，杏仁，厚朴，地黄，当帰，黄芩，桃仁，甘草）
　　　 麻子仁丸（麻子仁，大黄，枳実，杏仁，厚朴，芍薬）

実　証

（4）寒邪犯肺

　寒邪により肺気の障害が起こり，寒邪が肺に貯留した病態．臨床では，かぜ，肺炎の初期，気管支炎，アレルギー性鼻炎などで見られる．

[病因] 寒邪が肺を侵襲し，肺の宣発・粛降作用の失調をきたして鼻水・咳となる．
[症状] 鼻水，くしゃみ，悪寒，咳，うすい透明な痰，胸が苦しい．
[治則] 宣肺散寒（☞ p. 107, 表 8-2）
[処方] 小青竜湯（半夏，甘草，桂皮，五味子，細辛，芍薬，麻黄，乾姜）

（5）熱邪犯肺

　熱邪により肺気の障害が起こり，熱邪が肺に貯留した病態．臨床では，かぜ，インフルエンザ，咽喉炎，扁桃腺炎，肺炎，気管支炎などで見られる．

[病因] 熱邪が肺を侵襲し，肺の宣発・粛降作用の失調をきたして咳・痰となる．
[症状] 発熱，悪寒，咽喉痛，咳，息があらい，黄色で粘稠な痰，口渇，呼吸困難，尿が濃い．
[治則] 清熱宣肺（☞ p. 107, 表 8-2）
[処方] 麻杏甘石湯（☞ p. 67, 気逆証）

（6）痰湿阻肺

　痰飲・痰湿により肺気の阻害を起こし，痰飲が肺に貯留した病態．臨床では，慢性気管支炎・喘息などで見られる．

[病因] 外感風寒湿の邪，脾虚による痰飲・痰湿などにより肺気を阻害し，痰飲は肺に貯留する．
[症状] 咳・多量のうすい白色痰，喉でゴロゴロと痰の音がする，胸が苦しい，呼吸困難，喘息．
[治則] 燥湿化痰（☞ p. 107, 表 8-2）
[処方] 二陳湯（半夏，茯苓，陳皮，甘草，生姜）
　　　 半夏厚朴湯（☞ p. 67, 気滞証）

（7）実熱燥熱

　熱邪により津液を消耗し，便秘する状態．臨床では，感染性の発熱疾患，腸閉塞，虫

垂炎などで見られる．
[病因] 熱邪，炎症に伴う脱水などにより腸の陰液不足となり便秘となる．
[症状] 便秘，腹部膨満，腹痛，口渇，熱感
[治則] 清熱瀉火（☞ p. 107, 表 8-2）
[処方] 承気湯類：大承気湯（大黄，芒硝，厚朴，枳実）
　　　　　　　　　調胃承気湯（大黄，芒硝，甘草）
　　　　　　　　　大黄牡丹皮湯（大黄，芒硝，桃仁，牡丹皮，冬瓜仁）

B-3. 脾と胃の病証と臨床治療（表 6-16）

脾は運化を主る（☞ p. 35, 第 4 章 2. B.(3)），胃は受納と腐熟を主る（☞ p. 37, 第 4 章 2. C.(1)）といわれ，飲食物の消化・吸収・輸送・排泄に関連し，互いに密接な関係にあり，消化器系の異常・水液代謝の異常を主とする病変を生じる．また，脾は統血を主り，血液が血脈内を順調に流れ，血管から漏れないようにコントロールしている．統血機能が異常になると出血症状が現れる．

虚　証

（1）脾気虚と脾陽虚

脾気不足による吸収・栄養の低下，それにともなう全身の気虚状態．臨床では，慢性胃炎，慢性腸炎，消化管潰瘍，内臓下垂，貧血症などで見られる．

[病因] 飲食の不摂生（生冷物の過食），慢性病，精神的苦痛，疲労などにより脾気虚となり，吸収能力や栄養失調の低下（栄養不良），脾不統血（出血），中気下陥（内臓下垂），水液不運（下痢・浮腫）などを起こす．

[症状] 共通の症状として元気がない，気力がない，疲れやすい，食欲不振がある．

①脾気虚の場合：少食，食べたいと思わない，腹が脹る，下痢
治則：健脾益気（☞ p. 107, 表 8-2）
処方：四君子湯（☞ p. 66, 気虚証）

②脾陽虚の場合：腹が冷え，痛い，温めると軽減する．寒がり，四肢の冷え，水様性下痢
治則：温補脾陽（☞ p. 107, 表 8-2）
処方：人参湯（理中湯）（甘草，蒼朮，人参，乾姜）

（2）中気下陥

脾気虚のため気の固摂作用が低下し下垂症状を呈する状態．臨床では，胃下垂，遊走腎，脱肛，子宮脱などに見られる．

[病因] 疲労，産後，久瀉（慢性下痢）などにより，脾気が虚弱して昇挙無力になる．
[症状] 慢性下痢，胃下垂，遊走腎，脱肛，子宮脱，立ちくらみ，足がだるい．
[治則] 健脾補中（☞ p. 107, 表 8-2）
[処方] 補中益気湯（☞ p. 67, 気陥証）

表 6-16　脾と胃の病証と臨床治療

	弁証	病因	主症状	治則	代表方剤
虚証	脾気虚	疲労，慢性病 飲食の不摂生	食欲不振，少食，腹脹，軟便 気力がない，疲れやすい	健脾益気	四君子湯
	脾陽虚	生冷過食，寒涼薬 過量，脾気虚弱	脾気虚の症候に 寒がる，腹，四肢の冷え	温補脾陽	人参湯
	中気下陥	疲労，産後 久瀉	胃下垂，脱肛，子宮脱，下痢 立ちくらみ，足がだるい	健脾補中	補中益気湯
	脾不統血	脾気虚 固摂作用低下	鼻血，皮下出血，血尿，血便 月経過多，不正性器出血	益気摂血	帰脾湯
	胃陰虚	辛辣物の嗜好 慢性病の消耗	口渇き，胸やけ，食欲不振 上腹部不快感，便秘	滋養胃陰	益胃湯 沙参麦冬湯
	脾胃虚寒	飲食の不摂生 生冷物の嗜好	上腹部の冷痛，寒冷により増強，温めると楽になる	温中補虚	小建中湯 安中散
実証	寒湿困脾	潮湿の環境 生冷物の過食	食欲不振，悪心，上腹部膨満感 身体がだるく重い，腹痛，下痢	健脾化湿	胃苓湯
	脾胃湿熱	美食の摂取過多 湿熱の邪を感受	食欲不振，悪心，口が苦い，下痢 上腹部のつかえや膨満感	清熱利湿	茵蔯蒿湯 茵蔯五苓散
	食滞腸胃	暴飲，暴食 素来脾胃虚弱	悪心，腹部膨満と痛み 腐敗臭のある噯気（しゃっくり），下痢	消食導滞	保和丸
	胃熱 （胃火）	過食 精神的ストレス	上腹部の灼熱感，口臭，口が苦い 口渇，胸やけ，嘔吐，便秘	清胃瀉火	調胃承気湯 清胃散
	胃寒 （寒痛）	寒冷の環境 生冷物の過食	急激な上腹部痛，上腹部冷え 水様物の嘔吐	散寒止痛	良附丸 人参湯

（3）脾不統血

脾気虚のため気の固摂作用が低下し出血症状を呈する状態．臨床では，血小板減少性紫斑病，不正性器出血，痔出血，慢性鼻出血などで見られる．

［病因］肉体疲労，慢性病などにより，脾気が不足して血液を統摂できない状態で，慢性的に反復する出血．

［症状］脾気虚の症状に，出血症状（鼻血，皮下出血，血尿，血便，月経過多，性器出血）．

［治則］益気摂血（☞ p.107，表 8-2）

［処方］帰脾湯（☞ p.68，血虚証）

（4）胃陰虚

胃陰不足による粘膜の萎縮・炎症を呈する状態．臨床では，熱性病回復期，手術後，慢性胃炎，胃潰瘍，神経性胃炎，糖尿病などで見られる．

［病因］辛辣物（刺激強い香辛料）の嗜好，熱性病による脱水（熱邪傷陰），慢性病・老化などにより胃陰を消耗し，受納と降濁が失調した状態となる．

［症状］食欲不振，口渇，胸やけ，上腹部不快感，便秘，尿が濃い．

［治則］滋養胃陰（☞ p.107，表 8-2）

［処方］益胃湯（沙参，麦門冬，地黄，玉竹，氷砂糖）
　　　　沙参麦冬湯（沙参，麦門冬，玉竹，甘草，桑葉，扁豆，天花粉）

（5）脾胃虚寒

寒さによる疼痛を主としたもの．

［病因］飲食の不摂生（生冷物の嗜好），寒邪，陽虚体質（素体陽虚）などにより脾陽を損傷し，温煦作用ができず虚寒の病態となる．

［症状］上腹部の冷えと痛み，寒冷によって増強し，温めると楽になる．顔色が悪い．

［治則］温中補虚（☞ p. 107，表 8-2）

［処方］小建中湯（桂枝湯の芍薬加量＋膠飴）：臨床では，小児虚弱体質，慢性胃腸炎，小児夜尿症・夜なき症に用いる．
　　　　安中散（桂皮，延胡索，牡蛎，茴香，甘草，縮砂，良姜）：臨床では，（裏寒の疼痛）神経性胃炎，慢性胃炎，胃アトニーに用いる．

実　証

（6）寒湿困脾

寒湿の邪によって脾胃の運化機能が阻滞された病態．臨床では，急性カタル性胃腸炎に見られるが，慢性胃腸炎でも生じる．

［病因］潮湿の環境，生冷物の過食，痰湿体質により，寒湿の邪が脾胃の運化機能を阻滞．

［症状］
・寒湿の邪（頭が重い，身体がだるく重い，口が粘る）
・消化障害（食欲不振，悪心，上腹部膨満感，腹痛，下痢）

［治則］健脾化湿（☞ p. 107，表 8-2）

［処方］胃苓湯（五苓散と平胃散の加減方）
　　　　五苓散（☞ p. 71，水湿証）＋平胃散（蒼朮，厚朴，陳皮，大棗，甘草，生姜）

（7）脾胃湿熱

湿熱の邪によって脾胃の運化機能が阻滞された病態．臨床では，急性胃腸炎，肝炎，膵臓炎，胆嚢炎などで見られる．

［病因］美食の摂取過多（甘いもの・油っこいもの食べ過ぎ），酒の飲み過ぎ，湿熱の邪の感受（梅雨，夏場に多い）により湿熱の邪が脾胃に停滞する．

［症状］食欲不振，悪心，口がねばる，苦い，上腹部のつかえや膨満感，下痢か軟便，便がすっきりしない．

［治則］清熱利湿（☞ p. 107，表 8-2）

［処方］茵蔯蒿湯（茵蔯蒿，山梔子，大黄）
　　　　茵蔯五苓散（茵蔯蒿，沢瀉，蒼朮，猪苓，茯苓，桂皮）

（8）食滞腸胃

食物が胃腸に停滞して消化機能が低下した病態．臨床では，急性および慢性消化不良症，急性あるいは慢性胃炎などで見られる．

[病因] 脾胃虚弱，飲食の不摂生（暴飲暴食）により，飲食物が胃に停滞して消化機能が低下し，消化不良となる．

[症状] 急激に生じる食欲不振，悪心，腐敗臭のある噯気（しゃくり）や嘔吐，腹部膨満と痛み，悪臭のある排ガス，下痢あるいは便秘．

[治則] 消食導滞（☞ p.107，表8-2）

[処方] 保和丸（ほわがん）（食積症に用いる．山楂子（さんざし），神麴（しんきく），半夏，茯苓，陳皮，連翹（れんぎょう），莱菔子（らいふくし））

（9）胃熱（胃火）

胃熱によって胃気が下降しない病態．臨床では，胃炎，神経性胃炎，胃十二指腸潰瘍，口内炎，歯根炎などで見られる．

[病因] 刺激物や油っこいものの過食，精神的ストレスなどにより，胃内に熱を生じ，胃火が津液を損傷し，胃気が下降しない状態であり，胃経の歯肉にも影響が及ぶ．

[症状] 上腹部の灼熱性疼痛，口臭，口が苦い，胸やけ，食べると嘔吐する，口渇，冷飲を好む，便秘，歯根出血，歯痛，歯肉の腫脹やびらん．

[治則] 清胃瀉火（☞ p.107，表8-2）

[処方] 調胃承気湯（☞ p.77，実熱燥熱）

清胃散（胃中の積熱に用いる．地黄，当帰，牡丹皮，黄連，升麻）

（10）胃寒（寒痛）

胃の陽気が不足して陰寒が凝滞して胃気が下降しない病態．臨床では，急性胃炎，胃痙攣などで見られる．

[病因] 寒冷の環境，生冷物の過食，外感寒邪などにより，胃の陽気を損傷し，胃に陰寒の邪が凝滞して胃気が下降しない病態となる．

[症状] 急激な上腹部痛が生じ，上腹部の冷え，生唾が多い，水様物の嘔吐，便秘あるいは水様便などが現れる．

[治則] 散寒止痛（☞ p.107，表8-2）

[処方] 人参湯（にんじんとう）（人参，乾姜，蒼朮，甘草）

良附丸（りょうぶがん）[高良姜（温裏），香附子（止痛）各等分，粉末にして服用]（胃寒痛）

B-4．肝と胆の病証と臨床治療 （表6-17）

肝は「疏泄を主る」，つまり精神・情緒の活動を調節する．また，肝は「血を蔵する」，つまり血量を調整する．肝の機能が異常となると情緒の変動，自律神経系の失調，栄養障害，循環障害，目の障害が現れる（☞ p.35，第4章2．B.(2)）．

肝と胆は表裏の関係にある．肝は謀略を主り，胆は決断力を主る．もし胆が衰弱すれ

表6-17　肝と胆の病証と臨床治療

	弁証	病因	主症状	治則	代表方剤
虚証	肝血虚	先天不足，栄養障害，各種出血	皮膚につやがない，爪がもろい めまい，しびれ，痙攣，月経不順	滋補肝血	当帰補血湯 八珍湯
	肝腎陰虚	熱病による陰液の消耗	熱感，ほてり，寝汗，健忘 咽喉の渇き，腰痛，性機能異常	滋補肝腎	杞菊地黄丸
実証あるいは虚実兼証	肝陽上亢	肝腎陰虚	肝腎陰虚の症候に顔面紅潮 頭痛，頭重，眩暈，耳鳴	平肝潜陽	釣藤散
	肝気鬱結	精神的な緊張 情緒の過度変動	憂鬱感，情緒不安定，ため息 胸脇苦満，月経不順，月経痛	疏肝理気	四逆散 加味逍遥散
	肝火上炎	ストレス 情緒の変動	イライラ，怒りっぽい，目の充血 頭痛，口が苦い，口渇，尿が濃い	清肝瀉火	竜胆瀉肝湯
	肝胆湿熱	湿熱の邪を感受 甘い物，酒の過食	胸脇苦満，口が苦い，口渇，悪心 嘔吐，腹部膨満感，黄疸	清熱利湿	茵蔯蒿湯
	肝気犯胃	情緒の過度変動で肝気鬱結	上腹部の膨満感と痛み 悪心，嘔吐	疏肝和胃	左金丸 大柴胡湯
	肝寒犯胃	寒邪が肝を侵襲し，疏泄作用を失調	寒冷による頭痛，冷え，嘔吐 唾やよだれが多い，上腹部痛	温肝散寒	呉茱萸湯
	脾虚肝乗	脾気の虚弱 肝血の不足	食欲不振，腹部膨満感，腹痛 腹鳴，疲れやすい，下痢，便秘	健脾柔肝	桂枝加芍薬湯 痛瀉要方

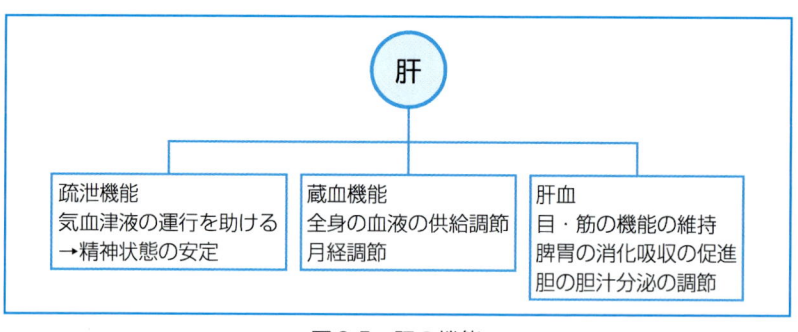

```
                    肝
    ┌───────────────┼───────────────┐
 疏泄機能         蔵血機能          肝血
 気血津液の運行を助ける  全身の血液の供給調節  目・筋の機能の維持
 →精神状態の安定    月経調節         脾胃の消化吸収の促進
                                    胆の胆汁分泌の調節
```

図6-7　肝の機能

ば決断力の低下をきたし，いかなる肝の謀略も実行不能になる（図6-7）．

虚 証

（1）肝血不足（肝血虚）

　肝血が不足する状態である．臨床では，自律神経失調症，栄養不良，月経不順，慢性肝炎，眼科疾患，老人，産後などで見られる．

［病因］先天的な肝血の不足，急性および慢性疾患による消耗・脾胃の運化不足による血の生成不足，各種出血による消耗によって生じる．

［症状］顔色や皮膚の色がつやがない，めまい，多夢，目の乾燥・かすみ，手足のしびれ，筋肉の引きつれ，月経過少，無月経などの症候が現れる．

［治則］滋補肝血（☞ p.107，表8-2）

［処方］四物湯，当帰補血湯（黄耆，当帰），八珍湯（四物湯＋四君子湯＋生姜・大棗）

（2）肝腎陰虚

肝・腎陰の不足した状態．臨床では，性機能異常，更年期障害，不妊症，不育症などで見られる．

[病因] 熱による陰液の消耗で現れる証候である．

[症状] 身体の熱感・手足のほてり，寝汗，健忘（忘れっぽい），咽喉の渇き，腰痛，性機能異常などの症状が現れる．

[治則] 滋補肝腎（☞ p.107，表 8-2）

[処方] 六味地黄丸（☞ p.71，津液不足証）
　　　　杞菊地黄丸（六味地黄丸＋枸杞子，菊花）

実証あるいは虚実兼証

（3）肝陽上亢

[病因] ストレスなどが原因で肝気鬱結，肝火上炎，肝陰損傷となり，陰が陽を抑制できないため起こった証候である．肝腎同源で，肝陰不足は腎陰に及び，腎陰不足は肝陰に波及するために，肝腎陰虚を呈することが多く，肝陽上亢はより顕著になる．臨床では，高血圧症，脳動脈硬化症，慢性肝炎，不眠症などで見られる．

[症状] 顔面紅潮，頭痛，頭重，眩暈，耳鳴，顔面紅潮，目の充血，いらいらする，怒りっぽい，不眠などの症状が現れる．

[治則] 平肝潜陽（☞ p.107，表 8-2）

[処方] 釣藤散（☞ p.67，気逆証）

（4）肝気鬱結

肝の疏泄機能が失調して肝気が鬱滞した状態．臨床では，自律神経失調症，更年期障害，鬱病，神経症，ヒステリー，消化管潰瘍，肝炎，胆嚢炎，胃腸神経症，月経困難症など，多くの疾患に見られる．

[病因] 精神的な緊張・情緒の過度変動などによって生じる証候である．

[症状] 憂鬱感，情緒不安定，ため息，胸脇苦満，食欲不振，排便してもすっきりしない，女性の場合には月経不順・月経痛などの症状が現れる．

[治則] 疏肝理気（☞ p.107，表 8-2）

[処方] 四逆散（柴胡，芍薬，枳実，甘草）
　　　　加味逍遙散（☞ p.67，気滞証）

（5）肝火上炎

肝火とは，肝の機能亢進によって出現する熱象や衝逆（下から上のほうへつきあげてくるような症状）の症状を指す．肝炎上炎は，肝火の病証中で上部に現れた熱象あるいは上衝性をもつものを指す．たとえば，頭痛，眩暈，耳鳴，目赤，怒りっぽいなどである．臨床では，自律神経失調症，高血圧症，神経症，結膜炎，頭痛症，肝炎，胆嚢炎な

どで見られる．

[病因] ストレス・情緒の過度変動のため肝の陽気の過亢進によるもので，虚証の証候が見られないのが特徴である．

[症状] いらいら，怒りっぽい，目の充血，頭痛，口が苦い，口渇，尿が濃いなどの症状が現れ，血熱による鼻血などの出血症状が現れる場合もある．

[治則] 清肝瀉火（☞ p.107，表 8-2）

[処方] 竜胆瀉肝湯（☞ p.67，気逆証）

（6）肝胆湿熱

[病因] 湿熱の邪を感受し（夏・秋が多い），甘い物や酒の過食（湿熱を生じやすい）によって肝胆に湿熱が鬱結，肝胆の疏泄作用が障害された病態である．臨床では，急性肝炎，胆嚢炎，胆石症，膵臓炎，胃炎，腸炎などに見られる．

[症状] 胸脇苦満，口が苦い，口渇，悪心，嘔吐，腹部膨満感，尿量減少，黄疸，陰嚢湿疹，排尿痛，おりもの（帯下），外陰部瘙痒感などの症状が現れる．

[治則] 清熱利湿（☞ p.107，表 8-2）

[処方] 茵蔯蒿湯（☞ p.80，脾胃湿熱）
　　　　竜胆瀉肝湯（☞ p.67，気逆証）

（7）肝気犯胃

[病因] 情緒の過度変動で肝気が鬱結し，胃に侵襲した病態である．臨床では，神経性胃炎，慢性胃炎，胃潰瘍，胆嚢炎などに見られる．

[症状] 上腹部の膨満感と痛み，悪心，嘔吐，しゃっくりなどの症状が現れる．

[治則] 疏肝和胃（☞ p.107，表 8-2）

[処方] 左金丸（黄連，呉茱萸）
　　　　大柴胡湯（柴胡，半夏，芍薬，黄芩，大棗，枳実，生姜，大黄）

（8）肝寒犯胃

[病因] 寒邪が肝を侵し，疏泄作用を失調させ，胃に侵襲する病態である．臨床では，神経性胃炎，慢性胃炎などに見られる．

[症状] 寒冷による頭痛，冷え，嘔吐，唾やよだれが多い，上腹部痛などを呈する．

[治則] 温肝散寒（☞ p.107，表 8-2）

[処方] 呉茱萸湯（呉茱萸，人参，大棗，生姜）

（9）脾虚肝乗

[病因] 元来，脾気が虚弱で運化が十分でなく，肝へ陰血供給が不足して，肝血が虚し，肝気を抑制することができないため，肝気が脾の虚に乗じて，運化を失調させる病態である．臨床では，過敏性腸症候群，潰瘍性大腸炎などに見られる．

[症状] 食欲不振，腹部膨満感，腹痛，腹鳴，下痢，便秘などが現れる．
[治則] 健脾柔肝（☞ p. 107，表 8-2）
[処方] 桂枝加芍薬湯（けいしかしゃくやくとう）（桂枝湯の芍薬を倍にする）
痛瀉要方（つうしゃようほう）（白朮芍薬散：白朮，芍薬，陳皮，防風）

B-5．腎と膀胱の病証と臨床治療 （表 6-18）

腎は「精を蔵する」「水液代謝を主る」「骨を主り髄を生じる」「生長・発育を主る」などの役割がある．腎の病証では身体や知能の生長発育および維持の面の異常，泌尿・生殖器系の異常，水液代謝の障害・内分泌系の異常などが生じる（☞ p. 36，第 4 章 2. B.(5)）．

膀胱は腎の気化を受けて尿の貯留と排泄を行う（☞ p. 38，第 4 章 2. C.(5)）．

腎と膀胱は表裏の関係にある．腎気が充足すれば，膀胱はよく機能し，不足すれば機能は低下して，尿の停滞，尿失禁などが起こる．

虚 証

（1）腎精不足（腎虚）

[病因] 先天性の虚弱，慢性病により消耗，肉体疲労，老化，性生活の不節制などで発生する．臨床では，甲状腺機能低下症，糖尿病，老人性痴呆症などで見られる．
[症状] 発育・成長が悪い，めまい，耳鳴，知能減退，健忘，脱毛，性機能の減退，脱毛，白髪，足腰がだるい，痩せ，遺精，女性の場合には月経過少，無月経，不妊症などが現れる．
[治則] 補腎益精（☞ p. 107，表 8-2）
[処方] 六味地黄丸（☞ p. 71，津液不足証）

表 6-18 腎と膀胱の病証と臨床治療

	弁証	病因	主症状	治則	代表方剤
虚証	腎精不足	先天不足，久病 肉体疲労，老化	眩暈，耳鳴，知能減退，健忘 脱毛，発育が遅い，無月経，不妊 性機能の減退，早期に老化現象	補腎益精	六味地黄丸
	腎陽虚	虚弱体質，過労 老化，久病	手足腰の冷え，顔色蒼白 頻尿，インポテンツ，腰痛	温補腎陽	八味地黄丸
	腎虚水泛	腎陽不足による 水液代謝の失調	足腰が冷えてだるい，むくみ 尿量減少，動悸，喘息	温陽利水	真武湯 牛車腎気丸
	腎陰虚 （腎水不足）	消耗過多(房労) 久病	眩暈，寝汗，痩せ，足腰がだるい 咽の渇き，手足の裏のほてり 遺精，月経過少，閉経	滋補腎陰	大補陰丸 知柏地黄丸
	腎不納気	先天性，久病 老化	呼吸困難，息切れ，呼多吸少 動くと増悪，喘息，自汗	補腎納気	麦味地黄丸
実証	膀胱湿熱	湿熱の邪により 膀胱の気化障害	排尿痛，残尿感，排尿困難 頻尿，尿の混濁，血尿，発熱 腰痛，小腹脹痛	清熱利湿	猪苓湯

知柏地黄丸（六味地黄丸＋知母・黄柏）

（2）腎陽虚

[病因] 先天的な虚弱体質，過労，老化，慢性病による腎陽の消耗などで発生する．臨床では，老化，甲状腺機能低下症，慢性腎炎，ネフローゼ症候群などに見られる．

[症状] 手足・腰の冷え，腰痛，顔色蒼白，頻尿，インポテンツ

[治則] 温補腎陽（☞ p.107，表 8-2）

[処方] 八味地黄丸（六味地黄丸＋附子・肉桂）

（3）腎虚水泛

腎陽不足による水液代謝の失調が現れた病態である．臨床では，心臓性浮腫，ネフローゼ症候群，慢性腎炎などに見られる．

[症状] 全身浮腫で，下半身にとくに顕著である．足腰が冷えてだるい，痛み，尿量減少，動悸，喘息．

[治則] 温陽利水（☞ p.107，表 8-2）

[処方] 真武湯（附子，生姜，白朮，茯苓，芍薬）
　　　　牛車腎気丸（八味地黄丸＋牛膝，車前子）

（4）腎陰虚（腎水不足）

[病因] 慢性病による消耗，性生活の不節制，多量発汗や出血，あるいは下痢などによる陰液の消耗・精神的ストレスによる消耗などによって生じる病態である．腎虚の症候以外に，陰液不足による陽気の相対的亢進による熱証（虚熱）を呈する．臨床では，甲状腺機能亢進症，高血圧症，慢性肝炎，慢性腎炎，糖尿病などに見られる．

[症状] 眩暈，寝汗，足腰がだるい，遺精，痩せ，喉が渇く，手足の裏のほてり，盗汗（寝汗），月経過少，閉経

[治則] 滋補腎陰（☞ p.107，表 8-2）

[処方] 大補陰丸（黄柏，知母，地黄，亀板）
　　　　知柏地黄丸（☞ p.85，腎精不足）

（5）腎不納気

[病因] 先天性，久病，老化により腎精が不足し，腎気の「納気を主る」機能が低下し，肺と腎がともに行う呼吸機能が障害された病態である．臨床では，肺気腫，喘息，心不全などで見られる．

[症状] 呼吸困難，息切れ，呼多吸少，呼吸が浅くて空気が足りないように感じ，息を深く吸いこむことができず，動くと増悪，喘息，自汗などの症候が見られる．

[治則] 補腎納気（☞ p.107，表 8-2）

[処方] 麦味地黄丸（六味地黄丸＋五味子，麦門冬）

実 証

（6）膀胱湿熱

[病因] 湿熱の邪により膀胱の気化作用が障害された病態である．炎症や結石症による排尿障害に相当する．臨床では，膀胱炎，尿道炎，尿路結石などに見られる．

[症状] 排尿痛，残尿感，排尿困難，頻尿，尿の混濁，血尿，発熱，腰痛，小腹脹痛などで，ときに血尿や結石排出がみられ，腰痛を伴うことがある．

[治則] 清熱利湿（☞ p.107，表8-2）

[処方] 猪苓湯（沢瀉，猪苓，茯苓，阿膠，滑石）

C 臓腑兼病の病証と臨床治療 （表6-19）

臓と臓あるいは臓と腑の間には，生理上，密接な関係があるため，病理においても相互に影響しあうことが多い．臓と腑が表裏関係の病変があるが，そのほかには，臓腑兼病の病変もある．

（1）心腎不交

[病因] 生理的には，心陽は腎に下降して腎水を温めており，また，腎陰（水）は上に作用して，心火が亢進し過ぎないように，心火を養っている．しかし慢性病，労倦（肉体的過労），性生活の不節制などにより，腎水が不足したために，心火が亢進したり，あるいは思慮過度により心火が上部で亢進したために，下にある腎と相交できなくなって，心腎不交の病態になる．

[症状] 動悸，不眠，健忘，耳鳴，口渇，腰がだるい，遺精，五心煩熱（手足の裏が熱

表6-19 臓腑兼病の病証と臨床治療

弁証	病因	主症状	治則	代表方剤
心腎不交	久病，労倦 性生活の不節制	動悸，不眠，健忘，耳鳴，口渇，腰がだるい，遺精，五心煩熱	補益心脾	黄連阿膠湯
心脾両虚	思慮過度，飲食の不節制，慢性出血	不眠，健忘，食欲不振，腹脹，軟便 倦怠感，皮下出血，月経量少	温補腎陽	帰脾湯
心腎陽虚	陰寒内盛，血行障害，水液停留	寒がり，四肢が冷える，動悸 小便不利，むくみ	温補心腎	真武湯
脾腎陽虚	陰寒内盛，運化機能の失調，水液代謝の障害	寒がり，腰および少腹部の冷痛 四肢の冷え，下痢，浮腫，尿が出づらい	温補脾腎	四神丸
肝腎陰虚	陰液不足 陽亢	めまい，健忘，耳鳴，口渇，寝汗 遺精，腰がだるい，月経量少	滋補肝腎	杞菊地黄丸
肝脾不和	情緒の過度変動 脾気の虚弱	胸脇苦満，よくため息をつく 精神抑鬱，腹脹，軟便，腸鳴，腹痛	疏肝健脾	痛瀉要方
肝胃不和	情緒の因素 飲食の不摂生	胸脇・胃部の脹満，吐き気，胸やけ イライラ，怒りっぽい	疏肝和胃	柴胡疏肝散

くほてる)．

［治則］滋陰降火（☞ p.107，表8-2）
［処方］黄連阿膠湯（黄連，阿膠，芍薬，黄芩，鶏子黄）

（2）心脾両虚

［病因］病後の養生が悪かったり，慢性出血，あるいは思慮過度，飲食の不摂生などにより，心血・脾気の損傷を引き起こして発病するものが多い．
［症状］動悸，不眠，健忘（心血不足），食欲不振，腹脹，軟便，倦怠感，皮下出血，月経量が少ない．
［治則］補益心脾（☞ p.107，表8-2）
［処方］帰脾湯（☞ p.68，血虚証）

（3）心腎陽虚

［病因］心腎の陽は相互に協調して，臓腑の温煦，血脈の運行，津液の気化を行っている．心腎の陽気が虚損になると，陰寒内盛，血行障害，水液停留などの病変が起こりやすい．
［症状］寒がり，四肢が冷える，動悸，小便不利，むくみ
［治則］温補心腎（☞ p.107，表8-2）
［処方］真武湯（☞ p.86，腎虚水泛）

（4）脾腎陽虚

［病因］脾は後天の本（水穀の精微）であり，腎は先天の本（先天の精気）である．脾腎の陽気は相互に助け合って体や四肢の温煦・水穀の運化などを行う．脾腎の陽気が虚となると，陰寒内盛・運化機能の失調・水液代謝の障害などの病証が起こりやすい．
［症状］寒がり，四肢の冷え，腰および少腹部の冷痛，下痢（五更瀉：五更は夜明け前に相当する．天の気においては陰気が最盛になり陽気がだんだん出る時期にみられる下痢），浮腫，小便が出にくい．
［治則］温補脾腎（☞ p.107，表8-2）
［処方］四神丸（肉豆蔲，補骨脂，五味子，呉茱萸）

（5）肝脾不和

［病因］肝は疏泄を主り，脾は運化を主る．協調して，気の運行はスムーズに行われるが，情緒の過度変動および脾気の虚弱により両方の機能が異常を起こすと肝脾不和となる．
［症状］胸脇苦満，よくため息をつく，精神抑鬱，腹脹，軟便，腸鳴，腹痛
［治則］疏肝健脾（☞ p.107，表8-2）
［処方］痛瀉要方（☞ p.84，脾虚肝乗）

（6）肝胃不和

[病因] 肝は疏泄を主り，胃は受納を主る．協調すれば，消化吸収がうまくいく．情緒因子，飲食の不摂生による肝気が鬱滞し，胃に影響して肝胃不和となる．

[症状] 胸脇と胃部の脹満，吐き気，胸やけ，いらいら，怒りっぽい．

[治則] 疏肝和胃（☞ p.107，表8-2）

[処方] 柴胡疏肝散（柴胡，陳皮，川芎，香附子，枳実，芍薬，甘草）

5　六経弁証

A　六経と六経病

六経の言葉は『黄帝内経』を起源としており，『傷寒論』によって新しい内容が付け加えられ，弁証論治の大綱となっている．『傷寒論』の主な内容は六経弁証である．

六経弁証は，漢代・張仲景が著書の『傷寒論』で提示した弁証方法であり，傷寒を論治するための弁証方法である（☞ p.6，第2章D）．六経とは，太陽，少陽，陽明，太陰，少陰，厥陰のことをいう．

六経弁証では，外感熱病（六淫・疫気の侵入によって発生し，正気と邪気相争に基づく発熱が主体の疾患）進展の過程中に現れる各種の症候を分析し，経絡，臓腑，気血および八綱と結びつけたうえで，太陽病，少陽病，陽明病，太陰病，少陰病，厥陰病という病証に分類し，各状態の病理，臨床症候，病変の部位，病変の性質，邪正の盛衰，病勢の趨向，伝変および治療方法，主な処方を示し，かつ各病証間の伝変，兼証，変証などを詳細に述べている．また，人体の抵抗力の強弱，病気の発展の勢いと傾向を根拠に分析し，総合して変化の規則を見つけ出し，症候を帰納し，論治の基礎とする．

● 伝　変

　　伝は伝経（後述）であり，病状の発展が一定の規則に従っていることで，たとえば太陽が陽明に伝わり，また小陽に伝わるようなことである．変は変化であり，病状の変化が規律に従わないことで，たとえば陽証が陰証に転変したり，寒熱が錯雑（入り混じっている）した証候に転変することである．

● 兼　証

　　兼ね挟む病証のこと．病部を感受しその応ずるところの証候を考えて主次に分け，次のものを兼とする．たとえば太陽陽明兼証など．

● 変　証

　　変則的な病証．治療上の錯誤あるいは正気不足，調整の失敗などの原因により，疾病が実より虚に転じたり，簡単なものから複雑なものへと病状が転じることである．

六経弁証は，四診，八綱を分析し，脈，証を主体として，疾病の性質によって六経の

病証を陰陽に大別することができ，太陽病，少陽病，陽明病を三陽病，太陰病，少陰病，厥陰病を三陰病という．三陽病の特徴は，発病過程が比較的短く，正気はまだ衰弱しておらず，症状の現れ方が興奮性であることである．三陰病の特徴は，正気がすでに衰退傾向にあり，症状はすべて抑制的な現象として現れることである．

太陽病は，表証（表寒），少陽病は，半表半裏証，陽明病は，裏証（裏熱）であり，三陰病はすべて裏証である．

邪正の関係では，三陽病は正盛邪実が主体で実証・熱証が多く，三陰病は正虚が主体で寒証・虚証が多い．治療上は，三陽病には去邪を，三陰病には扶正を主体にする．

B 六経病の病証と治療（表6-20）

六経病の発生は，すべて邪の侵害，正邪の闘いの結果である．

邪（邪気）とは，致病する外感六淫の邪であり，その中でも，とくに風と寒の邪である．

正（正気）は，人体の邪気に抵抗し，回復させる機能である．正気の強弱は，邪気を受けた後，発病するか否か，および病気の軽重を決める第一条件である．

一般的な場合，正気が旺盛で，抵抗力の強い人なら，外邪に侵害されても発病しない．あるいは，発病しても病状は軽い．もし，治療が早ければ，三陽の表証は三陰に発展することがない．逆に，もし正気がもともと弱く，外邪に侵害されたら，容易に発病し，また，三陽から三陰に変化しやすい．あるいは，病気の初期から虚寒の証になり，病状の発展もひどい（図6-8）．

表6-20 六経病の病証と治療

病証			症状	治則	方剤
太陽病（表証，熱証）	表証	太陽傷寒証	頭項強痛，発熱，悪寒，無汗	辛温解表	麻黄湯
		太陽中風証	発熱，悪風，汗出	辛温解肌	桂枝湯
	腑証	蓄水証	発熱，口渇，多飲，尿量減少，飲むとすぐに吐く	通陽利水	五苓散
		蓄血証	発熱，下腹部の硬満，狂躁状態	瀉熱逐瘀	桃核承気湯
少陽病（半表半裏，熱証）			往来寒熱，胸脇苦満，口が苦い，口乾，嘔吐	和解少陽	小柴胡湯
陽明病（胃家実，実熱証）	陽明経証		悪熱，高熱，大汗出，口渇，多飲	清熱瀉火	白虎湯
	陽明腑証		高熱，悪熱，腹部膨満感，腹痛拒按，便秘，意識障害，うわ言	通裏攻下	承気湯類
太陰病（裏虚寒証，裏証）			腹部膨満感，腹痛，食欲不振，嘔吐，下痢，口不渇	温中散寒	人参湯
少陰病（陽虚，裏寒虚衰，裏証）			元気がない，うとうとする，寒がる，四肢の冷え，横になりたがる，尿量過多，下痢	温陽散寒	四逆散
厥陰病（寒熱錯雑，裏証）			消渇（激しい口渇），胸中の熱感，胸があつ苦しい，飢餓感があるが食べたくない，下肢の冷え（上熱下寒）	温清併用	烏梅丸

図 6-8 三陽病と三陰病

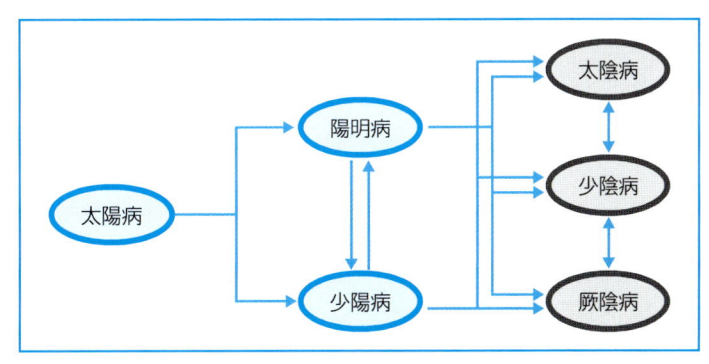

図 6-9 六経病の伝経

C 六経病の伝経 (図6-9)

通常，寒邪による外感熱病は，太陽病として発症し，次第に他の病証に移行する．これを伝経という．一般的な伝経は図6-9に示すようである．三陽病では伝経はほぼ決まっているが，三陰病には決まった伝経はない．

ただし，人体の正気の強弱・病邪の勢いなどの関係によって，六経の伝経はさまざまな順序をとることがあり，同時に数経の症候が現れることもある．三陽病のうちの二つの病証が同時にみられることもある．

二つの病証が同時に生じながら別の部位での症候が主体になる病態を合病という．二つの病証が同時に生じたのちいずれか一方の病証へ併帰する状況を併病と称し，三陽病のいずれかと三陰病のいずれかの病証が同時に見られることを双感，両感という．

陽明病・少陽病は普通は太陽病から伝変してくるが，はじめから陽明病・少陽病として発病することもあり，本経自病（自発）と呼ぶ．同様に，最初から三陰病が発症することもあり，直中という．

病証の伝変が，表から裏へ，陽病から陰病へと移行するのは，病変が悪化進行しつつあるか，正気が衰弱しつつあることを示す．逆に裏から表へ陰病から陽病へ移行するのは病変が好転するか，正気が回復しつつあることを示す．

合病：二経あるいは三経の病証が同時に現れる．たとえば，頭痛，悪寒，発熱の太陽

病証と，胸脇苦満，口苦，咽乾などの少陽病証が同時に出現する．「太陽少陽の合病」といわれている．

　併病：一経の病証が取り除かれないうちに，他経の病証が現れる．たとえば，太陽病であったものに口渇，多汗，脈大が出現する場合は，病部はすでに太陽経から陽明経に伝入し，なお表証が解しきっていない現れであり，「太陽陽明の併病」といわれている．

　伝経：一経の病証から他経の病証へと，病証の伝変（☞ p.89，本章5. A）が見られる．たとえば，太陽病から陽明病に伝変．

　直中：病邪が直接三陰経に侵入するため，発病当初から三陰経の病証が現れる．

第7章
中国医学の診察法

　中国医学の診察法には，望診，聞診，問診，切診がある．これを四診法（ししんほう）という．四診法は，疾病を診察する基本的な方法である（図7-1）．

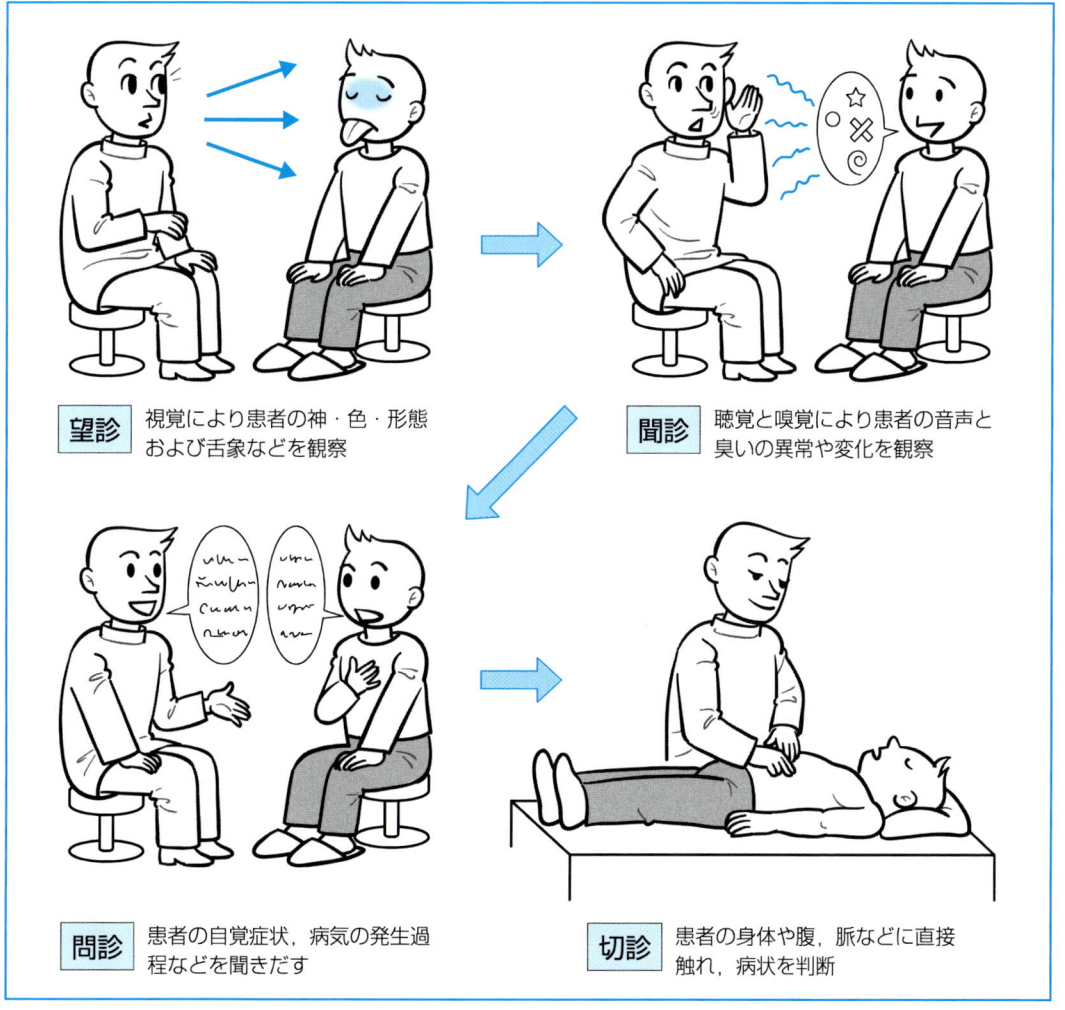

望診	視覚により患者の神・色・形態および舌象などを観察
聞診	聴覚と嗅覚により患者の音声と臭いの異常や変化を観察
問診	患者の自覚症状，病気の発生過程などを聞きだす
切診	患者の身体や腹，脈などに直接触れ，病状を判断

図7-1　四　診

1 望　診

　望診とは，視覚を運用して，患者の全身の状況や顔色，舌象（☞ p.96，表7-1），大小便などの局部状況を観察することで，内臓の病変を推測し，疾病の状況を判断する診察法である．

　望診の内容は総合望診（全身をみる：患者の精神や意識の状態，動作，体格，姿勢など）と局部望診（局部をみる：顔色，五官，四肢，皮膚，舌象など）がある．

（1）望神色（神色を観察する）

　神とは表情，態度，知覚，運動などの生命の現象を主るものである．神は生命の活動現象の総称で，内臓機能の反応である．診断するとき，眼，脈象などの生理機能の正常な反映に対しては，みな"神"があるという．色とは，主に顔色やつやのことで，望色は顔の皮膚の色の変化を観察して病状を知る方法である．望神色は，病状の軽重・予後を判断するうえで大きな意義がある．

a. 望　神

　望神（神とは精神・意識状態のこと）では，表情，形態，言語，意識などの精神活動を観察する．一般に神の状態を，得神，失神，仮神の三つの状態に分ける．望神から正気の盛衰，疾病の軽重や予後を判断することができる．

①得　神

　精気が充足した状態である．意識清明で，目が輝き，言語が明晰で，表情は豊かで自然で，皮膚や筋肉が充実している．これは，正気の損傷がなく，臓腑の機能にも衰えがなく，病状が軽く，予後が良好であることを示す．

②失　神

　精気が損傷を受け，衰退した状態である．顔色が悪く，目に輝きがなく，意識障害などが見られる．これは，臓腑機能がすでに衰退した状態で，病状が重く，予後も不良である．

③仮　神

　全体の病状の流れとは一致しない，突然の変化が生じた場合で，病状が急変した悪化の証候である．陰陽が離絶しようとする危候であり，重篤な段階にあって一時的に神気が改善することで，注意を要する．もともと声に力がなく，意識障害になったのに，突然に意識が好転して大声を出す，また食欲がないものが急によく食べるようになったりする．この状態は回光反照とも呼ばれ，死亡する前兆である．

b. 望　色

　望色では，顔色や皮膚などの色とつや・潤いを観察する．青・赤・黄・白・黒の五色の変化を観察することによって疾病の性質を判断する．五色診とも呼ばれる．

　健康人の顔色は，微黄でやや紅色を帯び（人種・体質などによって異なる），潤いと

つやがある．
　病色は，病変時の顔色であり，五色の主病は以下のようである．
　青色：寒証，痛証，血瘀，驚風を示す．
　白色：虚証，寒証，失血を示す．
　黄色：虚証，湿証を示す．
　赤色：熱証を示す．
　黒色：腎虚，水飲，血瘀を示す．

（2）望形態（形態の望診）

　望形態は，病人の体つきの強弱，肥満や痩せ，動きの状態を観察する．
　痩せ：陰虚や血虚で物質が不足した状態を反映する．
　肥満：食，痰，湿，熱の過剰な状態を反映する．

（3）望皮膚（皮膚の望診）

　望皮膚は，皮膚の色沢，発疹，皮下出血，黄疸，むくみなどを観察する．
　浮腫：水湿，陽虚を示す．
　カサカサした状態：血虚，陰虚，血瘀を示す．
　斑疹：熱邪が血分に侵入した場合を示す．
　できもの：熱邪，湿邪，痰飲，血瘀によるにきび，イボなどを示す．

（4）望舌（舌診）

　望舌（舌診）は，舌態，舌苔，舌質を観察する．

a．舌の部分と臓腑の関係（図7-2）

　中国医学に特徴的な舌診では，舌を診ることで内臓の状態を知ることができると考え

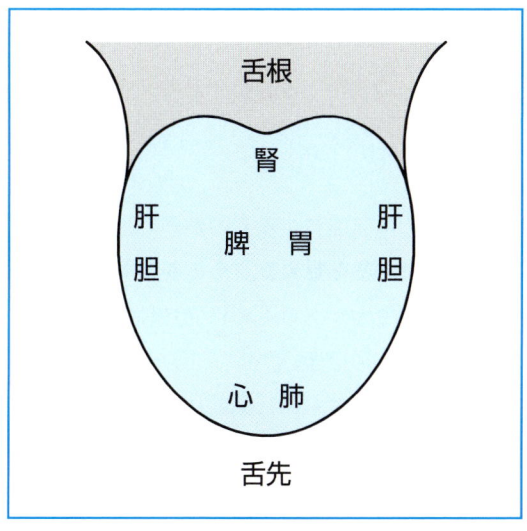

図7-2　舌の部分と臓腑の関係

表7-1 舌 診

舌態		舌質		舌苔			
状態	主証	状態	主証	苔質	主証	苔色	主証
胖大舌 痩薄舌	陽虚，水湿，痰飲 陰虚	淡白舌 紅舌	気血両虚 熱盛，湿熱，気陰両傷	苔薄 苔厚	表証，虚証 裏証	白苔 黄苔	寒証，表証 熱証，裏証
裂紋舌	陰虚，気血両虚	絳舌	胃腸熱結，熱入血分	苔潤	津液未傷，寒証	灰苔	痰湿，陰虚火旺
歯痕舌	脾虚，水湿	青紫舌	寒盛，気血凝滞	苔燥	津液損傷，熱証	黒苔	陽虚寒盛，熱極津枯，重病
芒刺	胃腸燥熱，肝胆火盛，心火盛			腐膩	湿濁，痰飲，食積		
舌下脈絡	血瘀			剝苔	地図状，熱病傷陰，虫積		
強硬 痿軟	外感熱病，中風 気血両傷			苔滑	湿病		
顫動	熱極生風，虚風内動						
歪斜	中風前兆						

られている．舌は舌質と舌苔に分けて診断されるが，舌質は肉質部分，舌苔は糸状乳頭に付着する苔状物である．一般に舌の先（舌尖）が心・肺，舌の両側（舌辺）が肝・胆，舌の中央（舌中）が脾・胃，舌のつけ根（舌根）は腎とする五臓分画法が用いられている．舌診を通じて臓腑の盛衰や邪正相争の状況を知ることができる．

舌診では，舌態・舌質・舌苔に分けて観察する．舌質では色・形・態を，舌苔では苔質・苔色を観察する（表 7-1）．

2 聞 診

聞診とは，聴覚と嗅覚による診察である．音声を聞き，体臭や排泄物の臭いを嗅ぐ．

（1）音声を聞く

声調は，弱いものは気虚によるものが多い．枯れ声は肺陰虚によるものが多い．また呼吸の粗いものは肺熱や喘息によるものが多い．

発話は，声が大きく力があるものは発熱性疾患によるものが多い．声が小さく，繰り返すのは虚証によるものが多い．

咳嗽はゴロゴロ音がするものは痰飲によるものが多い．空咳は肺陰虚によるものが多い．多量の黄痰は肺熱・痰飲によるものが多い．

（2）臭いを嗅ぐ

口臭（胃熱・食積），げっぷ（酸臭・食積），痰・便・尿の悪臭（湿熱・熱盛）など．

3　問　　診

問診とは，患者に質問することによって現在の病変の発生・経過ならびに治療による反応を知ることである．

（1）一般的状況

姓名，年齢，職業，配偶者の有無，住所，既往歴，家族歴，現病歴，主訴など．

（2）寒熱を問う

悪寒と熱感あるいは発熱の有無を知ることである．悪寒（外感風寒），発熱（外感と内傷），熱感（陰虚内熱）など．

（3）汗を問う

自汗（日頃から汗をかきやすく，少し動いただけで汗をかく．また，昼間の厚着，運動，あるいは発熱によらずして汗が自然と出る症状）は気虚・陽虚によるものが多い．盗汗（寝あせ）は陰虚・気陰両虚によるものが多い．大汗（汗が多く出すぎる症状）は熱盛・亡陽によるものが多い．半身汗［肢体の半身（上半身または下半身，左側または右側）のみに汗が出るもの］は風痰，風湿，痰湿によるものが多い．手足心汗（手のひら，足のうらに汗をかく）は生理現象，陰経鬱熱によるものが多い．

（4）口渇と飲水

口渇は熱証・燥証によるものが多い．口不渇は寒証・湿証によるものが多い．

（5）食　　事

食欲不振は脾胃虚弱・湿邪困脾によるものが多い．消穀善飢（消穀とは食物を消化すること，善飢とは空腹感を覚えやすいことを指し，食欲が非常に旺盛で，食後すぐに空腹感を覚えることを形容したもの）は，胃火盛によるものが多い．飢不欲食（空腹感があっても食べる気がしない）は胃陰不足，虚火内擾［虚火とは真陰の損失により生じた熱性の病状を指す．虚火が体内に存在すると微熱，手足の裏がほてり（五心煩熱），盗汗（寝汗），咽乾，口渇などの症状が現れる］によるものが多い．偏嗜食物は虫積によるものが多い．

（6）睡眠を問う

不眠は陰血不足，邪気内擾，食積によるものが多い．嗜睡（嗜眠，眠ることを好む症状）は痰湿内盛・脾気虚弱によるものが多い．

（7）二便を問う

a. 便　秘

大便乾燥，排出困難，排便回数の減少などを質問する．腸中の老廃物が熱と結する（熱結腸道）と腹部膨満・腹痛を起こし，それらは実熱によるものが多い．腸の滋潤が失われるとコロコロの便（ウサギ糞）を生じ，陰虚によるものが多い．腸の伝導が無力になる慢性病，老人，産後の便秘は気虚によるものが多い．陰寒内生により腸道の気機（気の運動）が滞ると便秘になる．陽虚によるものが多い．

b. 下　痢

下痢は軟便，排便回数が多い，水様便など，便の性状その他により，溏泄と泄瀉に分けられる．

溏泄：大便が薄く軟らかくなり，形を成さない（泥状便）．
泄瀉：大便が薄く水のようになり，排便回数が増加する（水様便）．

急激に起こる下痢は実証が多い．長期間続く下痢は虚証が多い．黄色い粥状の便・肛門灼熱感・便が臭いのは湿熱によるものが多い．水様便に未消化物が混じるのは虚寒によるものが多い．水様便，腹痛，腸鳴があるものは寒湿によるものが多い．酸腐臭を伴う未消化物が混じる下痢，腹痛（下痢の後に軽減する）は食積によるものが多い．泥状便・疲労を伴うものは脾虚によるものが多い．五更瀉（久瀉：夜明け前になると下痢をする），未消化物が混じるものは虚寒（脾腎陽虚）によるものが多い．滑泄（久瀉が原因で下痢が止まらなくなる），脱肛，肛門の下垂感のあるものは脾虚下陥によるものが多い．

c. 小　便

小便の回数と量は飲水，温度，汗，年齢などと関係する．尿の色が濃く，尿量が少ないものは熱証が多い．尿の色が透明で，尿量が多いものは寒証が多い．

尿量の異常：多尿（尿量が増加）は，消渇，虚寒（尿透明，悪寒）を現す．少尿（尿量が減少）は熱盛傷津（尿が濃い，熱感），水湿内停（尿が透明，浮腫）を現す．

排尿回数の異常：頻尿は下焦湿熱（尿色が濃い），淋証（排尿痛），腎気不固（夜間多尿）などを現す．

排尿障害：癃閉（尿閉あるいは排尿困難）は湿熱下注，結石，腫瘍，腎陽不足を現す．尿失禁は中風，腎気不固，意識昏迷を現す．遺尿（夜間不随意に尿を漏らす）は腎虚，腎気不固を現す．

（8）婦人に問う

月経，帯下（おりもの），妊娠，出産などについて質問する．月経の周期，日数，量，

色，質および兼証，初潮，閉経の年齢も質問する．

月経周期：正常な月経の周期は約28日に1回で，日数は通常3〜7日．月経前期は気虚，血熱によるものが多い．月経後期は血虚，寒凝血瘀によるものが多い．月経不定期は肝気鬱結，脾腎虚損によるものが多い．

閉経：気血両虚，気滞血瘀，血寒凝滞によるものが多い．

月経痛：脹痛は気滞血瘀によるものが多い．冷痛は寒凝血瘀によるものが多い．隠痛は気血両虚によるものが多い．

崩漏（不正性器出血）：熱証・中気下陥によるものが多い．

帯下：透明，うすい，多量，無臭の帯下は脾虚湿注によるものが多い．黄色，臭い，陰部瘙痒の帯下は湿熱下注によるものが多い．悪臭，赤色の帯下は腫瘍によるものが多い．

4 切診（脈診・按診）

切診は，脈診と按診を含む．体表を触ることによって病状を理解する．

（1）脈診（切脈）

手首の橈骨動脈を触診する脈診とは，医者が指の感覚により患者の動脈の脈拍を触り，脈象を探索し，病状を知る方法である．脈診は，切脈，あるいは候脈，按脈，持脈ともいう．

a. 脈診の部位（寸口診法・三部九候）

寸口は，また気口，脈口とも呼ばれる．手首の橈骨動脈を指す．寸口は，脈のたくさん集まるところで，手太陰の動脈であり，気血の集まるところである．五臓六腑の気血はみな肺に集まるため，臓腑の病気変化はみな寸口に反映される．

寸口診法：手首の橈骨動脈を寸，関，尺の三部に分けて脈を見る．そこより手側を寸，肘側を尺とする．

三部九候：寸口の三部（寸，関，尺）を指の圧力度により，浮（軽く），中（中等），沈（強く）に応じてそれぞれ三候に分け，合計九候とする．

b. 寸口脈と臓腑の関係（図7-3）

左手の寸口：寸（心），関（肝），尺［腎（全体）］
右手の寸口：寸（肺），関（脾），尺［腎陽（腎気）］

c. 脈診の方法

①患者は座って，腕を伸ばし，手の裏を上向きにして，心臓と同じくらいの高さを保ち，自然に枕（脈を取るための専用枕）の上に置く．

②医者の中指を関（橈骨の茎状突起）に，人差し指を寸に，薬指を尺に置く．三つの指はやや弓形にして，先を揃え，指先で脈に触る．指の間隔は患者の身長と相応する．

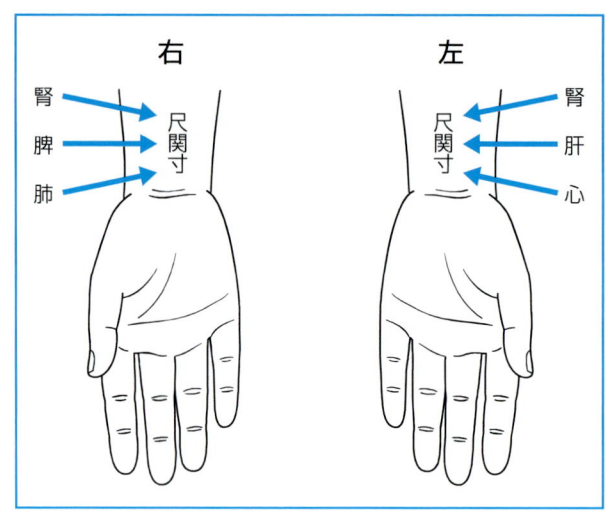

図7-3 寸口脈と臓腑の関係

③息を調節し，切脈する（脈拍数：一息で4〜5回）．

d. 脈　象

　脈象とは，指に感じる脈の波動の形状をいい，脈拍数，脈拍のリズム，脈拍の緊張度，脈拍の波動の緩急，および波動の幅などが含まれる．脈象は数十種と多数あるが，比較的よく用いられるものに二十八脈がある．臨床上では，2種以上の脈象が結びついたもの，たとえば「浮数」，「沈細で遅」などがよくみられる．脈象は証候を判断する重要な根拠の一つであるが，必ずその他の診断法と結びつけ，総合的に分析しなければならない．

　正常な脈象（平脈）：緩やかで力があり，リズムがあり，適切な速度の脈．

　脈気（営気と衛気）：有神（ゆるやか力強い），有胃（律動あり），有根（沈脈でも力がある）

　正常の脈の変異：内在的要因としては，年齢，性別，体格，生活，反関脈，斜飛脈などと関係がある．反関脈とは，生理上特殊な脈の位置の一つである．生理上の位置の特異性のため，橈骨動脈が手関節の背部を通っている．このため，脈をとる位置も寸口の背面にある．斜飛脈とは，同様に生理上特殊な脈の位置の一つであり，生理上の特異性により，橈骨動脈が尺部から斜めに橈骨，橈状突起の後方外側に走り，経穴の方向に伸びている．このため寸部では脈象に触れることはできない．

　外的要因としては，四季の変化で春はやや弦脈（表7-2），夏はやや洪脈（表7-2），秋はやや浮脈（表7-2），冬はやや沈脈（表7-2）を示す．また乳幼児は数脈（表7-2）などの特徴もある．

　病的脈象（二十八脈）：主なものを表7-2に示す．

（2）按診（触診）

　皮膚，手足，胸部，胃脘部，腹部を触診する．按診（触診）とは，医者が両手を用

表 7-2 病的脈症（二十八脈）

種類	脈象	主病
浮脈（ふみゃく）	軽く触るぐらいで脈を感じ，強く押すと弱くなる．水面に漂う木のような脈象である．	表証を表す．力強いのは表実証で，弱いのは，表虚証である．浮と緊の脈象は外感傷寒で，浮と緩の場合は太陽中風で，浮と数の場合は風熱表証である．浮，無力で，もし，浮，渋なら気虚である．浮と孔は出血証である．
沈脈（ちんみゃく）	軽く触っても感じず，重く触って初めて感じる．石が水の底にある状態のようである．	裏証，気滞を主る．有力なものは裏実，無力のものは裏虚である．病邪は裏にあり，気血が阻塞され，あるいは陽気虚で気血の流れを推動させることができなくて脈は沈となる．
遅脈（ちみゃく）	一息で，脈拍数は3回以下で，脈の打ち方が遅い．	寒証を表す．有力のものは寒実で痛い．無力のものは虚寒である．この他，邪が溜まり，熱が集まり，血脈の流れを阻止すると，遅脈も見られるが，必ず力強く，触ると充実感がある．たとえば，傷寒陽明病の場合である．だから，遅は必ず寒とは限らない．
数脈（さくみゃく）	一息で脈拍数6回で，脈の打ち方が速い．	熱証を表す．数で力強いときは実熱であり，弱いときは虚熱である．浮，数の場合は表熱で，沈，数の場合は裏熱である．
虚脈（きょみゃく）	軽く触れると大で遅く，少しでも強く触ると柔らかく弱く，充実感がない．	虚証を表す．たとえば，暑による元気の損傷，心虚，血虚に現れる．脈は大きく軟らかく，押さえると力がない．多くは気虚・血虚の脈象である．
実脈（じつみゃく）	脈の打ち方が力強く，軽く触っても，強く触っても，充実感がある．	実証を表す．熱が三焦に溜まる．実証火盛，邪盛正不虚，邪と正が相打ち，血管は堅く，中は充満し有力である．
滑脈（かつみゃく）	脈の流れ方はなめらかで渋ることなく，あたかも玉がお皿の上をころころ転がるような脈である．	痰，食，実熱，妊娠．
渋脈（じゅうみゃく）	脈の流れは滑らかでなく，弱く，遅く，細く，ナイフで竹を削るような感触のものである．	気血両虚，気滞血瘀，貧血や心機能不全などに見られる．
長脈（ちょうみゃく）	脈の波動の幅が長く，正常の幅よりも大きく，指には大きすぎる感じがある．	実証，気逆火盛．長で弦のものは肝陽有余，陽亢内熱．たとえば，陽毒，癲癇．
短脈（たんみゃく）	波動の幅，正常な波動の幅よりも短く，指の触覚は関部で比較的明瞭だが，寸部と尺部はあまりはっきりしない．	気病を主る．有力のものは気鬱，気滞，無力のものは気虚．
洪脈（こうみゃく）	浮大で有力，脈の打ち方は波が涌きたつようで，来る脈は強く，去る脈は弱い．	陽熱昂進．
微脈（びみゃく）	細く，柔らかく，押すと絶えそうで，あるかないかの微妙な感じの脈象である．	気血がともに虚弱している．
緊脈（きんみゃく）	脈の打ち方が緊張していて，有力な脈．指に張った綱のようにぴんとした感じがある．	寒邪，疼痛，消化不良（宿食）である．
緩脈（かんみゃく）	脈の打ち方は穏やかで，均一的，一息の脈拍数は4回．初春の風に舞う柳のようである．	湿病．湿邪が経絡に溜まり，脈は沈，しかも緩である．脾・胃が虚弱で湿が内に溜まり，脈は遅，緩で弱い．風湿が上にあると，うなじが硬くなり，脈は浮，緩で力強い．風湿が下にあると下肢は萎痺し，脈は沈，緩で力強い．
弦脈（げんみゃく）	脈がぴんとまっすぐに張って長く，あたかもぴんと張った琴の弦を押えるようで強く，弦の感じがある．	肝病，諸痛，痰飲である．弦，数脈併せて現れる場合は熱であり，弦，緊の場合は寒であり，弦，滑の場合は痰である．

表 7-2（つづき）

種類	脈象	主病
孔脈（こうみゃく）	脈の打ち方が浮大で軟らかく，押すと中空で，葱をつまんだような感じである．	出血（吐血，血淋，血便，血尿，漏下，崩中）証．
革脈（かくみゃく）	脈の打ち方が弦で大きく，押すと中空で，太鼓の面を押したような感じである．	亡血，遺精，流産，崩漏．
牢脈（ろうみゃく）	沈，伏に似て，打ち方は実で大きく，弦で長い．中，浮を取っても触れない．	陰寒，寒極腹痛，疝．
濡軟脈（じゅなんみゃく）	脈の打ち方は細く，軟らかくて表面に浮いており，軽く触れただけで分かるが，強く押えるとかえって感じなくなる．	虚証，湿邪の病気，陰虚の象である．
弱脈（じゃくみゃく）	脈の打ち方は軟らかで弱くて，沈である．	気血不足，陰精陽気が損なわれた状態．
散脈（さんみゃく）	脈の打ち方は散漫で，まとまりがなく，軽く押すと分散し乱れている感じがし，強く押すと脈拍が感じなくなる．	多くは腎気衰敗の危象．
細脈（さいみゃく）	脈が糸のように細いが，強く押さえると感じられる．	血虚，陰気，津液などの欠損，湿気が下るなどした状態．
伏脈（ふくみゃく）	脈の部位が深く，骨に着くほど押えて初めて脈拍を感じる．	邪気が内部に閉塞する病気，厥証（四肢厥逆），激痛（下腹の激痛）などがある場合．
動脈（どうみゃく）	脈の打ち方が滑らかで速く力強く，指に豆のようにぴくぴく動くのが感じられる．	疼痛，驚恐，下痢，攣病である．痛と驚の脈で，有余の実証．
促脈（そくみゃく）	脈が速くて，不規則な間欠性がある．	陽盛実熱で，痰食，気血阻滞または痛腫．
結脈（けつみゃく）	脈が遅く，不規則な間欠性がある．	陰寒に偏って盛んになり，気血停滞．積聚．癥腫がある．
代脈（だいみゃく）	脈の打ち方が緩く，弱くて，規則的に間欠し，間欠の時間が比較的長い．	臓気衰え，元気が不足．腹痛，下痢，風証，痛証などがある．
疾脈（しつみゃく）	脈拍は速く，一息に7，8回ぐらいある．	陽盛極陰気竭，元気脱の危象．陽がきわめて盛んで，陰がなくなりそうで，元気がなくなった状態．

い，直接患者の筋肉，皮膚，手足，腹部など身体部位や病変部に触れたり，撫でたり，按じたり，圧したりして，局部の寒熱，硬軟，圧痛，痞塊（腹腔内の積塊），腫瘤あるいはその他の異常な徴候を調べ，疾病の部位と性質を診察する方法である．一般に肌表，手足，胸腹部の触診がある．

a. 肌表（皮膚）

体表を触診し，体表面の寒熱，湿潤，乾燥の程度，発汗の有無，腫塊の有無などの状況を弁別する．

b. 手足の触診

手足は諸陽の本である．つまり手足を触診すれば，陰陽，盛衰および病気の性質を明確に判断することができる．たとえば，一般に発病初期に手足が冷たい病人は陰寒証であり，つねに手足の冷えを嫌う病人は陽虚証であることが多い．疲労，食事の不摂生な

どによって生じる病変の場合には，手掌の中心部に熱感が感じられ，風寒などを感受したために生じる外因性の疾病では，大抵手背側に熱感が感じられる．

c．胸脇の触診

乳は肝経の絡に属する．手で触し，乳房に腫硬がある場合は，全体が柔らかければ肝気鬱結である．もし硬結があり，触ると激しく痛む場合は気滞血瘀である．

胸脇苦満（きょうきょうくまん）（臍から下の部位が堅くなり，張って膨満する症状）とは少陽病の特徴の一つである．

d．脘腹部の触診

脘部とは，胸骨以下の部位を指し，また心下ともいう．心下の硬軟と圧痛の有無により，痞症（ひしょう）（胸腹間の気機がふさがれて不快感を自覚する症状）と結胸（邪気が胸中に結ばれる症状で，①胸脇部に触れると痛みがある，②心窩部から腹部にかけて膨満し，硬くなって痛み，押えるのを拒む，の2種類の症状がある）を鑑別する．心下を按じると硬く痛むものは，多くは結胸であり実証である．心下を按じると軟らかくて痛まないものは，多くは虚証である．

腹部の異なる部位にて触診を行うことにより，相応する臓腑の病変を判別することができる．

腹痛喜按：押すと痛みが軽減するものは虚証である

腹痛拒按：押すと痛みが増強するものは実証である

腹部脹満：叩くと鼓のようなものは気脹（小便自利），按じると水を入れた袋のようなものは水鼓（小便不利）．

腹内の腫塊：按じると石のように硬く，動かず，痛み部位が固定しているものは血瘀，按じると形がなく，痛む部位が固定していないものは気滞．

e．兪穴の按診

背部にある兪穴（ゆけつ）は，一定の診断価値をもっている．たとえば，心兪，肝兪，脾兪，腎兪，胃兪，胆兪などへの圧診によって，圧痛点，敏感点がある場合，該当臓腑に疾病があることがわかる．

兪穴：①広く穴を指しての総称である．
　　　②五兪穴の一種で，すべて手または足にある．

経穴：①経脈の体表上の循行路線に分布する穴位の総称である．
　　　②五兪穴の一種で，すべて腕の関節あるいは踝の関節の付近にある．

この他，各臓腑に所属する経絡の中の，ある特定の経穴に圧痛点が出現する場合がある．各経穴の原穴に現れる圧痛点は当該臓腑本体の疾病診断の参考となる．たとえば，邪が肝にあるならば，肝経の原穴（太衝）によく圧痛点が現れる．

第8章
中国医学の治療法則

　中国医学の治療法則は，数千年にわたる臨床の積み重ねの結果，確立された治療の原則である．その法則は治則と治法に分けられる．治則は疾病を治療するうえでの原則である．治法は治則にもとづいて施行される特定の病態に対する具体的な治療の方法（薬物など）である．処方は治則・治法から決められるのである．

1　中国医学の治療原則

　中国医学では，疾病を治療するうえでの原理として，治病求本，補虚瀉実，扶正去邪，随機制宜が重要である．

（1）治病求本
　治病求体（病を治すには必ず本に求む）とは，病気を治すには必ずその症状（標）だけでなく本質（本）を治さなくてはならない，という原則を意味する．

　標本とは病症の次要と主要，末梢と根本，軽重，緩急を識別することである．人体と病因の関係からいえば，人体の正気が「本」で，病因の邪気が「標」である．疾病自体からいえば，病因が「本」で，病状が「標」である．疾病の所在からいえば，体内にあるのが「本」で，外表にあるのが「標」である．本治（本を治す）とは，人体の自然治癒力・体質を第一に考え，疾病の根本的な原因を取り除くことである．標治（標を治す）とは，疾病そのものを治療することと，現れる症状を取り除くことである（表8-1）．

a. 本治（本を治す）
①人体の自然治癒力・体質を第一に考えること．
②疾病の根本的な原因を取り除くこと．

表8-1　本治と標治

	部位	邪正	病因と症状
本治	内	正気（抗病力：必要なもの）	病因（致病因子）
標治	外	邪気（発病因素：不要なもの）	症状

b. 標治（標を治す）

①疾病そのものを治療すること．
②現れる症状を取り除くこと．

（2）補虚瀉実

虚証に属するものは補法（☞本章3.）で，実証に属するものは瀉法（汗法，下法，吐法，清法，消法 ☞本章3.）で治療する原則である．

（3）扶正去邪

正気を助長し，邪気を除去すること．
扶正（助ける）：たとえば補虚（正気の不足を補う）など．
去邪（除く）：たとえば瀉実（邪気を除く）など．

（4）随機制宜

制宜：病症に対し季節，土地および人体の体質や年齢の相違に基づいて適切な治療方法を決めることである．
随機制宜（因時制宜，因地制宜，因人制宜）：疾病自体をみるだけではなく，自然界の季節や気候・地理環境・社会環境およびその人の体質，年齢などに注意を払わなければならず，時に応じて，地に応じて，人に応じて適宜に処理しなければならないことを表したものである．

2 治　則

治則とは，証より導かれる治療の原則であり，それにより治法が決定される．主な治則を表8-2に示す．

3 治　法

治法は薬物の内服により疾病を治療するものであり，その目的は，病邪を取り除き，人体の正気を助け，正常な生理状態に回復させることである．疾病の病態はさまざまに変化するため，治療の方法も多種多様である．病状に合ったいろいろな治療方法を適宜に運用するためには，一定の法則に従わなければならない．

汗法，下法，吐法，和法，温法，清法，消法，補法の八種類の治療法は，中国医学の基本の治療法則である．これを基本八法という．

3. 治　法

表 8-2　主な治則

治則	内容	治則	内容
安神	精神を安定させる	清胃	胃火を退散させる
益精	精を補充する	清肝	肝火を退散させる
益気	気を補充する	清瀉	病邪を清除し，排出する
温化	温性の薬物で寒邪を解く	生津	津液を作り出す
温肝	肝に停滞する寒邪を温める	清心	心火を清ます
温経	経絡を温める	清泄	裏熱を清まし，排除する
温中	脾の虚寒を温める	清熱	裏熱を清ます
温肺	肺を温める	清肺	肺熱を清ます
温補	温性の薬物で正気を補養する	摂血	出血を固摂する
温陽	陽気を温める	宣肺	肺気を通じさせる
下気	気の上逆を降下させる	潜陽	陰虚で肝陽が上昇するのを鎮める
活血	血の停滞を解除する	増液	津液を増やす
挙陥	下陥した臓器を持ち上げる	燥湿	湿邪を乾燥させる
解鬱	感情がうっ結して気滞が起こるのを解除する	疏肝	肝気のうっ結を分散させる
化瘀	瘀血を除去する	熄風	肝風内動（内風）を平熄する
化気	気の停滞を解消し，通行させる	調経	月経不順を調節する
化湿	湿邪を除去する	通便	瀉下作用を有する薬物を用いて便通をつける
化痰	痰飲を除去する	通脈	陽気を温め，血流をよくする
解毒	邪毒を取り除く	通陽	寒気に阻害された陽気を温め，通じさせる
健脾	脾の運化機能を強化する	導滞	食滞を疏通させる
降火	裏熱を降下させる	納気	腎を補って，気を納める
行気	気の停滞を通行させる	平肝	肝陽を降下させる
降気	上逆した気を降下させる	平喘	喘息を止める
降逆	肺胃の気の上逆を降下させる	補益	人体の気血陰陽を補充する
散飲	痰飲を消散させる	補気	気を補充する
散寒	寒邪を消散させる	補虚	人体の気血陰陽の不足を補充する
滋陰	陰液を滋養する	補血	血を補充する
止逆	上逆（嘔吐など）を止める	補腎	腎を補う
止血	出血を止める	補中	脾胃の気（中気）を補う
滋補	気血陰陽を滋養・補益する	養血	血を滋養する
瀉下	邪実を大便とともに排出する	養心	心陰を滋養する
瀉火	裏熱を大便とともに排出する	理気	気の停滞を通行させる
柔肝	肝血を養育する	利湿	小便の出をよくして湿邪を小便とともに排出する
潤燥	津液の損耗を滋潤する		
潤腸	津液の損耗による腸の乾燥を潤す	利水	小便の出をよくして体内に停滞する水液を小便とともに排出する
潤肺	津液の損耗によって肺陰不足を滋養する		
滋養	人体の陰液を補充する	涼血	血分の熱を除去する
消食	食滞を消除する	和胃	胃気不和を調和する
昇提	中気（脾気）の下陥を上昇させる	和血	血の運行を順調にする
昇陽	陽気の下陥を上昇させる		

（1）汗法（発汗法）

　汗法とは，発汗を促す薬物を用いて汗腺を開き，邪を体外に追い出す方法であり，発汗させる方法により体表の邪気を汗とともに取り除く治療法である．外感病の表証に対してよく使われる方法である．表証は六淫の邪気が体表から侵入して生じる初発の症状で，発症は比較的急で，時間の経過も短いのが普通である．発熱，悪寒，鼻水，頭痛などの症状が現れる．

　常用生薬は桂枝，麻黄，荊芥などがある．代表方剤は麻黄湯，葛根湯，桂枝湯などである．

　[禁忌] 汗法は瀉法の一つであるから，応用を誤ると正気を損傷しやすい．したがって，大吐，大瀉，大出血後および陰液不足証に禁忌である．高齢者・小児には慎重に用いる．

（2）下法（瀉下法）

　下法とは，瀉下作用を有する薬物を用いて，体内の結滞・蓄積を除き，大便を通じさせる方法である．裏証・実証（裏実証）に対してよく使われる方法である．裏にある実邪とは，腸内の宿食や体内の積水を指す．

a. 寒下法（清熱瀉下）

　裏熱に対して寒涼性の瀉下薬や清熱薬を組み合わせて治療する方法である．熱結腸胃（方剤：承気湯類），熱毒（方剤：三黄瀉心湯）に用いる．

b. 潤下法（潤腸通便）

　潤い効果がある薬物を用いて，熱性の疾病で津液が損耗したことによる便秘（老人，産後，習慣性便秘）に用いる．代表方剤は麻子仁丸と潤腸湯である．

c. 温下法

　温熱薬に瀉下薬を配合して寒証を治療する方法である．陽虚の便秘，寒積に用いる．代表方剤は大黄附子湯である．

　[禁忌] 妊娠中，高齢者，虚弱者，産後には慎重に用いる．正気を消耗するおそれがあるので，長期間の服用を避ける．

（3）吐　法

　吐法とは，催吐（嘔吐させる）作用のある薬物（あるいは物理的刺激）を使って，上焦および胃の上部にある病邪（痰飲・宿食）や有害物質を体内から誘導して，口から吐き出させる治療法である．

　吐法は，主として気道に停留する痰飲および胃上部に停滞している宿食や痰飲の治療に用いられる．しかし，患者にかなり苦痛を与える方法であるため，現代ではあまり応用されていない．食中毒，宿食停滞，二日酔いにより胃部がつまり吐き気があっても出ないなどの症状の治療に用いる．

　[禁忌] 吐法はあくまでも応急処置であるから，一般には使わない．とくに妊婦，虚弱

者，喘息患者，高齢者には禁忌である．

（4）和法（和解法）

和法とは，特定の薬物配合により，和解，解鬱，調和などの作用によって，寒熱を解除し，陰陽・気血の機能を調整する方法である．すなわち，表裏，上下，臓腑の不和の状態を調和させる治療法である．

a. 少陽調和法

表裏不和の少陽病に用いる治療法である．代表方剤に柴胡湯類（和解少陽）がある．

b. 営衛調和法

営衛不和証に用いる治療法である．代表方剤に桂枝湯類（調和営衛）がある．

c. 肝脾調和法

肝脾不和証（慢性肝炎，月経不調，過敏性腸症候群などによく現れる）に用いる治療法である．代表方剤に桂枝加芍薬湯，加味逍遙散（調和肝脾）などがある．

d. 肝胃調和法

肝胃不和証（胃腸機能の失調による腹痛，下痢，嘔吐）に用いる治療法である．代表方剤に桂枝加芍薬湯，柴胡疏肝湯（調和肝胃）などがある．

[禁忌] 外感熱病の初期や実熱の陽証に属するものには禁忌．

（5）温法（温裏法）

温法とは，温性・熱性の薬物を用いて，寒邪を取り除き，病人に陽気を補い，身体の内部から発生する裏寒（寒冷刺激や冷たい物を摂取することによって生じた腹痛，嘔吐，悪心，四肢の冷え，便秘あるいは下痢などの症状）を治療する方法である．

常用生薬として桂皮，乾姜，附子があり，代表方剤は理中湯，大建中湯である．

[禁忌] 温法は長期間使用すると陰液を消耗するおそれがある．実熱の陽証・陰虚証に属するものには禁忌である．

（6）清法（清熱法）

清法とは，薬性が寒涼な薬物を主体に組成した処方を用いて，熱性の病気（実熱性・虚熱性）を治療する方法である．実熱には消炎，抗菌，解熱，解毒などの効果がある「苦寒の清熱薬」を，虚熱には鎮静，滋潤，解熱などの効果がある「甘寒の清虚熱薬」を用いる．清熱解毒，清熱瀉火，清熱涼血，清熱燥湿，清虚熱などの方法がある．

常用生薬として石膏，黄芩，黄連，牡丹皮，丹参，山梔子，知母があり，代表処方は白虎湯（気分の熱を清解する），犀角地黄湯（血分の熱を清解する）などである．

[禁忌] 清法は陽気を損じることもあるので，虚弱体質，産後には禁忌．

（7）消法（消導法）

消法とは，消導法である．気・血・痰・湿・食・虫などによってできた体内のかた

まりや有形の邪は，いずれも消法を用いて治療することができる．常用生薬として山楂子，厚朴，枳実，牡蛎，桃仁などがあり，代表方剤は保和丸（胃腸積滞証），啓脾湯（胃弱型胃腸積滞証）などである．

[禁忌] 妊娠中，老人，虚弱者，産後，出血証には禁忌．

（8）補法（補益法）

補法とは，補益薬を主体に組成した処方を用いて，人体の気血の不足を補い，衰退した臓腑の機能を扶助するための方法である．

補法の適応症は虚証である．気，血，陰，陽の虚証に対して補気法（黄耆，人参，四君子湯），補血法（当帰，阿膠，四物湯），補陰法（麦門冬，枸杞子，六味地黄丸），補陽法（鹿茸，杜仲，八味地黄丸）をそれぞれ使用する．

[禁忌] 実証，痰熱証，湿熱証に属するものには禁忌．

第9章
中国医学の方剤学

1 方剤の剤型・組成と用法

（1）方剤の剤型

　　剤型とは，臨床上の需要に応じた大きさ・形状の異なる製剤の様式である．湯剤（煎剤），散剤，丸剤，エキス顆粒剤，酒剤（薬酒），膏剤，錠剤，針剤（注射剤），シロップ剤などがある（☞ p.147，第12章）．

（2）方剤の組成

　　方剤の組成は，病状に基づいた弁証と立法に対応して，一定の原則のもとに適切な薬物を選択して配合するものである．処方中の各薬剤の役割は，君・臣・佐・使の用語で表現される．

　君薬：主薬とも呼ぶ．方剤の中で，疾病の本質である主病あるいは主証に対する主要な作用を果たす．

　臣薬：2種類の役割がある．
　　　　①君薬を補助して治療の効能を強める．
　　　　②兼病あるいは兼証に対する主要な作用を果たす．

　佐薬：3種類の役割がある．
　　　　①佐助薬：君・臣薬の治療効能を強める．
　　　　②佐制薬：君・臣薬の毒性を除去・減弱する．
　　　　③反佐薬：君・臣薬と性味・効能が相反しながら君・臣薬の効能を促進する．

　使薬：2種類の役割がある．
　　　　①引経薬：諸薬を病変部位に引導する．
　　　　②調和薬：方剤の中の諸薬を調和させる．

　たとえば，麻黄湯を例にとると，以下のようになる．

　君薬：麻黄（発汗散寒の効果が強い）

　臣薬：桂枝（麻黄の発汗効果を高める．麻黄と桂枝の組み合わせは強く発汗させ，風寒の邪を外散させる）

　佐薬：杏仁（麻黄と桂枝の風寒を発散させる作用を補佐し，喘息をおさめ，咳を止め

る）

　　使薬：甘草（諸薬を調和する）

2 方剤の各論

A 解表剤

　解表剤とは，発汗，解表，透疹などの効能をもつ薬物を主体にして表証を解除する方剤である．

　表証とは，六淫外邪が体表に侵入した初期にみられる悪寒，頭痛，身体痛，発熱，無汗あるいは自汗，口渇がない，舌苔が薄白，脈が浮緊，浮緩などの症候を呈する風寒表虚証，風寒表実証と，風熱の邪による発熱，有汗，咽痛，口渇，咳き，舌苔が微黄，脈が浮数などの症候を呈する風熱表証を指す．外邪に寒熱の違いがあり，生体にも虚実の違いがあるので，方剤はその作用の特徴により辛温解表剤，辛涼解表剤，扶正解表剤の3種に大別される．

（1）辛温解表剤

　辛温解表剤は，体表に風寒の邪の侵襲を受けて発症した発熱，悪寒，頭痛，身体痛，脈浮など（自汗あるいは無汗）のいわゆる表寒証の証候を呈するものに用いられる．麻黄，桂枝，荊芥，防風，蘇葉などの辛温解表薬を主体として処方を組み立てる．桂枝湯，麻黄湯，葛根湯，小青竜湯などがある．

a. **桂枝湯**（けいしとう）　出典：『傷寒論』

[組成] 桂枝 4.0 g，芍薬 4.0 g，大棗 4.0 g，生姜 1.5 g，甘草 2.0 g

[効能] 解肌発表，調和営衛

[主治] 外感風寒表虚証に用いる．体力が衰えたときのカゼの初期には，悪風，自汗，発熱などの症候を目標とする．舌苔が薄白，脈が浮緩．

[方意] 主薬は辛温の桂枝で，風寒を発散して除く．芍薬は陰血に働き，辛温の生姜は桂枝を補助する．生姜，大棗は消化機能を助け，甘草は諸薬を調和させる．

[臨床応用]

①感冒，インフルエンザ，感染症で，悪風，自汗，発熱などの表寒・表虚証を呈するもの．

②病後，産後，虚弱者などで，発熱，自汗，悪風などの症状を呈するときにも有効である．

[禁忌] 表実無汗，温病の初期には用いてはならない．

b. **麻黄湯**（まおうとう）　出典：『傷寒論』

[組成] 麻黄 5.0 g，杏仁 5.0 g，桂枝 4.0 g，甘草 1.5 g

[効能] 発汗解表，宣肺平喘

[主治] 外感風寒表実証に用いる．風寒の邪を感受し，邪気と正気が激しく相争して呈した病態である．発熱，悪寒が強く，無汗，頭痛，関節痛，咳，鼻づまり，喘息などの症候を目標とする．舌苔が薄白，脈が浮緊．

[方意] 麻黄は主薬で，発汗解表，平喘に働き，桂枝は温経散寒に働き，宣肺，止咳，平喘に働き，甘草は諸薬を調和させる．

[臨床応用]

①熱性病の初期，すなわち風邪，インフルエンザ，肺炎，各種感染症の初期で，表寒・表実証で悪寒，発熱，汗のないものに用いる．

②気管支炎，気管支喘息の発作期，アレルギー性鼻炎の発作期などにも用いる．

[禁忌] 表虚して自汗する場合や血虚証，温病の初期には用いてはならない．

c. 葛根湯　出典：『傷寒論』

[組成] 葛根4.0g，麻黄3.0g，桂枝2.0g，芍薬2.0g，大棗3.0g，生姜2.0g，甘草2.0g

[効能] 解肌発汗，舒筋

[主治] 外感風寒表実証に頸背部の凝り症状を現す場合に用いる．体力が充実して自然発汗のないもので，頸背部のこわばり，悪寒，発熱，頭痛などの症候を目標とする．舌苔が薄白，脈が浮緊．

[方意] 本方は桂枝湯に葛根，麻黄を加えたものである．主薬は葛根で，風寒を発散して項背部の強ばりを解消する．桂枝湯は温経散寒に働き，発汗解表の麻黄を加えてよく散邪するのである．

[臨床応用]

①陽実証の体質のものがカゼその他の熱性病にかかり，悪寒，発熱，項背および肩背部に炎症充血症状が起こって，緊張感があるものに用いる．

②肩こり，五十肩，肩関節周囲炎にも応用される．

③寒冷じんま疹，鼻炎，歯根の化膿性炎症にも応用される．

[禁忌] 表虚して自汗する場合や血虚証，温病の初期には用いてはならない．

d. 小青竜湯　出典：『傷寒論』

[組成] 麻黄3.0g，桂枝3.0g，乾姜3.0g，細辛3.0g，五味子3.0g，芍薬3.0g，甘草3.0g，半夏6.0g

[効能] 解表散寒，温肺化飲

[主治] 外寒内飲証に用いる．咳，喘息，くしゃみ，水様性の鼻汁と痰，口渇がないなどの症候を目標に用いる．舌苔が潤滑，脈が浮緊．

[方意] 麻黄，桂枝で風寒を散じ，乾姜は肺脾の虚寒を温補するほか，麻黄，細辛とともに水飲を除く．半夏，五味子は麻黄を助けて平喘止咳をつとめる．芍薬，甘草は陰血を保護し，麻黄，桂枝の辛散のいきすぎを防止する．

表 9-1　解表剤の四方鑑別

方剤	生薬	証	症状
麻黄湯	麻黄，杏仁，桂枝，甘草	表寒，表実証	咳・喘があり，鼻つまり，悪寒，無汗，関節痛などを伴う．
桂枝湯	桂枝，芍薬，大棗，生姜，甘草	表虚証	自汗，悪風などを伴う．
葛根湯	麻黄，葛根＋桂枝湯(桂枝，芍薬，大棗，生姜，甘草)	表寒，表実証	頸背部の強ばり症状を伴う．
小青竜湯	麻黄，半夏，細辛，五味子＋[桂枝湯(桂枝，芍薬，甘草，乾姜)−大棗]	外寒，内飲証	寒気，鼻水，くしゃみ，咳，白い痰

［臨床応用］
①花粉症，アレルギー性鼻炎などの発作時に有効である．
②慢性気管支炎，気管支喘息などの発作時に有効である．
［禁忌］風熱表証・痰熱蘊肺によるものには用いてはならない．

e．四方鑑別

解表剤の四方の鑑別を表 9-1 に示す．

（2）辛涼解表剤

辛涼解表剤は，風熱の邪の侵襲を受けて発症した発熱，頭痛，咽喉痛，口渇，咳嗽などのいわゆる表熱証の証候を呈するものに用いる．薄荷，牛蒡子，桑葉，菊花，葛根などの辛涼解表薬を主体とし，清熱解毒，透表の金銀花，連翹などを加えて処方を組み立てる．銀翹散，麻杏甘石湯などがある．

a．麻杏甘石湯　出典：『傷寒論』

［組成］麻黄 4.0 g，杏仁 4.0 g，石膏 10.0 g，甘草 2.0 g
［効能］辛涼宣泄，清肺平喘
［主治］外感風邪・肺熱の咳喘に用いる．風寒が化熱入肺するか風熱が肺を犯し，熱が肺気を上逆させている病態である．発熱，咳喘，呼吸急迫，口渇などの症状を目標とする．
［方意］主薬は辛温の麻黄と辛寒の石膏で，麻黄は平喘に，石膏は清肺熱に働く．杏仁で止咳平喘し，甘草は諸薬の調和に働く．
［臨床応用］
①風温の初期で，発熱，悪寒せず，喘息，咳，痰，口渇がある場合に応用される．
②小児喘息や喘息性気管支炎，肺炎，百日咳などで肺熱症状が現れる場合に用いる．
［禁忌］外感風寒の初期には用いてはならない．

（3）扶正解表剤

扶正解表剤とは，虚証の人が外邪を感受した場合に用いる方剤で，陽気（気）・陰液（血・津液）などの不足を補う薬物と，解表薬を組み合わせて配合する方剤である．参蘇飲，麻黄附子細辛湯などがある．

a. 参蘇飲　出典：『和剤局方』

[組成] 人参1.5g, 蘇葉1.0g, 葛根2.0g, 前胡2.0g, 半夏3.0g, 茯苓3.0g, 桔梗2.0g, 陳皮2.0g, 大棗1.5g, 甘草1.0g, 枳実1.0g, 生姜0.5g

[効能] 益気解表, 理気化痰

[主治] 気虚, 外感風寒, 内有痰飲証に用いる. 悪寒, 頭痛, 発熱, 咳, 多痰などの症状を目標とする. 舌苔が白を呈し, 脈は沈細である.

[方意] 葛根, 蘇葉, 生姜で風寒を散じ, 半夏, 桔梗, 陳皮, 前胡は宣肺平喘, 止咳化痰に働く. 補気健脾の人参, 茯苓, 大棗, 甘草で扶正し, 正気を補う. 理気の枳実を加えて, 痰飲の生成を防ぐ.

[臨床応用] 老人, 幼児, 虚弱者の咳, 多痰を呈するカゼに有効である.

b. 麻黄附子細辛湯　出典：『傷寒論』

[組成] 麻黄4.0g, 細辛3.0g, 附子（修治）1.0g

[効能] 補陽解表

[主治] 陽虚・風寒表証に用いる. 陽虚の体質のものが風寒を感受し, 邪が虚に乗じて太陽と少陰を侵犯した状態である. 表寒と裏寒を呈している. 少陰病の初期で, 微熱, 悪寒, 四肢の痛み, 手足の冷え, 話す声が低いなどの症状を目標とする.

[方意] 辛温の麻黄は解表散寒に働き, 辛熱の附子は助陽散寒の効能により寒邪を除く. 辛温の細辛は麻黄の解表を助けると同時に, 附子の温陽を助ける.

[臨床応用]

①感冒, 気管支炎, 腎炎などの初期で, 陽虚の表寒を呈するものに用いる.

②腎炎浮腫, 関節リウマチ, 腰痛, アレルギー性鼻炎の発作期などで, 寒証や痰湿を呈するものにも用いる.

[禁忌] 熱証には用いてはならない.

B 理気剤

理気剤とは, 理気薬を主体にして気の流れ, 臓腑機能を調整する方剤である. 労倦過度, 情志失調, 飲食不節, 寒温不適などによって, 気の昇降が失調し, 肝気鬱結や気逆不降が起こった場合には理気剤を用いる. 気滞や気鬱には行気剤を用い, 気逆には降気剤を用いる.

(1) 行気剤

行気剤は, 脾胃気滞により腹満, 腹痛, 胸やけ, ゲップ, 悪心, 嘔吐, 食欲不振, 便通異常などの症候をきたしたものや, 肝気鬱滞で胸脇部の腹痛, 月経不順, 月経痛などの症候を呈するものに用いる. 行気通滞・疏肝解鬱の陳皮, 厚朴, 木香, 枳実, 川棟子, 烏薬, 香附子, 小茴香, 橘核などを主として処方を組み立てる. 半夏厚朴湯, 抑肝散などがある.

a. 半夏厚朴湯　出典：『金匱要略』

[組成] 半夏6.0g，厚朴3.0g，茯苓5.0g，生姜1.0g，蘇葉2.0g

[効能] 行気解鬱，降逆化痰

[主治] 痰気鬱結の梅核気（咽に梗塞感があり吐いても出ずのみこんでもとれない症状）に用いる．

[方意] 化痰散結・降逆和胃の半夏が主薬で，行気解鬱・下気除満の厚朴が補助する．紫蘇葉は行気寛胸に，茯苓は化湿に，生姜は和胃止嘔に働いて，半夏，厚朴を輔佐する．

[臨床応用]

①痰気鬱結による梅核気．

②痰飲による胃気上逆．悪心，嘔吐に上腹部膨満感や痞えなどの気滞の症状．

③痰飲による肺気上逆．咳，白痰，咽部の刺激感，呼吸困難などの症状に用いる．

b. 抑肝散　出典：『保嬰撮要』

[組成] 蒼朮4.0g，茯苓4.0g，柴胡2.0g，甘草1.5g，釣藤鉤・川芎・当帰各3.0g

[効能] 平肝，理気，熄風

[主治] 軽度な精神的・肉体的刺激に対しても反応性が高まった状態で，自律神経系の失調を伴っているもの．

[方意] 主薬は釣藤鉤，柴胡で，鎮静作用をもち自律神経機能を調整する．当帰，川芎は活血・養血に働く．蒼朮，茯苓，甘草は脾胃の機能を促進し，また体内の余分な水液を利尿によって排除する．

[臨床応用] ①自律神経失調症，②神経症・夜驚症，③更年期障害症などに動悸，怒りっぽい，手足のふるえ，疲れやすいなどの症状がある場合に用いる．

（2）降気剤

　降気剤は，気逆に適応する方剤である．肺気上逆では，咳，喘息，呼吸困難などの症候が主であり，降気平喘・止咳の蘇子，杏仁，沈香などを用いる．胃気上逆では，胸やけ，ゲップ，悪心，嘔吐などの症候が主であり，降逆止嘔の半夏，陳皮，丁香などを用いる．小半夏湯，神秘湯などがある．

a. 小半夏加茯苓湯　出典：『金匱要略』

[組成] 半夏6.0g，茯苓5.0g，生姜1.5g

[効能] 降逆止嘔，化痰

[主治] 胃中の水飲による胃気上逆証に用いる．水飲が胃気を阻滞し，胃気が降濁せずに上逆するため，悪心，嘔吐が反復し，食欲不振，めまい，口渇などの症候を現すものに用いる．

[方意] 化痰・降逆止嘔の半夏が主薬で，化痰降逆・止嘔の生姜は半夏の作用を補助し，さらに半夏の毒性を消除する．茯苓は水飲の除去をつとめる．

[臨床応用] 妊娠嘔吐（つわり），急性胃腸炎，水腫性脚気などに水飲上逆（悪心，嘔

吐）の症状がある場合に用いる．

C 和解剤

和解剤とは，少陽病期における半表半裏の邪を解除したり，肝脾不和，脾胃不和などを改善したりする方剤である．病態に応じて和解少陽剤（温熱の邪が少陽に侵入して，邪が少陽の半表半裏の間に存在するときに生ずる症候に用いる方剤である．小柴胡湯，大柴胡湯など），調和肝脾剤（肝気鬱結による脾胃への横逆，あるいは脾虚不運で肝陰が不足して疏泄が失調した脾虚肝乗により肝胃不和，肝脾不和の症候が見られるときに用いる方剤である．四逆散，加味逍遥散，半夏瀉心湯など）に大別される．

（1）和解少陽剤

a．小柴胡湯　出典：『傷寒論』

［組成］柴胡7.0g，半夏5.0g，黄芩3.0g，大棗3.0g，人参3.0g，甘草2.0g，生姜1.0g

［効能］和解少陽

［主治］少陽の半表半裏証に用いる．風寒表邪が少陽の半表半裏に侵入し，邪正相争により少陽気機を阻滞して，陽気と水液の循環を阻害し，少陽気機不利をきたした状態である．往来寒熱，胸脇苦満，食欲不振，胸苦しい，悪心，嘔吐，口が苦い，のどが乾くなどの症候を呈する．舌苔は薄白，脈は弦．

［方意］柴胡が主薬で，軽清昇散の薬性があり，少陽の経気を疏通して裏に侵入しようとする邪を表へ導く．黄芩は少陽の鬱火を清泄する．2薬を合わせると一散一清の複合作用を得て，少陽の気機を通暢する．半夏と生姜は燥湿運脾，和胃降逆の働きがある．人参，生姜，大棗は正気を助け，邪に抵抗し，柴胡，黄芩の去邪に対して扶正につとめる．

［臨床応用］急慢性肝炎，急慢性胃炎，胃十二指腸潰瘍，自律神経失調症，胆嚢炎，胆石症などで少陽病の証候を呈するものに用いる．

b．大柴胡湯　出典：『傷寒論』

［組成］柴胡6.0g，半夏4.0g，黄芩3.0g，芍薬3.0g，大棗3.0g，枳実2.0g，生姜1.0g，大黄1.0g

［効能］和解少陽，瀉下熱結

［主治］熱結心下・心下痞結の証候がある少陽病の実証に用いる．風寒の邪が加熱して，心下に陥入し，気機を痞結した状態である．心窩部が脹って痛むあるいは硬く痞える，悪心，嘔吐，下痢あるいは便秘，往来寒熱，胸脇苦満などの症候を呈する．舌苔は黄，脈は弦で有力．

［方意］柴胡が主薬で，少陽半表半裏の邪熱を清泄し，黄芩は少陽の鬱熱および心下の熱を清泄する．半夏と生姜は降逆止嘔に，芍薬，枳実は理気開結に働く．大棗，芍薬は酸甘化陰に働き，熱結による傷津から保護し，気を助け，邪に抵抗し，柴胡，黄芩

の去邪に対して扶正につとめる．さらに大黄を加えて瀉下泄熱することにより，痞結を開通させる．

[臨床応用]
①肝炎，肝硬変，胆嚢炎，胆石症，胃炎，急性大腸炎，虫垂炎
②高血圧症，動脈硬化症，脳出血，脳梗塞症，痛風，肥満症などの熱性疾患で口苦，胸脇苦満，便秘傾向を示すものに用いる．

（2）調和肝脾剤

調和肝脾剤とは，肝胃不和・肝脾不和を調整する方剤である．肝気鬱結による脾胃の気機失調，あるいは脾虚による運化機能失調で肝陰が不足して，疏泄が失調した脾虚肝乗により，胸脇苦満，腹痛，悪心，嘔吐，下痢など肝胃不和・肝脾不和の証候がみられるときに用いる．

a．加味逍遙散（かみしょうようさん）　出典：『内科摘要』

[組成] 柴胡・当帰・芍薬・白朮・茯苓各3.0g，山梔子2.0g，牡丹皮2.0g，甘草1.5g，生姜1.0g，薄荷1.0g

[効能] 疏肝解鬱，健脾調経

[主治] 肝鬱血虚・化火で，いらいら，怒りっぽい，顔面紅潮，口乾などを伴うものを主治する．

[方意] 本方は四逆散を加減した疏肝養血・理脾の代表的処方になっている．疏肝解鬱の柴胡が主薬で，当帰，芍薬は養血，白朮，茯苓，甘草は健脾，少量の薄荷が理気の効能を強める．全体で，肝の陰血を補い，肝気を調節し，肝脾を併治する．

[臨床応用]
①更年期症候群：月経不順，汗出，のぼせ，いらいら，顔面紅潮などに用いる．
②月経前緊張症：月経前にいらいら，怒りっぽい，乳房が脹って痛むなどに用いる．
③心身症，全身倦怠感，頭痛，肩こり，不眠などの症状に用いる．

b．四逆散（しぎゃくさん）　出典：『傷寒論』

[組成] 芍薬・柴胡・枳実・甘草各6.0g

[効能] 疏肝解鬱

[主治] 肝脾不和：抑鬱感，憂鬱感，いらいら，胸脇苦満，腹脹満，下痢など．
　　　 熱厥：体の熱感，胸脇苦満，軽度の四肢の冷えなど．

[方意] 柴胡で疏肝解鬱し，行気化滞の枳実がこれを補助する．芍薬は養血柔肝に，甘草は和中に働く．全体で，疏肝解鬱し，脾の運化機能を高めて，肝脾を調和させる．

[臨床応用]
①抑鬱症：抑鬱感，憂鬱感，不安，不眠などの精神神経症状に用いる．
②ヒステリー：いらいら，動悸，神経質，ヒステリックな反応がある場合に用いる．

c．柴胡加竜骨牡蛎湯（さいこかりゅうこつぼれいとう）　出典：『傷寒論』

[組成] 柴胡5.0g，半夏4.0g，黄芩・大棗・人参・生姜各1.0g，牡蛎・竜骨各2.5

g，茯苓 3.0 g，桂皮 3.0 g

［効能］疏肝，解鬱，安神

［主治］七情の内傷により肝鬱化火して，脾の機能を傷害し，痰飲が生じ，気が停滞したために生じる不眠，動悸，情緒不安，遺精，インポテンツなどに適用する．

［方意］小柴胡湯（半量）で肝の疏泄機能を調整し，柴胡が邪熱を除き，竜骨，牡蛎が鎮心安神し，利水の茯苓が三焦の阻結を緩和するとともに，安神にも働く．

［臨床応用］神経衰弱症，神経性心悸亢進症，ヒステリーなどに精神不安，不眠，イライラなどの精神神経症状のある場合に用いる．

D 活血化瘀剤

　血瘀とは，各種の原因によって引き起こされた全身性あるいは局所性の血液循環障害のことである．

　血瘀の主な症候は，固定性の激しい疼痛，静脈のうっ血状態，反復する暗色の出血，腫瘤などで，舌質は暗紅から紫色あるいは瘀斑や瘀点が見られ，脈は渋である．

　血瘀証を治療する方法を活血化瘀といい，用いる方剤を活血化瘀剤という．活血化瘀剤とは，静脈うっ血の改善，抗凝血，鎮痛，血腫の吸収などの効果をもつ活血化瘀薬を主とし，血瘀の病態を改善する方剤である．

　主な薬物に，当帰，川芎，紅花，牡丹皮，芍薬，大黄などがある．

　活血化瘀剤を使用する上では以下の注意が必要である．

①月経期，とくに月経過多には用いてはならない．

②薬物によっては子宮収縮を起こして流産の危険があるので，妊婦には用いないほうがよい．

a. 桂枝茯苓丸　出典：『金匱要略』

［組成］桂枝 4.0 g，茯苓 4.0 g，桃仁 4.0 g，芍薬 4.0 g，牡丹皮 4.0 g

［効能］活血化瘀，散結

［主治］下焦の血瘀証などに用いる．体力中等度で，虚実の面からいえば，虚実間あるいは実証の婦人を対象とし，下腹部の抵抗・圧痛を目標に用いられる．この所見は血瘀といわれる．その他，頭痛，肩こり，めまい，のぼせ，冷え症，便秘などがある．

［方意］桃仁と牡丹皮は代表的駆血瘀薬で，桂枝と芍薬はその働きを補佐する．なお桂枝と芍薬とともに腹痛を緩和する作用がある．また本方の名前ともなった桂枝と茯苓の組み合わせは血瘀によって起こる気の上昇をおさえ，精神安定を主る．つまり，この処方は生理前後および生理中の諸症を緩和して，精神的いらいらを除く．

［臨床応用］

①生理痛：月経困難，下腹部の痛み，生理時に血塊を混じ，精神不安定を伴う場合．

②自律神経失調症，更年期障害症，婦人病などに血瘀症状を認める場合に用いる．

b. 当帰芍薬散　出典：『金匱要略』

［組成］当帰 3.0 g，芍薬 4.0 g，川芎 3.0 g，白朮 4.0 g，茯苓 4.0 g，沢瀉 4.0 g

[効能] 補血活血, 健脾調経

[主治] 血虚に伴う水毒, 血瘀証に用いる. 虚弱体質の婦人で, 月経量が少ない, 月経が遅れる, 月経痛などの血虚の症候に冷え症, 疲労しやすい, めまい, 肩こりなどの水滞の症候を伴うもの. 腹壁は一般に軟弱で, 心下に振水音を認めることが多く, 貧血傾向がある. 月経痛の場合には, 腹部が長くシクシク痛むことが多くみられる.

[方意] 補血活血の当帰, 芍薬, 川芎と健脾利水の白朮, 茯苓, 沢瀉から構成される.

[臨床応用]

①血虚性の婦人科疾患に用いる. 月経不順, 不妊症, 更年期障害症などの婦人の虚の諸症.

②貧血症, 神経症, 冷え症, 夜驚症に用いる.

c. 桃核承気湯　出典：『傷寒論』

[組成] 桃仁 5.0 g, 大黄 3.0 g, 芒硝 0.9 g, 桂皮 4.0 g, 甘草 1.5 g

[効能] 清熱瀉下, 活血化瘀

[主治] 下焦の蓄血証に用いる. 精神神経症状, 便秘症, のぼせのはなはだしい血瘀証のものに用いる. 体力が充実し, 下腹部が硬く脹って痛む, 圧痛, 便秘などの症候に, のぼせ, 頭痛, めまい, 不眠, 不安, はなはだしい場合には意識障害や狂躁などの精神神経症状を呈する. 顔にふきでものなどができやすいタイプによく効く.

[方意] 大黄は大腸の蠕動を促進し, 芒硝は水分保持により便を軟化する. 桃仁は含有する油性成分で便の流動性を増し, この 3 生薬の作用によって瀉下に働く. 大黄・桃仁には抗菌・消炎作用があり炎症をしずめる. 桂皮は血管を拡張してこれを補助し, 同時に鎮痛にも働く. 甘草は諸薬を調和させる.

[臨床応用]

①習慣性便秘に頭痛症, 肩こり, のぼせ, いらいら, 顔面紅潮などを伴う場合に用いる.

②月経前緊張症：月経前にいらいら, 怒りっぽい, 乳房が脹って痛むなどに用いる.

③更年期障害症, 子宮内膜炎, 自律神経失調症などで下焦の血瘀を呈するもの.

d. 通導散　出典：『万病回春』

[組成] 枳実 3.0 g, 大黄 3.0 g, 芒硝 1.8 g, 厚朴 2.0 g, 紅花 2.0 g, 当帰 3.0 g, 甘草 2.0 g, 陳皮 2.0 g, 木通 2.0 g, 蘇木 2.0 g

[効能] 理気活血, 破血化瘀

[主治] 血瘀の症候に, 腹が脹る, 便秘などの気滞の症候を伴うものを主治する. はなはだしければ乏尿, 狂躁状態を呈する. 舌質は暗紅から紫で瘀斑を伴うことが多い. 脈は渋あるいは弦である.

[方意] 活血化瘀の当帰, 紅花, 蘇木と, 理気の枳実, 厚朴, 陳皮に, 瀉下の大黄, 芒硝を加え, さらに利水の木通と調和薬の甘草を配合したものである.

[臨床応用]

①更年期障害症, 子宮内膜炎, 自律神経失調症などで下焦の血瘀を呈するもの.

②打撲，捻挫，外傷にも用いる．

E 清熱剤

　清熱剤は，外邪が化熱して裏に入ったり，感情の失調や気鬱化火・陰虚内熱などによって生じた裏熱を清する方剤である．病態に応じて清熱瀉火剤（熱邪が気分の部位に侵入して邪正相争し，高熱，多汗，煩渇，舌苔黄，脈洪大などの気分熱盛あるいは陽明熱証の病態を呈するものに用いる．白虎湯，白虎加人参湯），清熱涼血剤（熱病で，熱邪が営分や血分に入り，夜間の発熱，焦操，不眠，譫語，狂躁，舌質絳などの熱邪伝営の症候や，さらに出血をきたした熱入血分の症候に用いる．清営湯，犀角地黄湯），清熱解毒剤（邪熱が，熱毒や火毒に変化して三焦で熾盛となり，強い熱感，発熱，煩燥，不眠，顔面紅潮，口渇，時に出血，化膿，口内炎，歯痛などの症候を呈したものに用いる．黄連解毒湯），清臓腑熱剤（心，肺，肝胆，胃，腸など各臓腑に生じた火熱を清解するものである．各臓腑の熱証には，それぞれ対応する清熱剤がある．三黄瀉心湯，清心蓮子飲，竜胆瀉肝湯），清虚熱剤（養陰透熱の作用があり，温病後期で余邪が滞留し，陰液が消耗して夜間の発熱をみたり，肝腎陰虚で，慢性の消耗性の発熱，盗汗，手足のほてりを呈したり，肺腎陰虚で乾咳・少痰などの症候を呈したりする虚熱に用いる．滋陰降火湯，当帰六黄湯）に大別される．

a. 白虎湯（びゃっことう）　出典：『傷寒論』

［組成］石膏15.0 g，知母5.0 g，甘草2.0 g，粳米8.0 g

［効能］清熱生津

［主治］肝胃熱盛，熱厥証に用いる．陽明熱盛（腸・胃）や気分熱盛（とくに肺・胃）で，高熱（悪寒はない），はげしい口渇，多飲（冷たいものを好む），熱感，顔面紅潮，発汗，呼吸促迫などの症候を呈する．舌質は紅で乾燥，脈は洪大で有力である．

［方意］大寒の石膏が主薬で，肺・胃を清熱すると同時に透熱し，気分の熱を清する．知母も肺胃に入って滋陰清熱し，石膏とともに裏の燥熱を清する．甘草と粳米は和中（胃気を整え胃の津液を保護する）に働き，石膏や知母などの寒涼薬が胃を傷つけるのを防ぐ．

［臨床応用］

①インフルエンザ，肺炎，脳炎，感染症などで熱盛を呈するもの．

②口内炎，歯周炎，胃炎，糖尿病などで，胃熱を呈するもの．局部の炎症にも用いる．

b. 黄連解毒湯（おうれんげどくとう）　出典：『外台秘要』

［組成］黄連2.0 g，黄芩3.0 g，黄柏2.0 g，山梔子2.0 g

［効能］瀉火解毒

［主治］一切の実熱火毒，三焦熱盛証などに用いる．煩燥，目の充血，顔面紅潮，熱感，口乾き，口渇，口臭，口苦などの実熱の症候に用いる．はなはだしければ出血，発疹，精神狂乱，錯語などの症候を呈する．舌質は紅で，舌苔は黄色で，脈は数で有力である．

[方意] 黄芩は肺の火を瀉し，上焦の火を清除する．黄連は瀉火解毒の力が強く，中焦の火を清除する．黄柏は下焦の火を瀉する．山梔子は三焦の火を通泄する．これら4生薬で諸経の火毒を清解する．

[臨床応用]
①急性感染症，皮膚化膿症などで熱盛を呈するもの．
②各種の炎症性出血や発疹にも用いる．
③急性肝炎，急性胃腸炎，細菌性下痢，尿路感染症などで湿熱を呈するもの．
④自律神経失調症，更年期障害，神経症，高血圧症，口内炎，歯痛などで，肝胆火旺・胃熱を呈するもの．

c. 竜胆瀉肝湯　出典：『薛氏十六種』

[組成] 竜胆草1.0g，黄芩3.0g，山梔子1.0g，沢瀉3.0g，木通5.0g，車前子3.0g，当帰5.0g，生地黄5.0g，甘草1.0g

[効能] 清肝瀉火，清熱利湿

[主治] 肝胆実火，下焦湿熱証に用いる．肝胆の実火による頭痛，目の充血，口苦，いらいら，怒りっぽい，尿が濃いなどの症候を呈するもの．舌質は紅，舌苔は黄膩，脈は弦滑数である．下焦の湿熱による排尿痛，頻尿，排尿困難，あるいは陰部湿疹，陰部の瘙痒感，陰部の腫脹疼痛，黄色の帯下（こしけ）などの症候を呈するもの．

[方意] 大苦大寒の竜胆草を主薬とし，黄芩，山梔子を配して肝胆の実火を瀉し，沢瀉，車前子，木通を配して下焦の湿熱を清する．生地黄，当帰は陰液を保護し血を養う．甘草は清熱解毒し，諸薬を調和する．

[臨床応用]
①急性あるいは慢性の泌尿器・生殖器の炎症性疾患：急性前立腺炎，腟炎，陰部瘙痒感などで湿熱を呈するもの．
②高血圧症，急性胆囊炎，自律神経失調症，急性肝炎などで，肝胆火旺を呈するもの．

F 温裏剤

温裏剤は，温性の薬性をもつ薬物を主体に組成した処方である．脾胃や腎の陽気が不足したり，寒邪が裏に侵入したりして生じた裏寒証を改善する方剤である．裏寒の状態により，温中散寒剤，回陽救逆剤，温経散寒剤の3種に大別される．

（1）温中散寒剤

脾胃虚寒（陽虚），あるいは脾胃実寒（寒冷の環境や生ものの過食などにより急激に発生する）に対する治療方剤で，腹痛，悪心，嘔吐，下痢などの症状に用いる．安中散，人参湯などがある．

a. 安中散　出典：『和剤局方』

[組成] 桂枝4.0g，延胡索3.0g，牡蛎3.0g，茴香1.5g，縮砂1.0g，良姜0.5g，甘草1.0g

［効能］温中散寒，止痛，止嘔，制酸

［主治］胃寒の腹痛証（冷えや寒冷の飲食物などで発生・増悪する）などに用いる．腹部膨満，悪心，嘔吐，胸やけ，げっぷ，食欲不振，吐き気などの症状．脇痛・月経痛・下腹部痛などを伴うこともある．舌質はやや淡紅，舌苔は薄白，脈はやや遅．

［方意］散寒利気・降気止痛の延胡索，良姜，茴香，桂枝で寒凝を除き止嘔し，牡蠣で制酸，甘草で諸薬を調和する．

［臨床応用］急性胃炎，慢性胃炎，神経性胃炎，胃アトニー，胃十二指腸潰瘍，慢性膵炎などで，胃寒による上腹部痛のみられるもの．

b. 人参湯（にんじんとう）　出典：『傷寒論』

［組成］人参 3.0 g，乾姜 2.0 g，白朮 3.0 g，甘草 3.0 g

［効能］温中散寒，補気健脾

［主治］中焦虚寒（脾胃虚寒）・寒邪直中証に用いる．脾胃の陽虚によって内寒が生じ，運化が不足し，脾胃の昇降が失調して嘔吐や下痢を生じ，虚寒のために気血がめぐらず，腹痛や四肢の冷えを生じたものを治す．また，中焦虚寒の状態の上にさらに寒邪（外寒）を感受して陽気がさらに損傷され，腹痛，嘔吐，下痢を引き起こしたものを治す．舌質は淡白，舌苔は薄白，脈は沈細．

［方意］人参は脾胃の気を補って運化を強め，乾姜は中焦を温めて裏寒を除き，白朮は健脾燥湿によって人参を助け，甘草は益気和中し，諸薬を調和する．全体で，裏寒によって生じた脾胃の運化と昇降の失調に対し，温中散寒・補気健脾することによって運化を助け，昇降を回復させる．

［臨床応用］

①慢性胃炎，胃十二指腸潰瘍，消化不良症，慢性結腸炎で脾胃虚寒の症候を呈するもの．

②急性胃炎，急性腸炎などで，脾胃実寒（寒邪直中）を呈するもの．

c. 小建中湯（しょうけんちゅうとう）　出典：『傷寒論』

［組成］桂皮 4.0 g，芍薬 6.0 g，大棗 4.0 g，甘草 2.0 g，生姜 1.0 g，膠飴 20.0 g

［効能］温中補虚，緩急止痛

［主治］脾虚あるいは気血不足による腹痛などに用いる．顔色が悪く，疲れやすく，食欲不振で，臍周囲の痙攣性腹痛があり，温めると軽減する．動悸，小便不利，汗をかきやすいなどの症状を伴うことが多い．舌質はやや淡紅，舌苔は薄白，脈は軟やや弦．

［方意］桂枝湯の芍薬を倍増した桂枝加芍薬湯に膠飴を加えたものである．芍薬は痙攣を抑制し鎮静する．桂枝，大棗，甘草，膠飴は鎮痛・鎮痙の効果をつとめる．生姜は消化を促進し消化吸収につとめる．

［臨床応用］

①小児虚弱体質，胃腸神経症，神経質，慢性胃炎，過敏性腸症候群，小児夜尿症，夜泣きなどで脾虚の腹痛を呈するもの．

②小児や虚弱体質者の感冒にも用いる．

（2）回陽救逆剤

心腎の陽気が著しく傷害され，陽気が衰亡した症候（厥逆亡陽のショック状態）に対する治療方剤で，四肢が冷たくなり，寒がって動けなくなり，顔色蒼白などの症状に用いる．四逆湯が代表的である．

a. 四逆湯　　出典：『傷寒論』

[組成] 熟附子9.0g，乾姜5.0g，炙甘草6.0g

[効能] 回陽救逆，温中散寒

[主治] 陰寒内盛，亡陽虚脱証などに用いる．陽気が虚衰し，四肢の強い冷え，寒がる，全身の元気の衰え，嗜眠傾向，腹痛，下痢などの症候を呈したものを治す．舌は淡，舌苔は白潤，脈は沈細・微弱．なお，同様の病機による亡陽のショック状態で，顔面蒼白，冷汗，手足の冷え，脈が微弱で絶えそうになったものにも用いる．

[方意] 附子は大辛大熱で十二経を通行し，陽気（とくに心・脾・腎）を強力に補う．乾姜は中焦（脾・胃）を温補して裏寒を除き，運化を回復させ，附子を助けて陽気を振発させる．甘草は補中益気し，附子，乾姜の辛烈の性をやわらげ，薬力を持続させる．

[臨床応用]
①慢性疾患で体力の著しく衰えたもので，陽虚寒盛を呈するもの．
②心不全，心筋梗塞，その他のショックで，亡陽を呈するもの．

（3）温経散寒剤

寒邪が経脈を侵すと血の通行を阻害して停滞させる．気血の流れが悪くなって痛みやしびれが生じた場合に用いる方剤である．当帰四逆湯などがある．

a. 当帰四逆加呉茱萸生姜湯　　出典：『傷寒論』

[組成] 当帰3.0g，桂枝3.0g，芍薬3.0g，細辛2.0g，甘草3.0g，木通3.0g，大棗1.0g，呉茱萸2.0g，生姜4.0g

[効能] 温経散寒，養血通脈

[主治] 血虚受寒証に用いる．寒冷刺激によって四肢や下腹部の冷えと痛み，しびれ，しもやけ，生理痛などの症候を呈したものを治す．舌質は淡白，舌苔は白，脈は沈細．

[方意] 桂皮，細辛，呉茱萸，生姜は温経散寒で，当帰，芍薬は養血通脈で，大棗，甘草は補気健脾で中焦を整え陽気を盛んにする．木通は通脈で，合わせて，養血通脈の基礎の上に温経散寒をはかり，経絡に溜まる寒邪を駆逐し，気血を末梢に到達させる．

[臨床応用] 関節リウマチ，凍瘡（しもやけ），血栓性静脈炎，神経痛，月経困難症，腰痛など，血虚で冷え・痛みを呈するもの．

G 利水去湿剤

　利水去湿剤は，外から侵襲した湿邪や，脾の運化機能が失調して水湿が停滞して生じた内湿の病態を改善する方剤である．湿邪が風・寒・暑・熱のうちのどの邪を挟んでいるか，また内湿は寒化傾向にあるか熱化傾向にあるか，さらに水分代謝に関係する肺・脾・腎・三焦・膀胱の機能失調がどの程度存在するかにより，燥湿和胃剤，清熱利湿剤，利水滲湿剤，温化水湿剤，去風化湿剤の5種に大別される．

（1）燥湿和胃剤

　湿が中焦に停滞して，脾の運化機能が障害され，胃の痞え感，腹満感，ゲップ，胸やけ，嘔吐，下痢，食欲不振，全身倦怠感などの症候を呈するものに用いる方剤である．平胃散などがある．

a. 平胃散　出典：『和剤局方』

[組成] 蒼朮4.0g，厚朴3.0g，陳皮3.0g，甘草1.0g，大棗2.0g，生姜1.0g

[効能] 燥湿健脾，理気和胃

[主治] 湿困脾胃証に用いる．湿邪が中焦（脾・胃）を障害して胃の通降を阻み，悪心，嘔吐，ゲップ，胸やけ，口がねばる，食欲不振，上腹部膨満感，胃部の痞え感を生じ，一方，脾の運化も失調して倦怠感，昼間も眠い，泥状便から下痢などの症候を呈するものを治す．舌苔は白厚膩，脈は緩．

[方意] 蒼朮，厚朴，陳皮が主薬で，行気和胃，健脾化湿の功があり，甘草は諸薬を調和し，生姜，大棗とともに中焦を和す．全体で湿濁を化し，気機を通暢し，脾胃の昇降を回復させる．

[臨床応用] 急性胃腸炎，胃腸神経症，急性消化不良症などで，湿困脾胃を呈するもの．

（2）清熱利湿剤

　湿熱の邪の侵襲を受けたり，体内で湿熱が盛んになったりして発症した暑湿・湿温などの温病，黄疸，排尿病や尿意頻数を伴う熱淋，筋の萎縮や麻痺を呈する痺症などに用いる．湿熱の存在する部位に応じ，清熱利湿の茵蔯蒿，薏苡仁，山梔子，滑石などを中心として処方を組み立てる．茵蔯蒿湯，三仁湯，八正散，宣痺湯などがある．

a. 茵蔯蒿湯　出典：『傷寒論』

[組成] 茵蔯蒿4.0g，山梔子3.0g，大黄1.0g

[効能] 清熱利湿，退黄

[主治] 肝胆湿熱証に用いる．湿熱の邪が肝胆を鬱結し，口が苦い，口がねばる，口渇，頭汗，体の熱感，いらいら，悪心，嘔吐，食欲不振，油っこい物や臭いで気分が悪くなる，胸腹部の膨満感，尿が濃い，便秘あるいは便がすっきり出ないなどの症候で，はなはだしければ，鮮黄色の全身の黄疸，発熱などの症候がみられる．舌質は紅，舌苔は黄膩，脈は弦滑数．

[方意] 本方は「湿熱の黄疸」に対する代表処方であるが，黄疸がなくとも湿熱に広く用いてよい．主薬は清熱利湿・退黄の茵蔯蒿で，清熱解毒の山梔子と清熱瀉下の大黄が補助している．

[臨床応用] 急性肝炎，胆嚢炎，胆石症，急性膵炎などで，肝胆湿熱を呈するもの．

（3）利水滲湿剤

津液の代謝が失調し，水湿が停留して発症した浮腫，尿量減少，排尿異常，下痢などの症候に用いる．小便を通利し，尿意を増加させる利水滲湿の茯苓，沢瀉，猪苓などを主として処方を組み立てる．五苓散，猪苓湯，五皮散，防已黄耆湯などがある．

a. 五苓散（ごれいさん）　出典：『傷寒論』

[組成] 茯苓 5.0 g，猪苓 5.0 g，沢瀉 6.0 g，白朮 5.0 g，桂枝 3.0 g

[効能] 利水滲湿，通陽，解表

[主治] 水湿内停証に用いる．外邪が太陽経に侵襲して，頭痛，発熱，脈浮などの表証を呈すると同時に，太陽経脈を通じて邪が膀胱に入り，膀胱の気化機能を障害して水湿が停滞し，尿量減少，口渇，水逆（水を飲むとすぐ吐出するもの）などの症候を呈する．また，脾虚による水湿の運化が失調して，浮腫や尿量減少，下痢などの症候もみられる．さらに，膀胱の気化が不足して臍下に停滞し，動悸，涎沫を吐し，眩暈などの症候も生じる．舌苔白膩，脈は滑．

[方意] 本方は水湿による尿量減少，口渇に対する代表処方である．猪苓，茯苓，沢瀉は，利水滲湿して停留している水湿を去る．白朮と茯苓は脾の運化を強化して，水分代謝を改善する．桂枝は通陽により膀胱・三焦の気化を促進し，水液を全身に行きわたらせ，小便を通利させる．

[臨床応用] 急性胃腸炎，腎炎，浮腫，陰嚢水腫，ネフローゼ症候群などに水湿・水腫を呈するもの．

（4）温化水湿剤

湿が寒化したり，陽気が衰えて水湿代謝が十分にできなかったりして生じた浮腫，尿量減少，関節痛などの症候に用いる．温裏祛寒の附子，肉桂に，利水滲湿の茯苓，白朮などを組み合わせる．苓桂朮甘湯，真武湯，実脾飲，萆薢分清飲などがある．

a. 真武湯（しんぶとう）　出典：『傷寒論』

[組成] 茯苓 5.0 g，芍薬 3.0 g，白朮 3.0 g，生姜 3.0 g，熟附子 1.0 g

[効能] 温陽利水

[主治] 脾腎陽虚・水気内停証（陽虚水泛証）に用いる．腎陽が不足して津液が気化できずに水湿が生じ，また脾陽への温煦も不足して水湿の運化が低下し，三焦に氾濫することにより，尿量減少，四肢の重だるさや痛み，浮腫，腹痛，下痢，寒がる，あるいはめまい，立ちくらみなどの症状を呈するものを治す．脈は沈，舌質は淡で胖大．

[方意] 本方は陽虚の浮腫に対する代表処方である．附子は腎陽を温補して気化機能を

強化するとともに水湿の運化を促進する．白朮，茯苓は健脾利水し，脾の運化を強めて水湿の産生を防止し水気を除く．生姜は辛温で附子の温陽去寒の作用を助け，芍薬は斂陰の作用により緩急し腹痛を止める．

[臨床応用] ネフローゼ症候群，心臓性浮腫，慢性腎炎，甲状腺機能低下症などで，陽虚水泛を呈するもの．

(5) 去風化湿剤

風湿の邪の侵襲を受け，頭痛，関節の疼痛，腰痛などの症候を呈するものに用いる．祛風湿薬の羌活，独活，防風，秦艽などを主とし，風湿の邪が長期にわたって経絡を阻滞したものには活血薬を配合して経絡を疏通させ，もし長びいて正気が虚したものは，補益薬を配合して扶正をはかる．薏苡仁湯，羌活勝湿湯，独活寄生湯などがある．

a. 薏苡仁湯（よくいにんとう）　出典：『名医指掌』

[組成] 薏苡仁 8.0 g，麻黄 4.0 g，蒼朮 4.0 g，当帰 4.0 g，桂枝 3.0 g，芍薬 3.0 g，甘草 2.0 g

[効能] 通陽利水，活血止痙

[主治] 湿痺証に用いる．水液の排泄（発汗・利尿）障害による浮腫，四肢のしびれ，痛み，重だるい，運動障害，冷えなどの症候が生じる．舌苔は白膩，脈は滑．

[方意] 本方は湿痺に対する処方である．薏苡仁，蒼朮が主薬で，利水作用によって浮腫を消退させ，また筋肉の痙攣を緩解する．麻黄の発汗利水と，桂枝の通陽により浮腫を消退させる．当帰，芍薬は滋養強壮作用・血行促進作用によって神経・筋肉を栄養し，筋肉の痙攣を緩解させる．甘草は諸薬を調和させる．

[臨床応用] 肩関節周囲炎，頸肩腕症候群，腰痛症，膝関節水腫，慢性関節炎，関節リウマチなどで，湿痺を呈するもの．

H 瀉下剤

瀉下剤は，大便を通じさせることによって，腸胃の積滞を除き，実熱を排除し，あるいは水飲や寒積を攻逐する方剤である．基本的に裏実の病態に対応する方剤である．熱結（熱邪によって便が秘結して便秘するもの）に対しては寒下剤を，寒結に対しては温下剤を，燥結に対しては潤下剤を用いる．

(1) 寒下剤

主に腸胃の積滞と裏熱が互結し，便秘，腹満，腹痛などの症候を呈するものに用いる．寒下の作用（清熱瀉火）をもつ大黄，芒硝などを主体に，理気の厚朴，枳実などを組み合わせる．大承気湯などがある．

a. 大承気湯（だいじょうきとう）　出典：『傷寒論』

[組成] 大黄 2.0 g，芒硝 3.0 g，厚朴 5.0 g，枳実 3.0 g

[効能] 峻下熱結

［主治］熱結裏実証（陽明腑実証）に用いる．風寒が化熱して裏に入るか，風熱の邪が裏に侵入するかして，熱邪が腸胃の積滞と結びつき燥屎（乾燥し，硬結した大便）を形成し，腹満，腹痛（圧痛が強く按ずるを拒む），発熱，うわごと，発汗などの症候を呈するものに用いる．舌質は紅で乾燥，舌苔は黄厚で乾燥（はなはだしければ焦黒で芒刺を伴う），脈は沈実で有力．

［方意］大黄が主薬で清熱通便し，芒硝は軟堅・清熱通下して大黄の瀉下作用を助け，熱結を除去する．厚朴，枳実は寛中行気し，枳実は破気導滞し，大黄，芒硝の瀉下の効能を強める．

［臨床応用］
①発熱疾患の極期で熱結を呈するもの．
②習慣性便秘にも用いる．

（2）温下剤

寒邪の侵襲や冷たい物の過食による寒積，あるいは陽虚（虚寒）の便秘に用いる方剤である．便秘，腹痛（温めると軽くなる），腹満，手足冷などの症候を呈するものに用いる．原因となっている寒は温故する必要があり，結（積滞）は下す必要があるので，附子，乾姜，細辛，当帰，肉桂などの温裏あるいは温散の薬物と，大黄などの瀉下薬を配合する（大黄は寒下薬であるが，大量の辛熱薬を配合することにより，処方全体としては寒性は消失する）．なお，寒性がはなはだしいものは，温性の峻下薬である巴豆などを用いる．大黄附子湯などがある．

a. 大黄附子湯　出典：『金匱要略』

［組成］大黄 1.0 g，熟附子 1.0 g，細辛 2.0 g

［効能］温陽瀉下

［主治］寒積裏実証（寒秘）に用いる．寒邪が侵襲したり，陽虚によって虚寒が生じ，積滞を寒凝して腹痛・便秘をきたす．便秘とともに冷え，寒けなどの症候を呈するものを治す．舌質はやや淡白，舌苔は白滑，脈は沈弦．

［方意］本方は「温下」の代表処方である．熟附子は辛熱で温裏散寒し陽気を補い，大黄は積滞を攻逐する．細辛は温経散寒・止痛に働き，附子を補助する．附子・細辛の熱性により，大黄の寒性は消失し，全体として寒凝を温散し，積滞を除く．

［臨床応用］急性・慢性の便秘で，寒証を伴うもの．

（3）潤下剤

潤下剤は，津液不足および血虚により大腸が潤いを失い乾燥して生じる便秘に用いる方剤である．便秘，ころころした硬い便（兎糞状）や，陰虚の症候を呈するものに用いる．一般に，滋補潤腸の薬物である麻子仁，郁李仁，杏仁などを主体とし，熱邪が関与するものには大黄などの寒下薬を配合し，血虚・陰虚に起因するものには養血潤燥作用にすぐれる熟地黄，何首烏，当帰などを配合する．麻子仁丸などがある．

a. **麻子仁丸**　出典：『傷寒論』

[組成] 麻子仁 5.0 g, 芍薬 2.0 g, 大黄 4.0 g, 厚朴 2.0 g, 枳実 2.0 g, 杏仁 2.0 g

[効能] 潤腸通便

[主治] 腸燥便秘証に用いる．腸胃の燥熱があり，津液を消耗して，便秘（兎糞状の便），口唇の乾燥，頻尿（脾の陰液が不足して運化が制約され，津液が輸布されずに膀胱に偏滲して頻尿をきたす）などの症候を呈するものを治す．舌質は紅やや乾燥，舌苔は白あるいは黄で乾燥．脈は細．

[方意] 麻子仁は主薬で潤腸通便に働き，大黄は清熱通便して麻子仁の作用を助け，厚朴は寛中行気し，枳実は破気導滞する．この3種の配合は小承気湯で，陽明の燥熱を清解して通便する．芍薬は脾陰を滋補して水液を腸に送り，杏仁は肺気を粛降して大腸を通じるとともに潤腸通便作用で麻子仁を助ける．

[臨床応用] 熱病，発汗過多などによる腸燥便秘，あるいは習慣性便秘．

Ⅰ　補 益 剤

　補益剤は，気・血・津液・精など，人体の精微物質，すなわち正気を補い，虚証（陰液と陽気の不足）を改善する方剤であり，衰えた機能を増強し消耗した物質面を補充する．虚証の四つの状態に相応し，補益剤にも，補気剤（気虚に），補血剤（血虚に），気血両補剤（気血両虚に），補陰剤（陰虚に），補陽剤（陽気や精の不足に）があり，それぞれに対処する．

（1）補 気 剤

　補気剤は，気虚を改善する方剤である．主として脾肺の気虚による倦怠感，無力感，疲れやすい，息切れ，声に力がない，食欲不振などの症候を呈するものに用いる．舌質は淡，舌苔は白，脈は弱あるいは大．また，気虚下陥による脱肛や子宮脱，内臓下垂なども補気剤の適応である．人参，黄耆，白朮，甘草などの補気薬を主体とし，病態に応じて行気，滲湿，補血，養陰などの薬物を配合する．四君子湯，補中益気湯などがある．

a. **四君子湯**　出典：『和剤局方』

[組成] 人参 4.0 g, 白朮 4.0 g, 茯苓 4.0 g, 甘草 1.0 g

[効能] 益気健脾

[主治] 気虚証に用いる．脾気が虚して運化が低下し，気血の生化が不足し，食欲不振，軟便から水様便，疲れやすい，全身の脱力感，元気がないなどの症候を呈するものを治す．舌質は淡白，舌苔は薄白，脈は細弱あるいは沈緩．

[方意] 本方は補気の基本処方で，補気薬のほとんどは本方を加減してつくられている．人参は主薬で元気を大補し，健脾養胃の作用があり，白朮は健脾益気，燥湿和中の作用がある．茯苓は健脾滲湿し，白朮と組み合わせると優れた健脾除湿の作用を現す．甘草は補中益気に働く．以上の4味の配合はバランスの取れた益気健脾のユニットと

なっている．

[臨床応用] 消化不良症，慢性胃腸炎，貧血症，慢性の下痢症，各種の慢性疾患による衰弱などで，脾胃気虚を呈するもの．

b. 補中益気湯（ほちゅうえっきとう）　出典：『脾胃論』

[組成] 黄耆4.0g，人参4.0g，白朮4.0g，茯苓4.0g，甘草2.0g，当帰3.0g，陳皮2.0g，升麻1.0g，柴胡1.0g，大棗2.0g，生姜1.0g

[効能] 補気健脾，昇陽挙陥，除熱

[主治] 脾胃気虚証に用いる．脾気が不足すると，昇清機能が失調し，統血作用も低下する．以下の症候を呈する．

①中気下陥証（気虚下陥証）：元気がない，疲れやすい，倦怠感，立ちくらみ，下痢などの脾気虚の症候に加えて，胃下垂，遊走腎，脱肛などの内臓下垂の症候を呈する．舌質は淡紅，脈は虚．

②脾不統血（気不摂血）証：脾胃気虚による気不摂血で，皮下出血，月経過多などの出血症状を呈する．舌質は淡紅，脈は虚．

③気虚発熱証：慢性に繰り返す微熱で，精神的・肉体的疲労に伴い頭痛，悪寒，自汗などの症候を呈する．舌質は紅，苔は白，脈は沈．

[方意] 本方は中気下陥に対する代表処方である．黄耆は主薬で気を補い，陽気を昇提させる作用がある．人参・甘草は益気で黄耆の補気を昇挙する作用があり，黄耆の作用を助ける．

[臨床応用] 低血圧症，起立性失調症，自律神経失調症，脱肛，子宮脱，慢性胃腸炎，貧血症，慢性の下痢症，慢性の微熱，病後あるいは手術の回復期，その他の慢性疾患などで，脾胃気虚・中気下陥の症候を呈するもの．

（2）補血剤

補血剤は血虚を改善する方剤である．主として肝・心の血虚によるめまい，目のかすみ，筋肉の痙攣，爪の色が悪くもろい，顔色につやがない，動悸，不眠，不安感，月経不順，過少月経，無月経などの症候を呈するものを治す方剤である．熟地黄，当帰，白芍，竜眼肉，何首烏，阿膠などの補血薬を主とし，多くは人参，黄耆などの補気薬を配合して，益気によって生血を促す．四物湯，帰脾湯などがある．

a. 四物湯（しもつとう）　出典：『和剤局方』

[組成] 当帰4.0g，川芎4.0g，芍薬4.0g，熟地黄4.0g

[効能] 補血活血

[主治] 血虚証に用いる．目がかすみ，めまい，顔につやがない，口唇の荒れ，爪がもろいなどの肝血虚の症候，また女性では月経過少，月経周期の延長などの症候を呈するものを治す．舌は淡紅，脈は細．

[方意] 血虚に対する補血の基本方剤である．熟地黄は滋陰養血し，芍薬は斂陰補血して柔肝に働き，当帰は補血活血して調経し，川芎は血中の気薬として活血行気する．

4生薬ともに血分に働き，補血して滞らせず，行血して破血せず，補中に散があり，散中に収斂があり，バランスのよい補血の要剤である．ただし，臨床上は，多く加減して用いる．

[臨床応用] 栄養不良，自律神経失調症，更年期障害，稀発月経，無月経，子宮発育不全，産後などで，血虚を呈するもの．

（3）気血双補剤

気虚と血虚が併存し，眩暈，動悸，息切れ，倦怠感，顔色にツヤがない，脈虚細，舌質淡，舌苔薄白などの症候を呈するものに用いる．人参，黄耆，白朮などの補気薬と，熟地黄，当帰，白芍などの補血薬を組み合わせて処方を組み立てる．八珍湯，泰山磐石散，十全大補湯などがある．

a. 十全大補湯　出典：『和剤局方』

[組成] 人参8g，茯苓8g，白朮10g，甘草5g（以上4味は四君子湯），当帰4.0g，川芎4.0g，芍薬3.0g，熟地黄4.0g（以上4味は四物湯），黄耆3.0g，桂皮3.0g

[効能] 温補気血

[主治] 気血両虚証に用いる．気虚による倦怠感，無力感，疲労やすい，息切れ，動悸などの症状と，血虚による目のかすみ，眩暈，顔につやがないなどの症候を呈するものを治す．

[方意] 益気健脾の四君子湯と養血活血の四物湯を合して気血双補し，さらに益気固表の黄耆を加えて補気生血し，補陽去寒の桂皮を加えて陽気を振奮する．

[臨床応用] 貧血症，慢性諸疾患，産後，出血後，自律神経失調症など，気血両虚・虚寒の症候を呈するもの．

（4）補 陰 剤

陰虚を改善する方剤である．主として肝・腎の陰虚により，痩せる，口や咽の乾燥感，口渇，顔面紅潮，のぼせ，熱感，手と足のひらのほてり，耳鳴り，盗汗（寝汗），腰や膝がだるく力がない，遺精，尿が濃い，便がかたいなどの症候を呈する．舌質は紅，舌苔は少く少津，脈は細数．地黄，麦門冬，玄参，枸杞子，阿膠などの滋陰薬を中心に処方を組み立てる．六味地黄丸，大補陰丸などがある．

a. 六味地黄丸　出典：『小児薬証直訣』

[組成] 熟地黄8.0g，山茱萸4.0g，山薬4.0g，沢瀉3.0g，茯苓3.0g，牡丹皮3.0g

[効能] 滋補肝腎，清虚熱，利湿

[主治] 肝腎陰虚証に用いる．肝腎陰虚により，腰や膝がだるく力がない，耳鳴り，難聴，目がかすむ，盗汗，不眠，めまい，遺精，身体の熱感，手足のほてりなどの症候を呈するものを治す．舌質は紅で少苔，脈は細数．

[方意] 本方は三補と三瀉の薬物から構成されているのが特徴である．熟地黄は主薬で滋陰補腎・益精生血に働き，山茱萸は滋補肝腎・固精止汗に働き，山薬は脾を補益

し，同じく固精する．この3薬のことを三補という．沢瀉は利水滲湿・清熱に働き，湿を除いて内熱を下泄し，熟地黄の膩滞を防ぐ．茯苓は健脾利水し，山薬を補佐する．牡丹皮は清熱涼血に働き，内熱（虚熱）や肝火を清する．この3薬のことを三瀉という．三補三瀉の併用により，滋補して滞らず，降泄して正を傷めず，よく腎陰を滋補することができる．

[臨床応用] 自律神経失調症，糖尿病，慢性腎炎，肺結核，慢性尿路感染症，気管支喘息などの慢性病や，無月経，不妊症，生理不順などの婦人科疾患などで，肝腎陰虚の症候を呈するもの．

（5）補陽剤

陽虚を改善する方剤である．命門の火や陽気の不足により，寒がる，寒冷をきらう，四肢が冷える，顔色が蒼白，腰や膝がだるく力がない，頻尿，浮腫，インポテンツ，不妊などの症候を呈するものに用いる．舌質は淡白で胖大，舌苔は滑，脈は沈遅である．附子，肉桂などの温裏薬，杜仲，巴戟天，補骨脂などの補陽薬を中心に処方を組み立てる．八味地黄丸，牛車腎気丸などがある．

a. 八味地黄丸　出典：『金匱要略』

[組成] 熟地黄 5.0 g，山薬 3.0 g，山茱萸 3.0 g，沢瀉 3.0 g，茯苓 3.0 g，牡丹皮 3.0 g（以上は六味地黄丸），桂皮 1.0 g，熟附子 1.0 g

[効能] 温補腎陽

[主治] 腎陽虚証に用いる．腎陽虚があり，そのために腎精が腎気に化すことができず，腰や膝がだるく，下半身の脱力感，腰痛，下半身がいつも冷える，浮腫，尿量減少，耳鳴りなどの症候を呈するものを治す．舌質は淡白で湿潤，舌苔は白滑，脈は沈弱．

[方意] 本方は六味地黄丸に附子・桂皮を加えたものであるが，熟地黄は肝腎の血や陰液を補い，山茱萸，山薬は腎精を固渋し，山茱萸は肝腎を補益し，山薬は脾を補益する．茯苓，沢瀉は利水滲湿し，牡丹皮は血分の鬱熱を散じ，上記3種の補薬を滞らせない．附子は温腎助陽して三焦の陽気を温通し，桂皮は陽気を辛通してよく気を化し利水する．

[臨床応用] 慢性腎炎，糖尿病，自律神経失調症，老人性痴呆，インポテンツ，不妊症，排尿異常などで，腎陽虚の症候を呈するもの．

第10章
漢方による診断と処方

1 漢方独自の診断方法

　漢方治療においては証（☞ p.58, 第6章1. D）の診断が基本であり, すなわち証が決まれば服用すべき薬が決まる. 葛根湯を服用すべき患者の病的体質を「葛根湯証」と呼ぶ. よって, 漢方における証とは「ある漢方薬を服用すれば改善される病的状態」ということができる. 本来証とは証しであり, 体表などに現れた病的徴候をいい, 現代中国医学では血瘀（漢方用語では瘀血）証などというのに対して, 漢方では先の葛根湯証などと, 服用すべき処方で患者の体質を表現する.

　また, 中国医学の腹部按診とは異なる漢方独自の診察方法として腹診があり, これは患者の腹部を按じて診察する一種の切診である. 享和元（1801）年に稲葉文礼が『腹証奇覧』をあらわし, その奥義を広く世に知らしめた. 腹診により証を診断する主な徴候として以下のようなものがある.

　胸脇苦満：胸脇部に自覚的膨満感を, あるいは肋骨弓下を按じた場合に圧迫感を感じるもので, 柴胡剤の適応症である.

　胃部振水音：胃部を腹壁上から軽くトントンと叩いたり揺すると, チャポチャポと水が溜まった音がすること. 胃内停水があり, 五苓散など利水剤の適応症である.

　心下痞硬：心下部を按圧すると, 抵抗と圧痛を感じるもので, 柴胡剤・瀉心湯類の適応症である.

　臍上悸：臍のすぐ上を軽く触れただけで, 腹部大動脈の動悸を感じること（内科の腹部触診は膝を立てて行うため, 多くの例で動悸を感じることができるが, 漢方の腹診は仰臥位で膝を伸ばした状態で行うため, それほど多くの例で動悸を感じるわけではない）. 気逆に水滞を兼ねた病態である.

　小腹不仁：臍下不仁とも呼び, 臍の下を押すと綿のように柔らかい状態をいう. 腎虚の証で, 六味丸や八味地黄丸が適応することが多い.

　小腹急結：左下腹部のＳ状結腸部を軽くさするだけで強い放散痛を感じる場合で, 瘀血の症候である.

　その他, 発汗の有無や, 舌診, 脈診などの結果, また『傷寒論』や『金匱要略』に記載されたさまざまな徴候をふまえて, 総合的に証の診断を下す. こうした現代中国医学

と異なる現代日本の伝統医学を漢方また日本漢方と呼ぶ．さらに，現代医学の検査法と漢方治療を組み合わせた新しい診療学を和漢診療学と呼ぶこともある．

2 主な漢方薬と証の診断

　戦国時代から江戸時代初期に中国医学を導入した日本では，当初はその当時の中国で行われていた中国医学が流布した．しかし，江戸時代中期になり，儒学の復古運動に合わせて医学の世界でも復古運動が起こり，古代中国（漢時代）の医学書である『傷寒論』や『金匱要略』の内容を重んじた医学が展開した．また，のちに日本の医家がさらに発展させた処方もある．これらを古方と称し，中国における金・元医学以降の医学を後世方と称して区別してきた．ここでは参考例として汎用処方のいくつかを例示し，その出典中の内容を意訳文とともに掲載（抜粋）しておく．これらの内容は漢方的診断時のよりどころとされてきたものであり，漢方はこれらの簡略な記載内容を詳細に読み解くことにより発展してきたといえる．第9章で述べた現代中国医学的な運用と比較してみると，漢方と現代中国医学の相違が理解できる．

a. 葛根湯（かっこんとう）

　本方は一般に感冒の治療薬とされるが，実証の太陽病期に用うるべき処方で，虚証や病期を過ぎた者には不可である．さまざまな雑病（慢性病）に対しても，項背部（うなじ）をはじめとする上半身の一部が硬く凝っていることを目標に使用される応用範囲の広い処方である．現代中国医学では解表剤に分類される．

　傷寒論：太陽病，項背強几几，無汗悪風，本方主之（たとえば感冒の初期など，太陽病期で，項背部が強く硬く凝り，汗が出なくて寒気がするものは本方が主治する）．

　傷寒論：太陽与陽明合病者，必自下利，本方主之（太陽病と陽明病を兼ね備える患者は必ず自ら下痢する．本方が主治する）．（葛根湯はカゼ症候群で激しく下痢する場合にも効果がある）

　金匱要略：太陽病，無汗而小便反少，気上衝胸，口噤不得語，欲作剛痙，本方主之（太陽病期で，汗が出なくてしかも小便の量が少なく，気が上衝して胸苦しく，口がこわばって話せないなど，こわばりがあるものに治療効果がある）．（風邪に冒されて顔面が麻痺したときなどに応用される）

b. 桂枝湯（けいしとう）

　本方は虚証に対する解表剤の代表的処方で，応用範囲が広く，多くの加減方がある．先の葛根湯も本方に葛根と麻黄を加えたものであるといえる．

　傷寒論：太陽中風，陽浮而陰弱，陽浮者，熱自発．陰弱者，嗇嗇悪寒，淅淅悪風，翕翕発熱，鼻鳴乾嘔者，桂枝湯主之（太陽中風は陽が浮揚し陰が弱い．陽浮の者は自ら発熱する．陰の弱いものはぞくぞくと悪寒し，水をかけられるように悪風し，ポッポと発熱し，鼻が鳴り，から嘔吐きする者は桂枝湯が主治する）．

2. 主な漢方薬と証の診断　135

傷寒論：陽明病，脈遅，汗出多，微悪寒者，表未解也，可発汗，宜桂枝湯（陽明病期で，遅脈で，発汗が多くわずかに寒気がする者は，いまだ表が完全に解していないからである．桂枝湯が奏効する）．

傷寒論：太陰病，脈浮者，可発汗，宜桂枝湯（太陰病期で，浮脈の者は発汗すべきで，桂枝湯が奏効する）．

c. 桂枝加芍薬湯（けいしかしゃくやくとう）

本方は桂枝湯中の芍薬の量を2倍にした処方である．

傷寒論：本太陽病，医反下之，因爾腹満時痛者，属太陰也，桂枝加芍薬湯主之，大実痛者，桂枝加大黄湯主之（太陽病であったが医師が瀉剤を投与したために腹満してときどき痛む者は太陰病になってしまったからで，桂枝加芍薬湯が主治する．このとき痛みが激しい者には桂枝加大黄湯が奏効する）．

d. 桂枝加朮附湯（けいしかじゅつぶとう）

本方は吉益東洞が発案した日本で開発された処方である．桂枝湯に蒼朮と附子を追加したもので，水毒による冷えで疼痛を発したものなどに応用する機会が多い．

吉益東洞：湿家骨節疼痛スル者，或ハ半身不遂口眼喎斜スル者，或ハ頭疼重ノ者，或ハ身体麻痺スル者，或ハ頭痛劇キ者，桂枝加朮附湯之ヲ主ル（水毒体質者で関節が痛む者，半身不随で顔面が引きつる者，頭が重く感じる者，身体が麻痺する者，あるいは激しく頭痛する者には桂枝加朮附湯が奏効する）．

e. 桂枝茯苓丸（けいしぶくりょうがん）

本方は桂皮，芍薬，桃仁，茯苓，牡丹皮の等量を蜜丸としたもの．瘀血証に対する代表的処方で，月経不順をはじめとする婦人科疾患，打撲傷など応用範囲が広い．

金匱要略：婦人宿有癥病，経断未及三月，而得漏下不止，胎動在臍上者，為癥痼害妊娠，六月動者，前三月経水利時胎也，下血者，後断三月不也．所以血不止者，其癥不去故也，当下其癥，本方主之［婦人で癥病（腹中の腫物など）のある者が，月経が停止して3ヵ月に及ばないときに漏下が止まらず胎動を臍上に感じる者はその癥痼が妊娠を害しているからである．（中略）．出血が止まらないのはその癥を去らないからで，癥を下すべきである．本方が主治する］．

f. 五苓散（ごれいさん）

本方は水毒証の改善薬を代表する処方である．口渇，小便不利，水逆などに用いられるほか，種々の雑病に対して口渇と胃内停水を目標に投与される．

傷寒論：太陽病，発汗後，大汗出，胃中乾，煩躁不得眠，欲得飲水者，少々与飲之，令胃気和則愈．若脈浮，小便不利，微熱消渇者，本方主之（太陽病で発汗させたところ大いに汗が出て胃の中が乾燥したために煩躁して眠れず，水を飲みたがるものには本方を少し飲ませて胃気を和すと治癒する．もし脈が浮で小便が出ず，わずかに熱があり消渇のあるものは本方が主治する）．

傷寒論：霍乱，頭痛発熱，身疼痛，熱多欲飲水者，本方主之（急激な吐き下しで，頭痛発熱し，身体が痛み，熱多くて水を飲みたがるものは本方が主治する）．

金匱要略：脈浮小便不利，微熱消渇者，宜利小便，発汗，五苓散主之．渇欲飲水，水入則吐者，名曰水逆，五苓散主之（脈浮で小便の出が悪く，微熱があって喉がひどく渇く者に対しては，小便を出し，かつ発汗させるのがよく，五苓散が主治する．また喉が渇いて水を飲もうと欲するが，水を飲むとすぐに吐いてしまう者がある．これを水逆と呼び，五苓散が主治する）．

g. 柴胡加竜骨牡蛎湯 (さいこかりゅうこつぼれいとう)

本方は柴胡剤に竜骨と牡蛎を加味した処方で，処方構成にはいくつかの説がある．不眠，心悸亢進など，神経症を兼ねたさまざまな疾患に応用される．必要に応じて大黄が加味される．

傷寒論：傷寒八九日下之，胸満煩驚，小便不利，譫語，壱身尽重，不可転側者，本方主之（急性熱病で8，9日が過ぎ，これを下したために胸苦しく煩悶し，驚きやすく，小便が出ず，ときに譫言を言い，身体が重くて寝返るのも辛いような者は本方が主治する）．

h. 炙甘草湯 (しゃかんぞうとう)

本方は不整脈に応用される機会が多い処方である．

傷寒論：傷寒，脈結代，心動悸，本方主之（急性熱病時に脈が結滞し，動悸がある場合には本方が主治する）．

金匱要略：虚労不足，汗出而悶，脈結，悸，行動如常，不出百日危，急者十壱日死，本方治之（体力がひどく衰え，汗が出て煩悶し，脈が結滞し，動悸するような者は，100日以内に危険な状態となり，急な場合には11日で亡くなる．本方が主治する）．

i. 四物湯 (しもつとう)

本方は血虚を改善する代表的処方で，各種婦人科疾患に応用されることが多い．

和剤局方：調益栄衛，滋養気血，治衝任虚損，月水不調，臍腹疼痛，崩中漏下血瘕塊硬，発歇疼痛，妊娠宿冷将理失胎動，不安血下不止，及産後虚風寒内搏悪露不下結生瘕聚，少腹堅痛時作寒熱（栄気や衛気を調益し，気血を滋養し，衝脈や任脈の虚損を治し，月経が不順で，臍あたりが強く痛み，子宮が不正出血し，下腹部に硬いしこりがあり，疼痛が出たり引いたりし，妊娠中に頑固な冷えで不調になり，胎動が不安定で下血が止まらず，また産後に虚したために風寒が中に入って悪露が下らず，結して塊状になり，小腹が堅痛し，時に寒熱を生ず）．

万病回春：治血虚発熱，或寒熱往来，或日甫発熱，項目不清，或煩躁不寐，胸膈作張，或脅作痛，尤当服之（血虚によって発熱したり，寒熱が繰り返したり，夕方に発熱したりする者，項目がすっきりしなかったり，煩躁して眠れなかったり，胸膈が張ったり脅部に痛みを感じたりする者は，まさに本処方を服用するのがよい）．

j. 小柴胡湯 (しょうさいことう)

本方は陽病とくに少陽病期治療薬を代表する応用範囲の広い処方で，カゼをひいて数日後に服用する機会が多い．一般に肝臓病の治療薬ともされてきたが，陰病期には服用不可である．柴胡が主薬として配剤された処方を柴胡剤と呼び，往来寒熱や胸脇苦満を

目標に服薬される．

　傷寒論：傷寒五六日中風，往来寒熱，胸脇苦満，黙々不欲飲食，心煩喜嘔，或胸中煩而不嘔，或渇，或腹中痛，或脇下痞硬，或心下悸，小便不利，或不渇，身有微熱，或咳者，本方主之（風邪を得て 5，6 日が過ぎ，寒気と発熱を繰り返し，胸脇部に苦満感があり，食欲がなく，心煩して嘔吐し，あるいは胸中が煩悶して嘔吐せず，あるいは喉が渇き，あるいは腹中が痛み，あるいは脇下が痞硬し，あるいは心下に動悸を感じ，小便の出が悪く，あるいは口渇せず，微熱があり，あるいは咳する者，本方が主治する）．

　傷寒論：陽明病，発潮熱，大便溏，小便自可，胸脇満不去者，与小柴胡湯（陽明病期で熱が出たり引いたりし，大便が柔らかい泥状で，胸苦しさが去らない者には小柴胡湯を与えるとよい）．

　傷寒論：陽明病，脇下苄満，不大便而嘔，舌上白苔者，可与小柴胡湯（陽明病期で脇の下が苄満し，大便が出ずに嘔吐し，舌上に白苔のある者には小柴胡湯を投与すべきである）．

　傷寒論：本太陽病不解，転入少陽者，脇下苄満，乾嘔不能食，往来寒熱，尚未吐下，脈沈緊者，与小柴胡湯（太陽病であったが緩解せずに少陽病期に転入した者で，脇下が苄満し，から嘔吐きして食べられず，往来寒熱があり，吐下せず，脈が沈・緊の者には小柴胡湯を与える）．

　金匱要略：傷寒差以後，更発熱，小柴胡湯主之（急性熱病が癒えたのち，再び発熱するような場合には小柴胡湯が主治する）．

k．疎経活血湯（そけいかっけつとう）

　配合生薬は芍薬，地黄，川芎，蒼朮，当帰，桃仁，茯苓，牛膝，陳皮，防已，防風，竜胆，甘草，白芷，生姜，威霊仙，羌活．

　本方は多剤からなり，処方名のように経絡を疎通し，血に活力を与える処方で，とくに痛風など下半身の腫痛や麻痺に応用される機会が多い．

　万病回春：治遍身走痛如刺，左足痛尤甚，左属血，多因酒色損傷，筋脈虚空，被風寒湿熱感於内，熱包於寒，則痛傷筋絡，是以昼軽夜重，宜以疎経活血行湿，此非白虎歴節風也［半身が刺すように走痛し，とくに左足が痛む場合が多い．左は血に属し，多くは酒色による損傷に因る．（中略）．痛みは昼間は軽く夜間に重くなる．疎経活血して湿をめぐらすとよい］．

l．大柴胡湯（だいさいことう）

　柴胡剤の汎用処方で，小柴胡湯よりも実証の患者に応用される．応用範囲の広い処方である．

　傷寒論：太陽病，過経十余日，反二，三下之．後四，五日，柴胡証仍在者，先与小柴胡．嘔不止，心下急，鬱鬱微煩者，為未解也，与大柴胡湯下之則癒（太陽病で 10 日余りが経過し，反って 2，3 日これを下して 4，5 日後，柴胡剤の証がまだある者にはまず小柴胡湯を与える．嘔吐が止まず，心下が急して鬱陶しく微煩する者はいまだ解していないからで，大柴胡湯を与えて之を下すと即癒える）．

傷寒論：傷寒発熱，汗出不解，心中痞硬，嘔吐而下利者，本方主之（急性熱病で発熱し，汗が出るが解せず，心中が痞硬し，嘔吐して下痢する者は本方が主治する）．

m. 当帰芍薬散 （とうきしゃくやくさん）

本方は虚証体質者で貧血や冷えがある者の諸疾患に広く応用される散剤処方で，一般には酒で服用する．

金匱要略：婦人懐妊腹中疒痛，当帰芍薬散主之（婦人が妊娠し，腹中が絞るように痛む者は当帰芍薬散が主治する）．

金匱要略：婦人腹中疾痛，本方主之（婦人の諸疾患で腹中が痛むものは本方が主治する）．

和剤局方：治妊娠腹中絞痛，心下急満，及産後血暈内虚気乏崩久痢並宜服之（妊娠中に腹中が絞痛し，心下が急満し，また産後の脳貧血や，体力なく気も乏しく下痢が続くなどする者は本処方を服するとよい）．

n. 人参湯 （にんじんとう）

胃腸の虚寒を改善する要薬で，理中湯とも呼ばれる．生唾が出たり水様性の下痢などが目標にされる．

傷寒論：霍乱，頭痛，発熱，身疼痛，熱多欲飲水者，五苓散主之，寒多不用水者，本方主之（急激な吐き下し，頭痛，発熱，身体疼痛などがある者で，熱が多くて水を飲みたがる者は五苓散が主治し，寒が多くて水を嫌う者は本方が主治する）．

傷寒論：大病差後，喜唾久不了々，胸上有寒，当以丸薬温之，宜本方（大病の後，涎が出て止まらないのは胸上に寒があるからで，本方を丸薬にして服用し温めるのがよい）．

o. 八味地黄丸 （はちみじおうがん）

本方は腎気虚を改善する代表的処方で，広く老人性疾患に応用される．八味丸，腎気丸などとも呼ばれる．

金匱要略：虚労腰痛，少腹拘急，小便不利者，本方主之（元気がなくて疲れやすく，腰痛があり，臍の下あたりが引きつり痛み，小便の出が悪い者は本方が主治する）．

金匱要略：男子消渇，小便反多，以飲壱斗，小便壱斗，本方主之（男子の消渇でとくに小便が多く，水を一升飲んで小便を一升出すような者は本方が主治する）．

金匱要略：婦人病，飲食如故，煩熱不得臥，而反倚息者也，師曰此名転胞，不得溺也，以胞系了戻，故致此病，但利小便則愈，宜本方主之［婦人病で飲食は以前と変わらず，煩熱して臥すことができずに反って起座呼吸する者を，師は転胞と名付けた．（中略）．ただ小便を利すれば即癒える．本方が宜しく之を主治する］．

p. 半夏厚朴湯 （はんげこうぼくとう）

本方は順気剤の代表的処方で，とくに咽喉部に梅核気と呼ばれる焼肉が詰まったような独特の不快感があるものに奏効する．

金匱要略：婦人咽中如有炙臠，本方主之（婦人で咽喉に焼肉がつまったような感じがする者は本方が主治する）．

金匱要略：胸満心下堅，咽中怗々，如有炙肉，吐之不出，呑之不下，本方主之（婦人病で胸がつまり心下が堅く，咽喉部に焼肉が貼り付いて吐き出しも飲み下しもできないような不快感がある場合は本方が主治する）．

q. 麻黄湯（まおうとう）

本方は急性熱病の実証患者で，葛根湯証よりもさらに実証が強く，関節痛や筋肉痛のあるものに奏効する．

傷寒論：太陽病，頭痛発熱，身疼腰痛，骨節疼痛，悪風，無汗而喘者，本方主之（太陽病で頭痛発熱し身体疼痛し，腰が痛み，関節が疼痛し，悪風がし，汗なくて喘する者は本方が主治する）．

傷寒論：太陽与陽明合病，喘而胸満者，不可下，宜麻黄湯（太陽病と陽明病の合病で，喘し胸中が苦満する者は下してはならない．麻黄湯がよろしい）．

傷寒論：陽明病，脈浮，無汗而喘者，発汗即愈，宜麻黄湯（陽明病で，脈浮で汗なく喘する者は発汗すれば即癒える．麻黄湯がよろしい）．

r. 麻黄附子細辛湯（まおうぶしさいしんとう）

本方は老人や虚弱者の感冒などに応用される機会が多い重要な処方である．

傷寒論：少陰病，始得之，反発熱，脈沈者，本方主之（少陰病を発し，反って発熱し，脈が沈の者は，本方が主治する）．

s. 六味丸（ろくみがん）

本方は八味丸から桂皮と附子を去ったもので，八味丸証で寒証のない者に応用される．

万病回春：治腎虚作渇，小便淋閉，気壅痰涎，頭目眩暈，眼花耳聾，咽燥舌痛，腰腿痿軟等症（腎虚による喉の渇き，小便の出渋り，気壅痰涎，頭目の眩暈，白内障などの眼科疾患，難聴，咽喉の乾燥による舌痛，足腰が萎えて軟弱になったものなどを治する）．

3 治療の実際

日本では，中国医学による治療は一般に慢性病に行われることが多いが，実際には急性熱病にも有効で，古典の『傷寒論』はそうした病態に対する治療法を収載したものである．ここではインフルエンザを含むカゼ症候群に対する漢方的治療を例示する．

a. 急性期（ひきはじめ）

カゼは一般に六病位の太陽病から始まることが多いが，少陽病期や陽明病期，また体力のない人では陰病期から始まることもある．

麻黄湯：平素体力が充実しており，無汗，脈浮で，悪寒発熱し，体の節々が痛むもの．

葛根湯：平素体力がやや充実気味で，無汗，脈浮で，悪寒発熱し，項背がこわばるもの．

桂枝湯：平素体力があまりない者で，自汗があり，寒気がし，のぼせや頭重感のあるもの．

参蘇飲：日頃胃腸虚弱者で自汗があり，不安感，心下部膨満感があるもの．

小青竜湯：平素体力があまりない者で，自汗があり，くしゃみや鼻水が多く，胃部振水音のあるもの．

麻黄附子細辛湯：平素虚弱体質で，悪寒のみ感じて熱感がなく，蒼い顔をして咽喉がちくちく痛むもの．

> ●症例1：感冒に葛根湯
> 37歳男性．
> 既往歴：糖尿病にて内服加療中．
> 現病歴：10月3日昼頃から，悪寒，頭痛，肩こりが出現．10月4日糖尿病のため定期受診したさいに，感冒治療も依頼された．
> 現　症：血圧150/80 mmHg．体温36.4℃．咽頭発赤なし．胸部聴診異常なし．無汗．脈はやや浮で数．首の後ろが張ったように凝っている．腹力は中等度で，腹診上は特別な所見はない．
> 経　過：感冒発症後約1日を経過しており，症状・脈候から太陽病期と考えられた．無汗，脈が弱くないこと，項背部の凝りなどから葛根湯エキス3P/日を処方した結果，数日の内服で治癒した．

b．慢性期

太陽病に始まったカゼを放置すると，病邪は次第に内向し，少陽病期や陽明病期，また陰病期へと移行する．熱型が悪寒発熱から往来寒熱に変化し，口苦を感じたり，咳が出始めればすでに太陽病期を過ぎており，葛根湯や麻黄湯は用いられない．証に従って以下のような処方がよく選択される．

麦門冬湯：痰が切れにくく，痙攣性の咳嗽があり，とくに就寝後に強くなるもの．

麻杏甘石湯：粘りのある痰が出て，口渇するもの．

小柴胡湯：こじれて胸脇苦満，口苦，往来寒熱，白苔舌，慢性の咳嗽などがあるもの．

大柴胡湯：小柴胡湯証に似て，より体力のあるもの．便秘や黄苔舌のあることが多い．

柴胡桂枝湯：小柴胡湯と桂枝湯の合方．カゼがすっきりせず，小柴胡湯証に似ているが，のぼせや頭痛などの太陽病期の症状も残存しているもの．

小青竜湯：急性期が過ぎても淡い痰が多く出るような咳をするもの．

麻黄附子細辛湯：虚弱体質者がカゼをこじらせて元気を失い，顔色が悪く，寒気がするもの．

●症例2：感冒の治りかけの咳嗽に麦門冬湯

57歳女性．
既往歴：めまい，耳鳴り，高血圧にて内服加療中．
現病歴：1月27日，発熱（37.8℃），咳嗽出現．近医も受診し，総合感冒薬，咳止め薬を処方された．その内服により解熱したものの，咳，痰，咽頭痛が残存した．1月31日めまい，耳鳴り，高血圧のため定期受診したさいに，感冒治療も依頼．夜，布団に入って体が温まると咳が増強するという．
現　症：血圧110/80 mmHg．体温36.7℃．咽頭発赤なし．胸部聴診異常なし．脈はやや弦．腹力は中等度で，腹診所見は普段と変化がない（両側腹直筋の緊張・心下悸，両側臍傍圧痛，回盲部とS状結腸部の圧痛あり）．
経　過：感冒発症後約4日を経過しており，解熱後であること，症状・脈候などから少陽病期と考えられた．就寝後に咳が増強することなどから麦門冬湯エキス3P/日を処方した結果，数日の内服で治癒した．

第11章
漢方生薬の分類

1 薬効による分類

　中国医学では古来生薬を薬効により分類してきた．よって，薬効的に同一であれば基源がまったく異なる生薬の間で互換性があると考えられてきた．高貴薬である人参の代用にしばしば黄耆が用いられるのがその例である．一方，生薬は産地，採集時期，加工調製などにより薬効が変化する．人参の四気による分類が『神農本草経』では「微寒」であるのに対し，『名医別録』では「微温」と方向性が逆になっているのは，後者は蒸して乾燥した紅参の気であると考えると説明がつく．また，処方中では同時に配合する他の生薬との相互作用によっても薬効が変化する．

　このように，同一の生薬でもさまざまな要因で複数の範疇に入ることがあり，一概に説明することは困難である．本書では第9章をも含めて，通常的な薬効について記した．

（1）三品分類（中国古代の分類）

　『神農本草経』（☞ p.206，付録）で採用された生薬分類法．作用の強さで上品・中品・下品の3品に分けた．上・中・下の順に作用が強くなり，おおむね上品は不老長生薬，中品は保健薬，下品は治療薬といえる．なお，「品」の読みは「ひん」あるいは仏教用語で「ほん」「ぽん」などと発音される．またしばしば原本通り上薬・中薬・下薬とも称される．上品には人参や黄耆などが含まれ，中品には麻黄や葛根などが含まれ，下品には大黄や附子など有毒なものが多い．一方，朱砂など有毒なものが上品に，また食用される蜀椒（山椒），水芹（セリ）などが下品に組み入れられているなど，科学的説明がつきにくいものもある．漢方薬もあくまでも治療用の医薬品であり，『神農本草経』の序録（☞ p.206，付録）に明記されているように，病が去れば即服薬を中止すべきであり，治癒後も服用を続けることは好ましくない．

（2）四　　気

　四性ともいい，生薬の服用後の人体に与える影響を，寒・熱・温・涼で表現したものである．すなわち，服用後に温熱感が生じる薬物が温性・熱性薬で，寒涼性の症候に効果があり，服用後に寒涼感が生じる薬物が寒性・涼性薬で，温熱性の症候に効果があ

る．一般に前者は温裏散寒の作用を，後者は清熱瀉火の作用を有する．これらの中間的な薬性を"平"と呼ぶ．なお，『神農本草経』など古書に見られる"大温"や"微寒"はそれぞれ熱と涼に相当する．また，近年の中国医学ではさらに細かく分類し，大寒，寒，微寒，涼，平，微温，温，熱，大熱に分けられる場合もある．また，2種の異なる薬性が記載されている場合は，一般には炮製（☞ p.148，第12章2.）により変化した性味が記されていると判断されるが，中には異物同名品の性味が記されていることもあり，その場合は基源の特定が必要である．

中国医学における誤治は陰陽虚実の判断ミスによることが多く，患者の虚実の判断と治療薬の選択，また生薬の寒熱温涼の配合は治療時にとくに重要である．

（3）五味と帰経

古人は経験的に生薬を口にしたときの味の違いが薬効と関連があるとした．それを酸・苦・甘・辛・鹹で表現し，五味と称する．五味は五行説と関連して帰経を現すこともある．また，一つの薬物が複数の味を兼ねることも多い．味のないものを淡と称する．なお，現代中国医学では各生薬の薬効に基づいて逆に薬味を導きだすことも行われたため，必ずしも実際の味覚と一致しないものもある．また，帰経とは，薬物が作用する経路，臓腑をいう．主な漢方生薬の性質を表11-1に示す．

　酸：酸味の生薬は，収・渋に働く．すなわち収斂，固渋薬などで，五味子や五倍子がその例である．

　苦：苦味の生薬は，泄・燥・堅に働く．すなわち清熱，瀉火，瀉下，燥湿，降逆薬などで，黄連，黄柏，大黄，杏仁，蒼朮などがその例である．

　甘：甘味の生薬は，補・和・緩に働く．すなわち滋補，和中，緩急薬などで，甘草，人参，熟地黄などがその例である．

　辛：辛味の生薬は，散・行に働く．すなわち発汗，行気薬などで，生姜，木香，紅花などがその例である．

　鹹（かん）：鹹味の生薬は，下・軟に働く．すなわち軟堅，散結，瀉下薬などで，芒硝，牡蛎などがその例である．

　淡：ほとんど味を有しない生薬で，滲・利に働く．すなわち利水滲湿，利尿薬などで，茯苓，薏苡仁，木通などがその例である．

表11-1　主な漢方生薬の性質

生薬名	『神農本草経』			『名医別録』	
	三品分類	五味	四気	五味	四気
遠志（おんじ）	上品	苦	温	苦	温
桂皮（けいひ）	上品	辛	温	辛	温
細辛（さいしん）	上品	辛	温	辛	温
山薬（さんやく）	上品	甘	温	甘	平
蒺藜子（しつりし）	上品	苦	温	苦・辛	微寒

表 11-1（つづき）

生薬名	『神農本草経』			『名医別録』	
	三品分類	五味	四気	五味	四気
朮 （じゅつ）	上品	苦	温	苦・甘	温
陳皮 （ちんぴ）	上品	辛	温	辛	温
乾姜 （かんきょう）	中品	辛	温	辛	大熱
厚朴 （こうぼく）	中品	苦	温	苦	大温
呉茱萸 （ごしゅゆ）	中品	辛	温	辛	大熱
五味子 （ごみし）	中品	酸	温	酸	温
川芎 （せんきゅう）	中品	辛	温	辛	温
当帰 （とうき）	中品	甘	温	甘・辛	大温
防風 （ぼうふう）	中品	甘	温	甘・辛	温
麻黄 （まおう）	中品	苦	温	苦	微温
杏仁 （きょうにん）	下品	甘	温	甘・苦	温
附子 （ぶし）	下品	辛	温	辛・甘	大熱
黄耆 （おうぎ）	中品	甘	微温	甘	微温
桔梗 （ききょう）	中品	辛	微温	辛	微温
黄芩 （おうごん）	中品	苦	平	苦	大寒
葛根 （かっこん）	中品	甘	平	甘	平
甘草 （かんぞう）	上品	甘	平	甘	平
菊花 （きくか）	上品	苦	平	苦・甘	平
柴胡 （さいこ）	上品	苦	平	苦	平
芍薬 （しゃくやく）	中品	苦	平	苦・酸	微寒
大棗 （たいそう）	上品	甘	平	甘	平
桃仁 （とうにん）	下品	苦	平	苦・甘	平
貝母 （ばいも）	中品	辛	平	辛・苦	微寒
麦門冬 （ばくもんどう）	上品	甘	平	甘	微寒
半夏 （はんげ）	下品	辛	平	辛	生微寒, 熟温
茯苓 （ぶくりょう）	上品	甘	平	甘	平
防已 （ぼうい）	下品	辛	平	辛・苦	温
牡蛎 （ばれい）	上品	鹹	平	鹹	微寒
竜眼肉 （りゅうがんにく）	中品	甘	平	甘	平
連翹 （れんぎょう）	下品	苦	平	苦	平
人参 （にんじん）	上品	甘	微寒	甘	微温
薏苡仁 （よくいにん）	上品	甘	微寒	甘	微寒
黄柏 （おうばく）	中品	苦	寒	苦	寒
黄連 （おうれん）	中品	苦	寒	苦	微寒
夏枯草 （かごそう）	下品	苦	寒	苦	寒
滑石 （かっせき）	上品	甘	寒	甘	大寒
枳実 （きじつ）	中品	苦	寒	苦・酸	微寒
枸杞子 （くこし）	上品	苦	寒	苦	微寒
山梔子 （さんしし）	中品	苦	寒	苦	大寒
乾地黄 （かんじおう）	上品	甘	寒	甘・苦	寒
大黄 （だいおう）	下品	苦	寒	苦	大寒
沢瀉 （たくしゃ）	上品	甘	寒	甘・鹹	寒
知母 （ちも）	中品	苦	寒	苦	寒
牡丹皮 （ぼたんぴ）	下品	辛	寒	辛・苦	微寒

（4）現代中国医学における分類

現代中国では薬効別に分類されることが一般に行われている．現代中国医学における生薬の分類法は「第9章 中国医学の方剤学（☞ p. 111）」参照．

2 科学的分類

中国医学では，使用する薬物の基源を科学的に特定するため，形態学に基づく種分類や器官の名称を利用している．たとえば人参は「ウコギ科 Araliaceae のオタネニンジン *Panax ginseng* C.A.Mey. の根」，阿膠は「ウマ科 Equidae のロバ *Equus asinus* L. やウシ科 Bovidae のウシ *Bos taurus* L. var. *domesticus* Gmelin などの除毛した皮を水で煮て製したニカワ塊」とそれぞれの生薬の由来（これを基源という）を特定している．また，鉱物生薬ではその化学成分で規定している．

生薬学や薬用植物学などの教科書では種分類に基づき，一般に科で分けられることが多く，「キンポウゲ科生薬」，「ケシ科生薬」などと呼ばれる．

また，薬用部位により分類されることも多く，「全草類生薬」，「葉類生薬」，「根および根茎類生薬」などと分けられる．古代中国では根と根茎は区別されず，地下部はすべて「根」と記載されていた．なお，この分類では後述の異物同名品が存在する場合，同じ生薬が異なる分類群に入る場合もある（夏枯草，茵蔯蒿など）．

含有する化学成分で分類される場合もあり，「アルカロイド生薬」，「タンニン類生薬」などと呼ばれる．

また「附子・烏頭類生薬」など，同類生薬が多く存在する一群の生薬が分類されることもある．

生薬名が同じで科学的な分類が異なるものを異物同名品と呼ぶ．原植物が異なるもの，薬用部位が異なるものなどがある．また，原植物や利用部位が同じでも採集時期や加工方法が異なれば化学成分も異なり，これらもやはり異物同名品であるといえる．

第12章
漢方薬の剤型，製法，投薬方法

1 剤　型

（1）湯　剤

　煎じ薬のことで，湯液ともいう．中国医学でもっとも一般的な剤形である．急性病・慢性病に用い，内服・外用の2種がある．中国では一般に病院や薬局で煎じて患者に手渡されるが，日本では患者あるいは家族らが煎じることが多い．

（2）散　剤

　処方薬を粉末にしたもので，内服と外用の2種がある．当帰芍薬散，五苓散などがあるが，しばしば湯剤ともされる．その場合は約5倍量の生薬が用いられる．散剤は生薬の有効利用という点で優れていると考えられるが，気が揮散しやすいため，長期保管には不適である．

（3）丸　剤

　処方薬を粉末にし，練蜜や水などを加えて一定の大きさに丸めたもの．中国では1丸2g程度に調剤され，柔らかいので患者は必要量を噛み砕いて内服する．日本の市販品は1回の服用量が20丸程度になるよう小型の粒にしたものが多い．散剤よりも品質の劣化が少ないとされる．

（4）エキス剤

　1960年頃から開発された剤形で，湯剤を煎じて濃縮し，凍結乾燥あるいはスプレードライしたもので，顆粒状のものと粉末状のものがある．一般に1日3回分に分包したものが利用され，持ち運びに便利である．また，品質が安定しているという利点もある．近年の保険診療ではエキス剤の使用が多い．

（5）振出剤

　処方薬物をコップに入れ，熱湯を注いで静置し，冷めてから服用する．三黄瀉心湯は振出剤である．

（6）酒　　剤

薬酒のことで，白酒に代表される蒸留酒あるいは黄酒や清酒などの醸造酒に処方薬物を浸漬して得られる浸出液で，内服または外用される．十全大補酒など，補剤が多い．

（7）錠　　剤

エキス剤あるいは散剤に賦形剤を加えて打錠したもの．OTC薬品にしばしば見られる．

（8）注射剤（針剤）

中国では生薬の抽出液から注射剤を製している．現在開発途上にある新しい剤形である．

（9）軟 膏 剤

植物油を始めとする油脂また水などで生薬成分を抽出し濃縮して製した半固形状の薬剤で，皮膚に外用する．基剤として胡麻油や豚脂などをはじめさまざまなものが利用される．

2　生薬の加工と調剤

A　修　　治

日本ではあまり行われないが，中国では生薬をそのまま用いず，調剤する前にあらかじめ液汁や火で加工してから用いることが多い．これを修治，炮炙，炮製などと呼んでいる．このほか麻黄の節を去ったり，桃仁の皮・尖を除いたり，牡丹皮の芯を除くことも修治の一つである．

（1）修治の目的

修治の目的は，①薬物の毒性，劇性，副作用などを減少あるいは除去する，②薬味，薬性を変える，とくに薬物の性質を変えて緩和にする（たとえば生地黄は寒性で涼血の効能をもつが，これを蒸熟した熟地黄は微温性で補血の効能がある），③製剤，貯蔵をしやすくする，④付着している雑物を除去し，味をよくして服用しやすくする，⑤薬物の粉砕性，溶解性をよくし，薬効発現を容易にする，の5点に要約できる．

中国における修治の歴史は古く，すでに『黄帝内経』や『神農本草経』に炮炙の記事がみられ，『傷寒論』の処方中にはその実例も多く認められる．また『雷公炮炙論』のような炮炙技術の専門書も刊行されている．明代の『本草綱目』には，修制，修治の用語がみられ，また繆希雍の『炮炙大法』や清代の張　仲　巖の『修事指南』に見られるよ

うに，炮炙，修事とも称した．

（2）修治の基本的操作

修治の基本的操作は次の治削，水製，火製，水火製，その他の五つの方法に大別できる．

a. 治削

生薬中の雑物や非薬用部分を取り去ったり，使用に便利なように切削したりすること．

挑揀：非薬用部分を去る（例：牡丹皮の芯，麻黄の節，金銀花の葉や梗を去る）．
顛籭：竹製のすのこで振って生薬中の泥土などの雑物を除去する．
篩：生薬の大小と雑物をふるい分ける方法で，メッシュの異なる竹篩あるいは銅篩を用いる．
刷：刷毛を用いて生薬の表面の絨毛，塵土などを除く（例：枇杷葉の葉の裏の毛を去る）．
刮：金属あるいは角質のナイフで非薬用部分をけずり取る（例：肉桂や厚朴の粗皮や虎骨の筋肉など）．
搗：石，鉄あるいは銅製の臼に薬物を入れ杵で搗いて果皮を除去したり，薬物の一部分を粉砕する（例：白果，訶子など）．
碾：薬物の表面の鬚や表皮を石碾でひいて除去する（例：香附子の鬚，白蒺藜の棘）．
鎊：特製の刃物で薬物を薄片にする（例：犀角，羚羊角など）．
切：いわゆる切断することで，治削中もっとも常用の方法である．大多数の煎剤は切して飲片にして用いる．切製には切砕，切塊，切絲，切段，切節，切片などがあり，切片には縦切，横切，斜切などがある．

b. 水製

水によって処理したもの．

洗：薬物の表面の泥土，砂，雑物などを水で洗い落す．長時間の洗浄は避ける．
泡（浸）：薬物を清水あるいは米泔水，生姜汁，甘草汁や童尿などの薬液に浸して，もとの薬物の劇性や刺激性を緩和させる．浸す時間は薬物やその切度によって加減する．長時間浸すことを燗と称し，亀板や鼈甲などは燗法で処理し，非薬用部分を除去する．
潤（悶，漬，伏）：水に浸すと成分を失うおそれがある薬物は，少量の水あるいはその他，酢，酒などの補料をふりかけ湿潤させて軟化し，切片にしやすくする．
漂：薬物を流水に入れて漂すか，多量の水を取り替えて漂す．鼈甲，烏賊骨などの腥臭いもの，昆布，海藻，塩附子などの塩分の多いもの，烏頭，半夏などの毒性の強いものに用いる．
水飛：貝殻類や砿物類のように水に溶解せず，粉砕しにくい薬物は，乳鉢で少し砕き，これに水を加えてよく碾りつぶし，さらに少量の水を加えて攪拌し，上部の懸濁液

を別の容器に移す．残った残渣に同じ操作を繰り返し，集めた懸濁液を静置して得た沈殿物を乾燥すると極細の粉末が得られる．製粉による飛散などの損失がない利点がある（例：朱砂，爐甘石など）．

c. 火製

火によって処理したもの．

炮：元来は薬物を置火の灰の中に入れて焼き膨脹させたものであるが，現在では，強力な火力と敏速な操作によって薬物の体積を膨脹させて脆くする（例：本来の炮附子，炮姜炭など）．

煨：薬物をそのまま（直接煨），または練った小麦粉で包み（間接煨，麺煨），または湿った和紙に包んで（隔紙煨，紙煨）熱い灰の中に埋めて焼く．薬物の毒性や刺激性を緩和させ，また油脂分を除いて副作用を軽減させる（例：附子など）．

煅：薬物を強烈な火力で焼くこと．直火煅（薬物を鉄製の網にのせ，直接強火で赤くなるまで焼く．竜骨，石決明など），悶火煅（間接煅，薬物を密封した容器の中に入れ，密封用に貼った紙が焦げる程度まで微火で加熱する．燈心草，乱髪など）．

罐煅：坩堝煅（薬物を特製のほうろう引きの鍋に入れ，強火で赤くなるまで焼く．代赭石など），鍋煅（薬物を普通の鍋の中に入れ，強火で焼く．明礬など），煅淬（薬物を焼いた後，酢や酒などの補料液を入れ，脆くする．磁石，代赭石など）などの方法がある．

燙：鍋の中に砂，滑石粉あるいは蛤粉を入れて熱し，この中に薬物を入れてあぶる（例：穿山甲など）．

炒：薬物を鍋の中に入れ，たえず攪拌しながら炒る．炒り方によって次のように分けられる．微炒（水分をとばす程度に炒る．薬物の表面がわずかに乾く），炒爆（薬物を膨脹させてはじける程度に炒る．種子由来の王不留行など），炒黄（薬物の表面がやや黄色味を帯び，特有の香気を発する程度に炒る．麦芽など），炒焦（薬物の表面が焦げて褐色になり，内部は濃黄色になる程度に中火で炒る．神麹，白朮など），炒炭（薬物全体を黒焦げになるほど強火で炒り，ほとんど炭化させるが，本来の薬性を失わないようにする．神麹，地楡，山楂子など），補料炒 [拌炒ともいう．補助物を入れて炒る．補助物の違いによって，麩炒（小麦のふすまと共に黄炒する），米炒（米を加熱してから薬物を入れ，米が焦げる程度に炒る），土砂（かまどの土を加熱してから薬物を入れる）などという］．

炙：薬物を液体の補料（補料液）と共に炒る方法で，補料液を薬物内に滲透させる．補料液の種類によって次のように分けられる．

酒炙（薬物に黄酒もしくは白酒を加えて攪拌しながら炒る．または薬物を先に炒っておいて酒に浸し，わずかに炒る．当帰，川芎など），醋炙（薬物に米酢を加えて炒る．香附子，柴胡，三稜など），塩炙（塩を水に溶かし，薬物に加えて炒る．橘核，知母，杜仲など），姜炙（薬物に生姜汁を加えて炒る．竹筎，黄連，厚朴など），蜜炙（薬物に蜂蜜を加えて炒る．甘草，黄耆，麻黄など．また蜂蜜を鍋に入れ溶かしてから薬物を加

えて炒る．金銀花，枇杷葉など），米泔水炙（薬物に米のとぎ汁を加えて炒る．蒼朮など），鼈血炙（スッポンの血に少量の水を加え，薬物と一緒にかきまぜて1時間前後放置してから，鍋に入れて色が変る程度に炒る．柴胡など），礬炙（礬を水に溶かし，炒めた薬物にふりかけ，ふたたび炒める．鬱金など），薬汁炙（薬物を生姜や甘草などの汁と共に炒る．黄連，呉茱萸など），酥炙（油炙ともいう．ゴマ油や羊脂などの油で薬物を炒るか唐揚げし，脆く砕きやすくすると同時に，薬性を変える．虎骨，馬銭子など）．

烘（焙）：薬物を微火で乾かすか，特製の乾燥設備で加熱乾燥する（例：水蛭，虻虫など）．

d. 水火製

水と火による共同処理．

蒸：水蒸気で蒸す（例：大黄，五味子など）．薬物の性質や治療の必要性によって，補料を入れない清蒸と，補料（酢，酒，塩，姜汁など）を加える拌蒸がある．また直接蒸気をあてる直接蒸と，薬物を別の容器に入れて蒸す間接蒸（隔水蒸）がある．

煮：水だけあるいは補助薬物を入れた水で，薬物が十分煮えるまで煮沸する．薬物の毒性，副作用などを減少させる．

淬：煆焼した薬物を熱いうちに，酢または薬液の中に投入し十分液を滲透させる．薬物を脆くし砕きやすくし，また薬性を変える．

e. その他の修治法

法製：時間を長くかけ，補料を多く入れ，複雑な操作と厳格な規定のもとに行われる修治法．たとえば生半夏を1〜2週間白い芯がなくなるまで水に浸し，毎日水を取り替え，生姜と明礬を加えて煮る（姜半夏），あるいは生姜，明礬，石灰などの補料を加え，さらに10日ほど水に浸し，その後数日間水で漂す（法半夏）といった複雑な操作をする．

製霜：本法は非常に広い意味を含んでいる．

①種子類薬物の劇毒性をもつ油脂分を除去して粉末にしたもの（例：巴豆霜，杏仁霜など）．
②薬物の黒焼き（例：百草霜，猿頭霜）．
③薬物から析出した結晶（例：柿霜）．
④ある動物薬の膠質を除いて，骨質部のみを粉末にしたもの（例：鹿角霜）．

醸造：発酵させて作った薬物（例：神麹，淡豆豉，胆南星など）．

B 湯剤の調剤方法

1日分を1包とする以外は，一般の調剤と同様である．先煎や後下すべきものはそれぞれ別包とする．

最近では調剤・分包機が利用されることが多くなった．各生薬の必要全量を秤り取り，全体を合してよく混合したのちに仕様に従って分包機に均等に分け入れる．

また「合方」と称して，しばしば 2 種の方剤が同時に処方されることがある．柴胡桂枝湯（小柴胡湯と桂枝湯）のように独立した処方名をもつもののほか，小柴胡湯合半夏厚朴湯のように記載される場合もある．2 処方間での共通する薬物がある場合は，多い方の分量を採って処方する．

3 煎じ方と服薬方法

A 処方の煎じ方

　一般には，土鍋か土瓶を用い，煎じる薬物を入れ，500〜600 ml の水を加え，20〜30 分間放置して薬物を水になじませた後，点火して，最初は強火，沸騰したら弱火にして，水が約半量になるまで煎じる．最近ではアルミの鍋ややかんが利用されることが多く，ふたをするか否かには賛否両論がある．鉄製品は避ける．最近では家庭用の電気煎じ機が市販されている．また，薬局用に開発された分包機能が付いた煎じ機もある．加える水の量は日本では 500〜1000 mL とされるが，中国では全薬物が浸る程度である．

　一般的な煎じ時間は 30〜40 分とされるが，解表薬を煎じる場合は 20 分程度，補剤を煎じる場合はとろ火で長めに煎じる．

　また，薬物によっては先煎すべきものや後下すべきものがある．先煎すべきものには附子や麻黄などがあり，他の薬物とは別に先に煎じ始め，後に他薬を加えてさらに煎じる．先煎の時間も薬物によって異なり，未加工の附子では 1 時間とするのが一般的である．また，麻黄では先煎して上沫を去るよう指示があるが，最初の水量が多いと上沫が生じない．後下すべきものには紫蘇葉や薄荷葉など精油含有生薬が多く，まず他薬を煎じ，煎じ終わる 10 分ほど前に該当生薬を加えて煎じる．他薬を煎じ終わってから加えて溶かす薬物もある（後述）．

　煎じる水は，以前は井花水（井戸水）が主流であったが，昨今の日本では水道水を用いるのが一般的である．水も生薬の一種であり，以前は患者に応じて，煎じ用に種々の水が指定されていた．処方によっては酒を加えて煎じるべきものもある．煎じるさいに用いる水の種類も今後に残された要検討事項である．

　煎じ終わったら熱いうちに薬液を濾しとる．正しくはさらし布で強くしぼり濾す．また，芒硝や阿膠は濾し終わった熱い煎液に加えて溶かす．この場合，必要に応じて加熱する．また処方によっては，濾してからさらに火にかけて煎じ詰めるものもある．また，二番煎じが行われることも多く，お茶代わりに服用する．

　これらは，それぞれ法に従うのが正しいが，現状では必ずしも守られていない．なお煎液は変質しやすいので，暑い時期は冷蔵庫に保管するのが好ましく，1 日分を毎日煎じてその日のうちに服用する．

B 服薬方法

　服薬は原則として1日3回，空腹時に行う．湯液は一般に温服するが，熱証に寒涼薬を用いる場合や，吐き気があるときには冷服する．勤務などで外出が多い場合，煎液を持ち歩くのは不便であるので，2分して朝夕の空腹時に服することも可能であろう．

　散剤，丸剤，エキス剤も基本的には同様で，白湯で服する．なお，散剤の場合は当帰芍薬散のように酒で内服すべきものもある．また，エキス剤はそのまま服用するよりも，コップ半量程度の熱湯に溶かしてから服用（冲服）するのがよい．

　また，補養薬は食前1〜2時間前，清熱薬は食後1〜2時間後，安神薬は就寝前に追加投与するなど，細かい指示が与えられることもある．とくに発汗剤や下剤の効果の発現は個人の体質により異なるので，効果が現れた時点で服薬を中止するなど注意し，正気の損傷を防止することも重要である．

　（本章「2．薬の加工と調剤，A．修治」は，難波恒雄，津田喜典（編）：生薬学概論，改訂第3版増補，南江堂，1998より「2・4・2生薬の修治（炮炙，炮製）」（p.60〜62）を引用）

第13章
漢方生薬各論

　本章では汎用漢方生薬の性質，基源，品質などについて解説する．これらの内容は書物により異なる場合が多く，とくに日中間での相違がはなはだしいが，ここでは基本的に中国医学を日本でより正しく運用することを想定して解説した．また『第17改正日本薬局方』（増補を含む）と『中華人民共和国薬典（2010年版）』を参考にしたが，両者の内容が異なるものも多く，統一を図るのは困難であり，それらの正確な内容については原典を参照されたい．なお，全掲載生薬が『中華人民共和国薬典』に収載されており，日局収載品については（日局），『日本薬局方外生薬規格』収載品については（局外）と示した．

　性味とは四気と五味のことで，四気は服用後に与える性質を寒・熱・温・涼で表現し，五味は酸・苦・甘・辛・鹹で表現する（☞p.143，第11章 1.(2)，(3)）．

　帰経とは薬物が作用する経絡や臓腑を示すものである（☞p.144，第11章 1.(3)）．

　三品分類とは『神農本草経』や『名医別録』で採用された生薬の薬効による分類方式で，作用の強さを穏やかなものから順に上・中・下に分けられている（☞p.143，第11章 1.(1)）．

　中薬学分類とは現代中国医学における分類方法で，中国の教科書では一般にこのような分類に従って生薬が解説されているが，本書では利用の便を考慮して日本名の50音順に並べた．なお，地黄と熟地黄，赤芍薬と白芍薬，乾姜と生姜については便宜上隣接する項目として記載した．

　主な薬効では，最初に現代中国医学的な効能を記し，後に平易に解説した．

　基源とは生薬の由来，すなわち原動植物名，薬用部位，加工法などを示すもので，できる限り現在市場の実情を反映しつつ，正しいと考えられるものを記載した．

　選品では良質品とされるものや異物同名品の鑑別法を解説した．

　配合例は原則として日本で保険診療の対象となっている処方について記したが，一部に現代中国医学で使用される処方も記した．

■ **阿膠**　アキョウ
［性味］甘，平
［帰経］肺・肝・腎
［三品分類］神農本草経：上品
［中薬学分類］補益薬（養血薬）
［主な薬効］補血，滋陰，止血，清肺潤燥．血を補い，陰を滋し，出血を止め，肺を清くし燥を潤す．

[基源] ウマ科 Equidae のロバ *Equus asinus* L. やウシ科 Bovidae の ウシ *Bos taurus* L. var. *domesticus* Gmelin などの除毛した皮を水で煮て製したニカワ塊.

[選品] 牛皮から製したものは黄色で琥珀のような透明感があり，ロバ皮から製したものは黒い飴色である（山東阿膠）．日本では以前は工業用のあられのような軽い粒状のものが使用されていた．透明感のあるものが良質品で，黒くて光沢のないものは下品とされる．

[配合例] 温経湯，黄連阿膠湯，炙甘草湯，猪苓湯

[備考] 他の配合薬を先煎し，濾してから熱いうちに加えて溶かす．原材料としてロバやウシの皮以外にも，シカの角（鹿角膠），カメの甲羅（亀板膠）なども利用されるが効能が異なるとされ，より高価である．

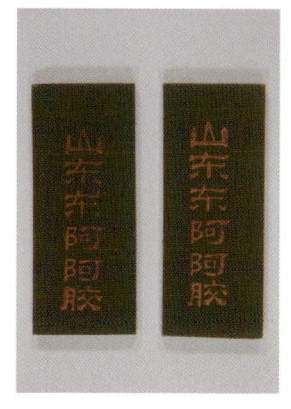

アキョウ

■ **威霊仙** イレイセン （日局）

[性味] 辛・鹹，温

[帰経] 膀胱

[三品分類] 開宝本草：下品

[中薬学分類] 祛風湿薬

[主な薬効] 祛風除湿，通絡止痛，消痰逐飲．風を去り，湿を除き，経絡を通じて止痛し，痰飲を除く．

[基源] キンポウゲ科 Ranunculaceae のシナボタンヅル *Clematis chinensis* Osbeck，その他同属植物の地下部．

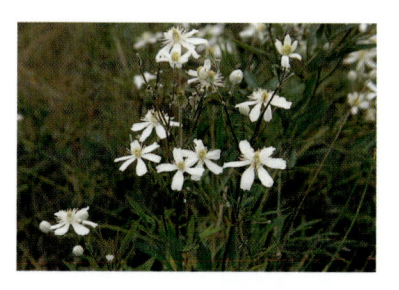

Clematis hexapetala

[選品] キンポウゲ科センニンソウ属 *Clematis* の根に由来するものは直径が2～3 mm 程度の細長いひげ根状で弾性がなく折りやすい．*C. chinensis* に由来するものは外面が黄褐色，*C. hexapetala* Pallas や *C. manshurica* Rupr. に由来するものは外面が黒紫色から黒褐色．異物同名品でユリ科のヤマカシュウ属 *Smilax* 由来のものは硬くて弾性があり折れない．なお，センニンソウ属でも太い根（キイセンニンソウなど）や木質の根（ボタンヅルなど）を有する種類は，一般には利用されない．根が細くて長く，土気のないものが良質．

[配合例] 疎経活血湯，二朮湯

[備考] 威霊仙は元来朝鮮半島の薬物で，カザグルマ *C. patens* C.Morren & Decne. であったと考えられる．中国における古来の正品は類似植物のテッセン *C. florida* Thunb. であった．キンポウゲ科以外の *Smilax* 属やキク科植物に由来すると思われる異物同名品には薬効が期待できない．

■ **茵蔯蒿（茵蔯，綿茵蔯）** インチンコウ（インチン，メンインチン） （日局）

[性味] 苦，微寒

[帰経] 脾・胃・肝・胆

[三品分類] 神農本草経：上品

[中薬学分類] 利水滲湿薬

[主な薬効] 清熱除湿，退黄．熱を清解し，湿を除き，黄疸を改善する．また弱いが肝気を疏通させる作用もある．

[基源] キク科 Compositae のカワラヨモギ *Artemisia capillaris* Thunb. の頭花（日局）．中国では同植物とハマヨモギ *A. scoparia* Waldst. & Kitaib. の地上部を茵蔯蒿，春季の幼苗（若い葉）を綿茵蔯とする（中国薬典）．

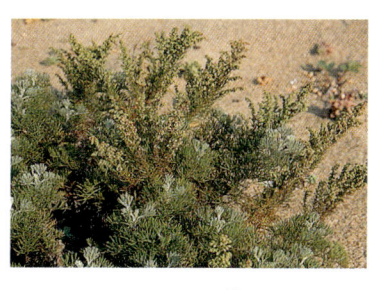

ハマヨモギ

[選品] 花穂を基源とするものでは小枝の混入の少ないものが良品である．幼苗を基源とするもの（綿茵蔯）では柔軟性があり香気の強いものが良品である．綿茵蔯は陰乾した青みがかったものがよい．

[配合例] 茵蔯蒿湯（いんちんこうとう），茵蔯五苓散（いんちんごれいさん）

[備考] 日局ではカワラヨモギの頭花のみを規定しているが，現代中国では綿茵蔯9〜30gを使用することが多い．綿茵蔯は花穂を使用する場合よりも煎じる時間が短くてよいとされる．

■ 茴香（小茴香）　ウイキョウ（ショウウイキョウ）（日局）

[性味] 辛，温

[帰経] 肝・腎・脾・胃

[三品分類] 新修本草：中品

[中薬学分類] 散寒薬

[主な薬効] 散寒止痛，理気和胃．寒を散じて痛みを止め，胃気を理して調和する．

[基源] セリ科 Umbelliferae のウイキョウ *Foeniculum vulgare* Mill. の成熟果実．

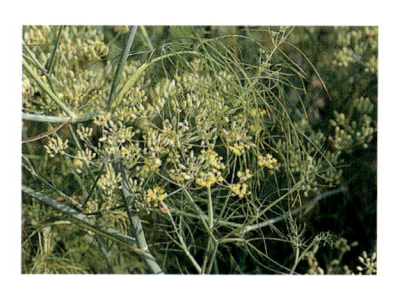

ウイキョウ

[選品] 大粒で新しくて青みがかり，香りの強いものが良質．

[配合例] 安中散（あんちゅうさん）

[備考] インドを始め，南アジアでは胃腸を整える目的で食後に炒った茴香を数粒食べる習慣がある．またヨーロッパでは駆風薬とされる．

■ 鬱金　ウコン　（日局）

[性味] 苦・辛，温

[帰経] 脾・肝

[三品分類] 開宝本草：中品

[中薬学分類] 理血薬（活血化瘀薬）

[主な薬効] 行気破瘀，心解鬱，止血，利胆退黄．気を廻らして血液循環をよくし，また鬱を除き，止血し，利胆して黄疸を改善する作用がある．

[基源] ショウガ科 Zingiberaceae のウコン *Curcuma longa* L.，紡錘根（中国薬典）．

[選品] 大型で，断面が朱色がかった黄色を呈するものが良品．

[配合例] 安中散

[備考] ウコンの漢字表記は「鬱金」が正しいが，中国市場ではしばしば「玉金」「郁金」などと記される．これは「鬱」の画数が多いため同音の簡単な文字をあてたもので，発音は同じである．また郁は鬱の簡体字である．よって，日本で「玉金」「郁金」をギョクキン，イクキンなどと呼称するのは正しくない．なお，日局「鬱金」は現在中国で「姜黄」と称されるもので，中国の「鬱金」は同植物の紡錘根に由来する「川玉金」で効能がやや異なるので注意を要する．

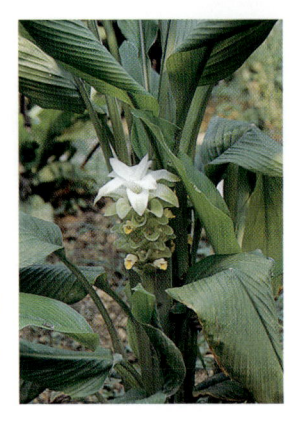

ウコン

■ **延胡索（玄胡索，元胡索）** エンゴサク（ゲンゴサク，ゲンゴサク）（日局）

[性味] 辛・苦，温

[帰経] 肝・脾・心・肺

[三品分類] 開宝本草：中品

[中薬学分類] 理血薬（活血化瘀薬）

[主な薬効] 活血行気，止痛．血に活力を与え，気を廻らして止痛する．

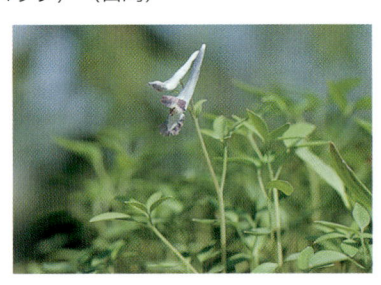

[基源] ケシ科 Papaveraceae のヤブケマン属植物 *Corydalis yanhusuo* W.T.Wang の塊茎．

Corydalis yanhusuo

[選品] 大粒で黄色味の強いものが良品．小さなものや黄色味の薄いものはよくない．また，黄色味のないものは原植物が異なる．

[配合例] 安中散

[備考] 本生薬はアルカロイドを含有し，作用が激しい．止痛の効が強く，醋炒するとさらに効能が強くなる．

■ **黄耆（綿耆）** オウギ（メンギ）（日局）

[性味] 甘，温

[帰経] 脾・肺

[三品分類] 神農本草経：上品

[中薬学分類] 補益薬（補気薬）

[主な薬効] 補気昇陽，補気摂血，補気行滞，固表止汗，托瘡生肌，利水消腫．気を補い，陽を上昇させ，血気を補い摂し，停滞を改善し，表を固め，汗を止め，利水して水腫を改善する．

[基源] マメ科 Leguminosae のキバナオウギ *Astragalus membranaceus* Bunge，ナイモウオウギ *A. mongholicus* Bunge などの根．

[選品] 綿黄耆と称される *Astragalus* 由来のものは根が枝分かれする．

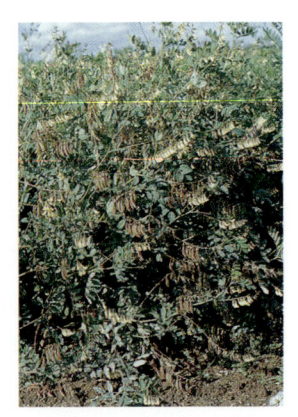

キバナオウギ

晋耆，紅耆などと称されるものは同科の *Hedysarum polybotrys* Hand.-Mazz. の根で，分岐せず，通常束にして取引され，中国では重用される．ともに太くて質が緻密で，内部の色が淡黄色のものが良品．

[配合例] 黄耆建中湯，加味帰脾湯，帰脾湯，七物降下湯，十全大補湯，清心蓮子飲，清暑益気湯，大防風湯，当帰飲子，当帰湯，人参養栄湯，半夏白朮天麻湯，防已黄耆湯，補中益気湯

[備考] 黄耆は脾・肺経に入り，気を補う点で人参と薬効が類似する．黄耆は人参に比して安価であり，中国では人参よりも好まれ，薬膳にもよく利用されている．

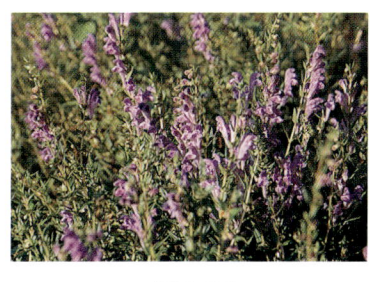

■ 黄芩　オウゴン　（日局）

[性味] 苦，寒

[帰経] 肺・大腸・小腸・脾・胆

[三品分類] 神農本草経：中品

[中薬学分類] 清熱薬（清熱燥湿薬）

[主な薬効] 清熱燥湿，清熱瀉火，解毒，涼血，清熱安胎．熱毒を清解し，湿を乾燥させ，血熱を冷まし，また胎児を安んじる．

コガネバナ

[基源] シソ科 Labiatae のコガネバナ *Scutellaria baicalensis* Georgi. の周皮を除いた根．

[選品] 細長い円錐形で，硬くて重質感があり，内部が朽ちていないもの（尖芩）が良質．外皮は茶褐色，内部は褐黄色から黄緑色．扁平で板状のもの（片芩）はよくない．

[配合例] 温清飲，黄連解毒湯，乙字湯，荊芥連翹湯，五淋散，柴胡桂枝乾姜湯，柴胡清肝湯，三物黄芩湯，三黄瀉心湯，小柴胡湯，潤腸湯，辛夷清肺湯，清上防風湯，清心蓮子飲，清肺湯，大柴胡湯，二朮湯，女神散，半夏瀉心湯，防風通聖散，竜胆瀉肝湯

[備考] 一般に生薬は大型のものが良質品とされるが，本生薬の場合は大きくなり過ぎて中が朽ちたもの（片芩）は下品である．

■ 黄柏（黄檗）　オウバク　（日局）

[性味] 苦，寒

[帰経] 腎・胆・膀胱

[三品分類] 神農本草経：上品

[中薬学分類] 清熱薬（清熱燥湿薬）

[主な薬効] 清熱燥湿，清熱瀉火（瀉相火），清熱解毒．湿熱を去り，陰虚火旺による局部的な熱を解し，腫物などの熱毒を解する．

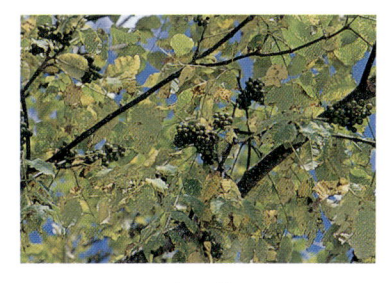

キハダ

[基源] ミカン科 Rutaceae のキハダ *Phellodendron amurense* Rupr. またはその他同属植物の周皮を除いた樹皮．

[選品] 厚くて黄色味が濃く，苦味の強いものが良質．薄くて淡黄色のものや，脆いものはよくない．少量の粉末に水を加えて指で揉むと粘りがある（黄連末との区別法）．

[配合例] 温清飲，黄連解毒湯，荊芥連翹湯，柴胡清肝湯，滋陰降火湯，七物降火湯，清暑益気湯，半夏白朮天麻湯

[備考] 苦味はアルカロイドのベルベリンによる．ベルベリンの名称は発見されたメギ科のBerberis属に由来する．一般に苦味のある生薬は胃腸薬とされるが，これはその苦・寒の作用を期待したものである．よって，胃に炎症（熱）がある場合には適応するが，脾胃虚寒（アトニー症など胃弱）には不適である．濃い茶やコーヒーが胃によくないとされるのも苦・寒の作用によると解釈できる．

■ 黄連　オウレン（日局）

[性味] 苦，寒
[帰経] 心・脾・胃・肝・胆・大腸
[三品分類] 神農本草経：上品
[中薬学分類] 清熱薬（清熱燥湿薬）
[主な薬効] 清熱燥湿，清熱瀉火，清熱解熱．湿熱を改善し，高熱による意識障害などを治し，のぼせ，充血，出血などを治す．

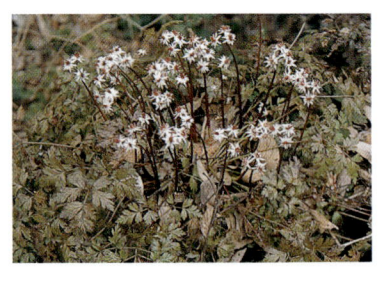

セリバオウレン

[基源] キンポウゲ科 Ranunculaceae のオウレン Coptis japonica Makino およびその他同属植物の根をほとんど除いた根茎（日局）．中国産は C.chinensis Franch. の栽培品が主である．
[選品] 形状が棒状でカイコに似たもの（彊蚕様）や，分岐してニワトリの足に似たもの（鶏爪様）などがある．いずれも堅実で，内部が黄色で，苦味が強くて太いものがよい．朱色がかったものはパルマチンが多い．
[配合例] 温清飲，黄連解毒湯，黄連湯，荊芥連翹湯，柴胡清肝湯，三黄瀉心湯，清上防風湯，竹筎温胆湯，女神散，半夏瀉心湯
[備考] 黄連と黄柏はベルベリン含有生薬として類似する．ベルベリンは苦味を有し，ともに胃腸薬ともされるが，一般に黄柏は下焦（横隔膜よりも下位）の疾患に，黄連は上焦（横隔膜よりも上位）の熱感，上逆（のぼせ），目の充血などを目標に使用されることが多い．ベルベリンを含有する植物には他にツヅラフジ科，ケシ科，キンポウゲ科などがあるが，オウレン根茎がもっとも含有率が高い．

■ 遠志　オンジ（日局）

[性味] 苦・辛，温
[帰経] 心・腎・肺
[三品分類] 神農本草経：上品
[中薬学分類] 安神薬（養心安神薬）
[主な薬効] 安神益知，豁痰開竅，散鬱化痰．精神を安寧し，知を益し，痰の喀出をよくする．
[基源] ヒメハギ科 Polygalaceae のイトヒメハギ Polygala

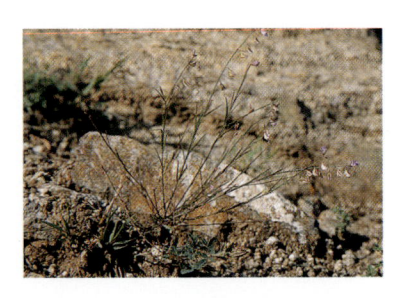

イトヒメハギ

tenuifolia Willd. などの根または根皮．

[選品] 一般には芯を抜いた肉遠志が良質とされる．大型品が賞用される．

[配合例] 加味帰脾湯，帰脾湯，人参養栄湯

[備考] ヒメハギ科由来の生薬として他にセネガがある．

■ 艾葉　ガイヨウ　（日局）

[性味] 苦・辛，温

[帰経] 肝・脾・腎

[三品分類] 名医別録：中品

[中薬学分類] 散寒薬

[主な薬効] 散寒除湿，止痛，温経止血．寒を散じ，湿を除き，寒邪や湿邪による痛みを止め，経を温めて止血する．月経痛，月経過多など，婦人病に応用することが多い．その他，湿疹を改善して痒みを止める作用もある．

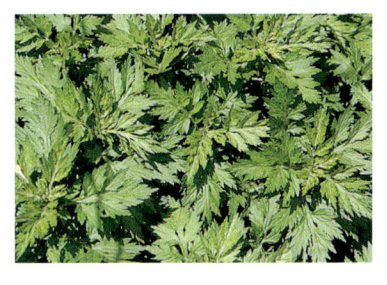

ヨモギ

[基源] キク科 Compositae のヨモギ属植物 *Artemisia argyi* H.Lev. & Vaniot，ヨモギ *A. princeps* Pamp.，オオヨモギ *A. montana* Pamp. などの若い全草または葉．

[選品] 異物の混入のないものが良品．また，調製後間もないものよりも長期間保存したものがよいとされる．

[配合例] 芎帰膠艾湯（きゅうききょうがいとう）

[備考] 灸に使用される「もぐさ」はこれらの植物の葉の裏の毛を集めたものである．精製して毛の純度が高いものを「点灸艾」，精製度が低くて葉の組織が多く残るものを「温灸艾」と呼ぶ．

■ 何首烏　カシュウ　（日局）

[性味] 苦・甘・渋，微温

[帰経] 肝・腎

[三品分類] 開宝本草：中品

[中薬学分類] 補益薬（養血薬）

[主な薬効] 補肝腎，益精血，生発烏髪，解毒，潤腸通便．肝腎を補い，精血を益し，黒髪を増やす．また腸を潤して便秘を改善し，解毒する作用がある．

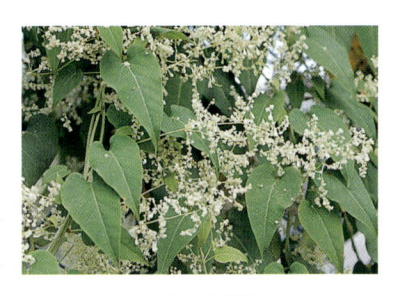

ツルドクダミ

[基源] タデ科 Polygonaceae のツルドクダミ *Polygonum multiflorum* Thunb. の塊根．

[選品] ときに連珠状になり，表面に縦に5本の深い溝があり，横断面に淡紅色の花紋のあるのが特徴．大型のものが良品．

[配合例] 当帰飲子

[備考] 何首烏は人名に由来する．異物同名品の「白何首烏」はガガイモ科の *Cynanchum* 属植物の根である．

■ 葛根　カッコン　（日局）

[性味] 甘・辛，涼または微寒(冬期採集品)．平（初夏採集品）

[帰経] 脾・胃

[三品分類] 神農本草経：中品

[中薬学分類] 解表薬（辛涼解表薬）

[主な薬効] 解肌退熱，透疹，生津止渇，昇陽止瀉．肌を解して熱を去り，また発疹を助ける．津液を生じて渇きを止め，脾虚による下痢に対して陽を昇らせることにより止瀉する．

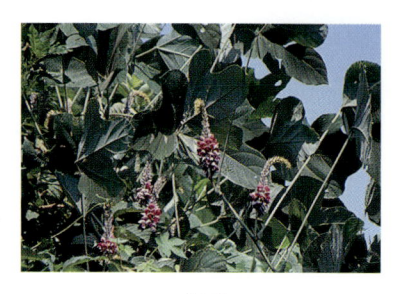

[基源] マメ科 Leguminosae のクズ *Pueraria lobata* Ohwi の周皮を除いた根．

[選品] 汚白色でやや繊維質で軽質．白色でんぷん質のもの（粉葛根）は食用種の *P. thomsonii* Benth. に由来するもので，薬用には適さない．新しいものがよい．

[配合例] 葛根湯，葛根湯加川芎辛夷，参蘇飲，升麻葛根湯

[備考] 古来，初夏（旧暦5月5日）に採集したものが良品とされてきたが，最近では冬期に採集したものが多い．太陽病期の服薬には性が平の初夏採集品が適していると考えられる．

クズ

■ 滑石　カッセキ　（日局）

[性味] 甘，寒

[帰経] 胃・膀胱・肺

[三品分類] 神農本草経：上品

[中薬学分類] 利水滲湿薬

[主な薬効] 利水通淋，清熱解暑，祛湿斂瘡．水の通りをよくし，淋（小便の渋り）を改善し，発熱・口渇など熱邪・暑邪による諸症を改善し，湿疹・湿瘡を改善する．

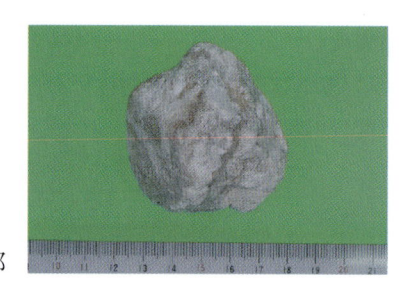

[基源] 加水ハロイサイト hydrated halloysite $Al_2O_3 \cdot 2\,SiO_2 \cdot 2\,H_2O \cdot 4\,H_2O$ を正品とする．

[選品] 白色で真珠のような光沢があり，少し甘く，滑らかで軟らかいものが良質．硬質有色のものはよくない．

[配合例] 五淋散，猪苓湯，防風通聖散

[備考] 一般には1日量約10gを使用するが，30g程度が処方される場合もある．なお，鉱物学的な滑石は天然含水硅酸マグネシウム talc $3\,MgO \cdot 4\,SiO_2 \cdot H_2O$ で，薬用には適さない．

カッセキ

■ 栝楼根（天花粉）　カロコン（テンカフン）　（日局）

[性味] 甘・微苦・酸，微寒

[帰経] 肺・胃

[三品分類] 神農本草経：中品

[中薬学分類] 清熱薬（清熱瀉火薬）

[主な薬効] 養胃生津，止渇，清肺潤燥，消腫排膿．胃を養って津液を生じ，渇を止め，肺機能をよくし，腫瘍を消して排膿する．

［基源］ウリ科 Cucurbitaceae のシナカラスウリ *Trichosanthes kirilowii* Maxim. などの肥大根の外皮を去ったもの．

［選品］サツマイモのような形状で，重質感があり断面の色が白くて滑らで，中心に花紋があるものがよい．

［配合例］柴胡桂枝乾姜湯，柴胡清肝湯

［備考］同植物の果実が栝楼実，また種子が栝楼仁の名称で化痰止咳平喘薬として胸痛や咳嗽の治療に利用される．

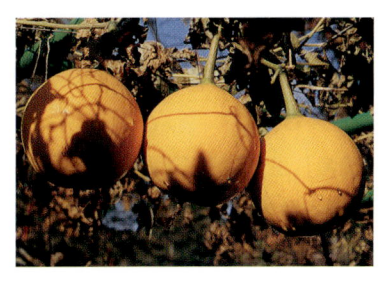

シナカラスウリ

■ 乾姜　カンキョウ　（日局）

［性味］大辛，大熱

［帰経］心・肺・脾・胃

［三品分類］神農本草経：中品

［中薬学分類］散寒薬

［主な薬効］温中散寒，回陽通脈，温肺化痰，化飲．脾胃虚寒を改善し，陽気を増やして気の廻りをよくし，肺を温めて痰飲を化す．

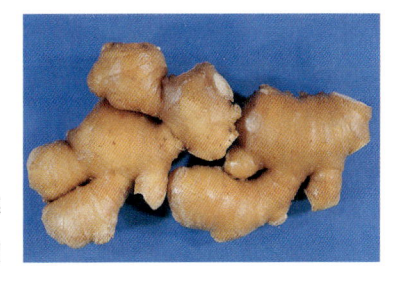

ショウガの根茎

［基源］ショウガ科 Zingiberaceae のショウガ *Zingiber officinale* Roscoe の根茎の乾燥品（中国薬典）または蒸して乾燥したもの（日局）．

［選品］蒸して乾燥したものは断面が飴色，鼈甲色である．大型のものが良品．

［配合例］黄連湯，桂枝人参湯，柴胡桂枝乾姜湯，小青竜湯，大建中湯，大防風湯，当帰湯，人参湯，半夏瀉心湯，半夏白朮天麻湯，苓甘姜味辛夏仁湯，苓姜朮甘湯

［備考］中国産の乾姜は根茎をそのまま乾燥したもので，日本の生姜（干生姜）に相当する．製法の統一に関しては今後の検討が必要である．

■ 生姜　ショウキョウ　（日局）

［性味］辛・微温

［帰経］肺・脾・胃

［三品分類］神農本草経：中品

［中薬学分類］辛温解表薬

［主な薬効］散寒解表，温胃止嘔，化痰行水，解毒．皮膚の働きを正常にして風寒を散じ，胃を温めて嘔吐を止め，痰を化して水をめぐらせる．また半夏や天南星の毒を解し，さらに魚蟹の中毒による嘔吐や下痢などにも有効である．

［基源］ショウガ科 Zingiberaceae のショウガ *Zingiber officinale* Roscoe の根茎．中国では新鮮なもの，日本では生のまま乾燥したもの．

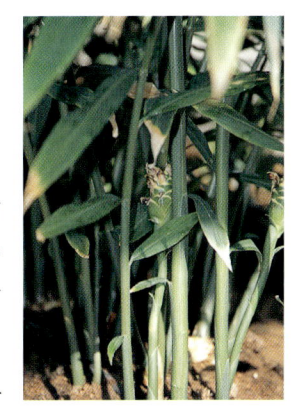

ショウガ

［選品］内部が類白色で充実し，味が辛く，香気がよく，調製後新しいものが良質．

［配合例］温経湯，黄耆建中湯，葛根湯，加味帰脾湯，桂枝湯，呉茱萸湯，四君子湯，十味敗毒湯，

小柴胡湯，参蘇飲，真武湯，清肺湯，疎経活血湯，大柴胡湯，釣藤散，二朮湯，二陳湯，排膿散及湯，半夏厚朴湯，半夏白朮天麻湯，防已黄耆湯，補中益気湯，平胃散，茯苓飲，六君子湯，ほか多数．

[備考] 生姜は散寒解表薬で，すなわち体表を温めて汗を出す作用が強い薬物である．民間で感冒時に生姜湯を服用するのはその薬効を期待してのことである．また，本来「生姜」は生のショウガ（鮮姜）を使用すべきであり，干生姜で代用する場合は3分の1に減量する必要がある．甘草に次いで配合機会の多い生薬である．

■ **甘草**　カンゾウ　（日局）

[性味] 甘，平
[帰経] 十二経
[三品分類] 神農本草経：上品
[中薬学分類] 補益薬（補気薬）
[主な薬効] 補中益気，潤肺，祛痰止咳，緩急止痛，清熱解毒，調和薬性．脾胃の気を補って消化吸収をよくし，肺を潤して咳や痰を去り，急迫症状を緩和して痛みを止める．また解毒作用があり，諸薬を調和する．

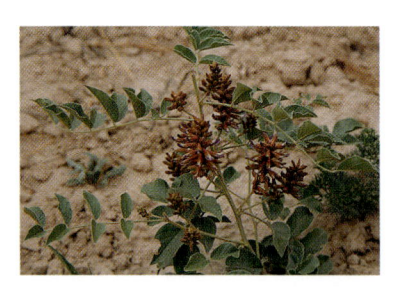

ウラルカンゾウ

[基源] マメ科 Leguminosae のウラルカンゾウ *Glycyrrhiza uralensis* Fisch. または同属植物の根およびストロン．
[選品] 破折面が鮮黄色で，質が硬くしまり，甘味の強いものがよい．一般に東北甘草と呼ばれるものは外面の色が濃褐色で質がやや粗く，西北甘草と呼ばれるものは色が薄くて質がやや密であるが，必ずしも決め手とはならない．
[配合例] 葛根湯，甘麦大棗湯，桂枝湯，啓脾湯，四逆散，四君子湯，炙甘草湯，芍薬甘草湯，十全大補湯，小建中湯，小柴胡湯，大黄甘草湯，調胃承気湯，桃核承気湯，当帰建中湯，二朮湯，人参湯，人参養栄湯，平胃散，補中益気湯，麻杏甘石湯，麻杏薏甘湯，六君子湯，苓甘姜味辛夏仁湯，苓桂朮甘湯，ほか多数．
[備考] 甘草は漢方生薬の中でもっとも使用頻度の高い薬物で，傷寒論・金匱要略に収載される漢方薬の半数以上に処方されている．十二経すべてに作用する．含有成分のグリチルリチンはステロイド骨格をもち，体質が合わなければステロイド剤の副作用と同様の症状（偽アルドステロン症）を引き起こすことがあるので要注意．

■ **桔梗**　キキョウ　（日局）

[性味] 苦・辛，平
[帰経] 肺
[三品分類] 神農本草経：下品
[中薬学分類] 化痰止咳平喘薬（止咳平喘薬）
[主な薬効] 宣肺祛痰，排膿消腫．肺機能を正常化することにより，痰を去り，水道を通利して尿

の排泄をよくし，また排膿作用がある．

[基源] キキョウ科 Campanulaceae のキキョウ *Platycodon grandiflorus* A. DC. の根．

[選品] 人参に似るが軽質で外面にしわが多い．外皮が褐色で内部が白色で，大型のものが良品．

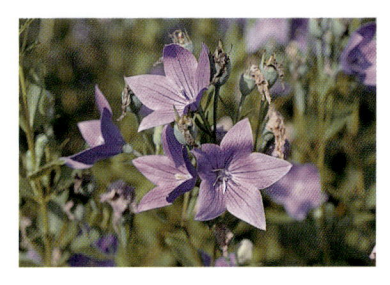

[配合例] 桔梗湯（ききょうとう），荊芥連翹湯，五積散（ごしゃくさん），柴胡清肝湯，十味敗毒湯（じゅうみはいどくとう），参蘇飲，清肺湯，清上防風湯，竹筎温胆湯，排膿散及湯（はいのうさんきゅうとう），防風通聖散

[備考] 桔梗は発泡性のサポニンを多く含有する．粉末に水を加えて強く振ると持続性の泡を生じることが特徴的である（人参との鑑別法）．

キキョウ

■ 菊花　キクカ　（日局）

[性味] 甘・微苦，微寒

[帰経] 肺・肝

[三品分類] 神農本草経：上品

[中薬学分類] 解表薬（辛涼解表薬）

[主な薬効] 疏散風熱，明目，平肝陽．風熱を疏散し，目を明らかにし，肝の昂を鎮静する．

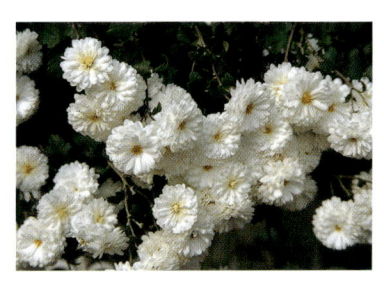

[基源] キク科 Compositae のキク *Chrysanthemum morifolium* Ramatulle およびその品種の頭花．

キク

[選品] 薬用には黄色花が良品とされるが，菊花茶として出回るのは白色花である．調製後新しくて嵩高（かさだか）いものが良品である．苦味のある品種や，古くて変色したものはよくない．

[配合例] 杞菊地黄丸（こぎくじおうがん），釣藤散（ちょうとうさん）

[備考] 菊花に熱湯を注いだ菊花茶は，夏の清涼茶として中国ではごく普通に用いられている．また，薬枕（やくちん）（安眠枕）として利用される．

■ 枳実，枳殻　キジツ，キコク　（日局）

[性味] 苦，微寒

[帰経] 脾・胃・大腸

[三品分類] 神農本草経：中品（枳実），開宝本草：中品（枳殻）

[中薬学分類] 行気薬

[主な薬効] 破気消積，化痰消痞．気を破り，食積を解消し，痰を化し，痞を消す．腸胃の湿熱や胸脇の痰飲による諸症を改善する．

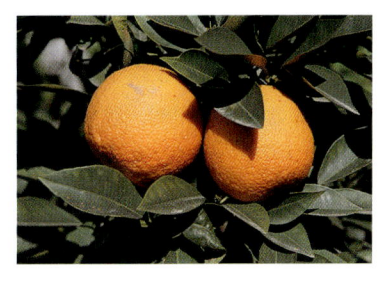

ダイダイ

[基源] ミカン科 Rutaceae の *Citrus aurantium* L.，ダイダイ *C. aurantium* L. var *daidai* Makino，ナツミカン *C. natsudaidai* Hayata などの幼果（枳実），あるいは完熟前の果実（枳殻）．

[選品] 枳実は果実が半切され，碁石くらいの大きさで，肉が張り切って切り口が外へ反り返り，

皮部の厚いものが良品．枳殻はより大型．ともに調製後新しいものが良品．カラタチの未熟果は，表面に毛があることで区別できる．中国では C. sinensis，日本ではナツミカンも利用される．

[配合例] 荊芥連翹湯，五積散，四逆散，潤腸湯，参蘇飲，清上防風湯，大柴胡湯，大承気湯，竹筎温胆湯，通導散，排膿散及湯，茯苓飲，麻子仁丸

[備考] 一般に枳殻のほうが作用が緩和であるとされる．

■ 羌活　キョウカツ　（日局）

[性味] 辛・苦，温

[帰経] 膀胱・肝・腎

[三品分類] 神農本草経・上品

[中薬学分類] 解表薬（辛温解表薬）

[主な薬効] 散寒燥湿解表，袪風湿，止痛．寒を散じ，湿を乾燥させ，表を解き，風湿を去って止痛する．風寒湿邪による諸症を改善する．

[基源] セリ科 Umbelliferae の *Notopterygium incisum* Ting & H.T. Chang および *N. forbesii* Boiss. の根および根茎（中国）．あるいは，ウコギ科 Araliaceae のウド *Aralia cordata* Thunb. の根（日本，韓国）．

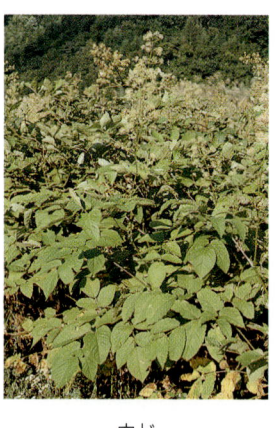

ウド

[選品] 中国産は節があり，光沢があって外皮が紫黒色をしたものが良品．日本産は外部がわずかに青色を帯び，内部が白色を呈し，太さが小指くらいの棒状で，質の緻密なものが良質．

[配合例] 川芎茶調散，疎経活血湯，大防風湯，二朮湯

[備考] セリ科植物には形態の類似したものが多く，基源が混乱している生薬が多い．本生薬の原植物についてはさらなる検討が必要である．

■ 杏仁　キョウニン　（日局）

[性味] 苦・辛，温，小毒

[帰経] 肺・大腸

[三品分類] 神農本草経：下品

[中薬学分類] 化痰止咳平喘薬（止咳平喘薬）

[主な薬効] 止咳平喘，潤腸通便．咳を止め，腸を潤して便通をよくする．また，肺気を宣通し水道を通調する．

[基源] バラ科 Rosaceae のホンアンズ *Prunus armeniaca* L. var. *armeniaca*，アンズ *P. armeniaca* L. var. *ansu* Maxim. などの種仁．

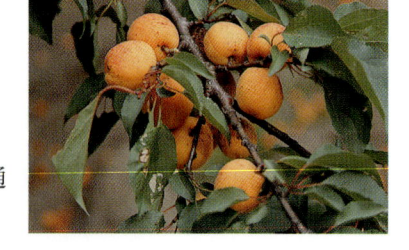

アンズ

[選品] 杏仁は桃仁に比して形状に変化が多いが，いずれも肉厚で丸みがあり，上端が尖り，尾端が心臓形をしているのが特徴．丸く肥厚し，仁が大粒で白いものが良品．また味の違いにより甜杏仁と苦杏仁があり，前者は食用にされ，薬用には後者を使用する．

[配合例] 五虎湯，潤腸湯，神秘湯，清肺湯，麻黄湯，麻杏甘石湯，麻杏薏甘湯，麻子仁丸，苓甘

姜味辛夏仁湯

[備考] 杏仁と桃仁はともにバラ科の *Prunus* 属植物に由来し，薬用部位が同じで，ともに青酸配糖体のアミグダリンを含有するが，中国医学的薬効はかなり異なる．ともにシアンを含有し，有毒であるから，多量に用いてはならない．

■ 苦参　クジン　（日局）

[性味] 苦，寒

[帰経] 心・脾・大腸・小腸・肝・腎

[三品分類] 神農本草経：中品

[中薬学分類] 清熱薬（清熱燥湿薬）

[主な薬効] 清熱燥湿，殺虫止痒．湿熱を改善し，殺虫し，痒みを止める．その他，通利小便の効能をもつ．

[基源] マメ科 Leguminosae のクララ *Sophora flavescens* Ait. の根．

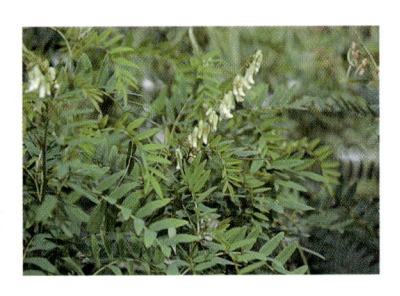

クララ

[選品] 苦味の強いものが良品．外皮が黄褐色，内部が黄白色，長くて節のないものがよい．

[配合例] 三物黄芩湯，消風散（しょうふうさん）

[備考] 濃く煎じて水虫などの皮膚病に外用されることも多い．

■ 荊芥　ケイガイ　（日局）

[性味] 辛，温

[帰経] 肺・肝

[三品分類] 神農本草経：中品

[中薬学分類] 解表薬（辛温解表薬）

[主な薬効] 祛風解表，宣毒透疹，散瘀止血，祛風止痙．風邪を去り表を解し，麻疹の発疹を助け，また血流を改善し止血する作用がある．

[基源] シソ科 Labiatae のケイガイ *Schizonepeta tenuifolia* Briq. の花穂．

[選品] 茎の混入が少なく，香りの強いものが良品．

[配合例] 荊芥連翹湯，十味敗毒湯，消風散，清上防風湯，川芎茶調散，治頭瘡一方（ちづそういっぽう），当帰飲子，防風通聖散

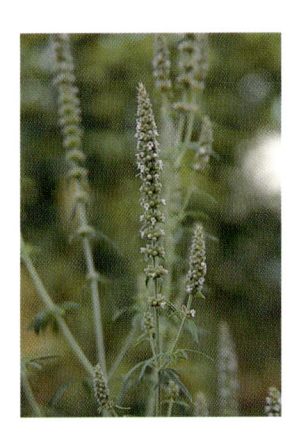

ケイガイ

[備考] 神農本草経には「假蘇」の名称で収載された．

■ 桂皮　ケイヒ　（日局）

[性味] 辛・甘，大熱

[帰経] 肝・腎・心・脾・胃

[三品分類] 神農本草経：上品

[中薬学分類] 散寒薬

[主な薬効] 温中補陽，散寒止痛，温通経脈．胃腸を温め，陽を補い，寒を散じて痛みを止め，また経脈を温通する．

[基源] クスノキ科 Lauraceae のケイ *Cinnamomum cassia* Blume およびその他同属植物の幹皮あるいは小枝の樹皮．

[選品] 濃褐色から紫黒色で，味が辛く，芳香の強いものが良品．細い枝が桂枝と称して市場に出回ることがある．

[配合例] 安中散，温経湯，黄耆建中湯，黄連湯，葛根湯，桂枝湯，桂枝人参湯，桂枝茯苓丸，五積散，五苓散，柴胡桂枝乾姜湯，炙甘草湯，十全大補湯，小建中湯，小青竜湯，治打撲一方，桃核承気湯，当帰建中湯，当帰湯，人参養栄湯，女神散，八味地黄丸，麻黄湯，木防已湯，苓桂朮甘湯，薏苡仁湯，その他．

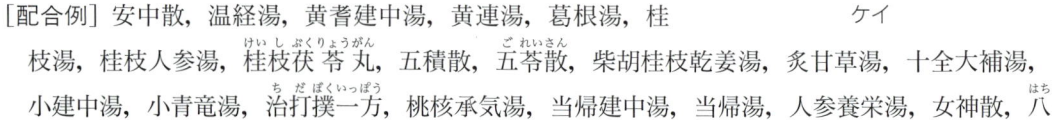

[備考] 市販桂皮には種類が多い．肉桂，油桂などは太い幹の皮で，桂枝と称されるものは細い枝の皮である．また，原植物も数種ある．市場には「桂枝」と称して小枝そのものも出回るが，本来桂枝は細い枝の皮であり，正しくない．幹の皮と小枝の皮では匂いや辛みが異なり，厳密には両者を患者の病態や処方により使い分ける必要があろう．今後の課題である．

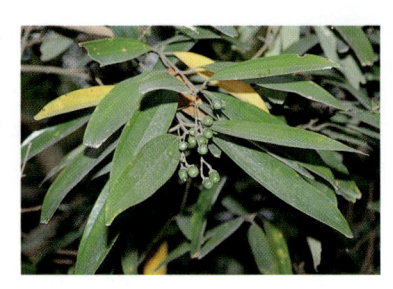

ケイ

■ **膠飴** コウイ （日局）

[性味] 甘，微温

[帰経] 脾・胃・肺

[三品分類] 名医別録：上品

[中薬学分類] 補益薬（補気薬）

[主な薬効] 補虚建中，緩急止痛，潤肺止咳．虚を補い消化吸収機能を正常化し，急迫症状を緩和して痛みを止め，肺を潤して咳を止める．

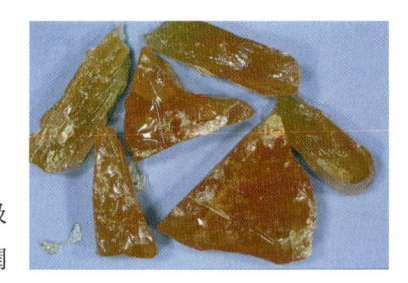

[基源] 糯米粉・粳米粉・小麦粉などに麦芽を加えて加工精製した飴糖．

[選品] 赤黄色のいわゆる飴色をした透明感の強いもので，薬用に丸く加工したものも市販されている．

[配合例] 小建中湯

[備考] 本生薬はいわゆる麦芽を用いて製した本来の飴である．古来の製法で製した市販の飴を使用すればよい．

コウイ

■ **紅花** コウカ （日局）

[性味] 辛，温

[帰経] 心・肝

[三品分類] 開宝本草：中品

[中薬学分類] 理血薬（活血化瘀薬）

[主な薬効] 活血通経，祛瘀止痛．血の気を活発にし，通経し，打撲などによる鬱血を散じて痛みを止める．

[基源] キク科 Compositae のベニバナ *Carthamus tinctorius* L. の管状花.
[選品] 鮮紅色で調製後新しいものがよい.
[配合例] 治頭瘡一方，通導散
[備考] 類似生薬のサフラン（番紅花）はアヤメ科サフランの雌蕊の柱頭であり，基源も香りもまったく異なる．両者とも活血化瘀・通経の作用があるが，番紅花のほうが薬力が優れている．

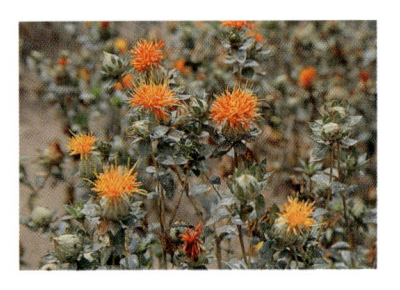

ベニバナ

■ **香附子** コウブシ （日局）

[性味] 辛・微苦・微甘，平
[帰経] 肝・三焦
[三品分類] 名医別録：中品
[中薬学分類] 行気薬
[主な薬効] 理気解鬱，調経止痛．気の廻りをよくし，鬱滞を解き，経を調えて止痛する．主に肝鬱気滞による諸症を改善する．
[基源] カヤツリグサ科 Cyperaceae のハマスゲ *Cyperus rotundus* L. の塊状に肥大した根茎.
[選品] 両端が尖った 1.5〜1.8 cm の塊根で，市場には黒褐色の皮をつけたものもあるが，皮を削り去った大粒で新しいものが良品．内部は通常帯紅色である．独特の香りがある．
[配合例] 香蘇散，滋陰至宝湯，川芎茶調散，竹筎温胆湯，二朮湯，女神散
[備考] 本生薬はアーユルヴェーダ（インド医学）でも多用される．

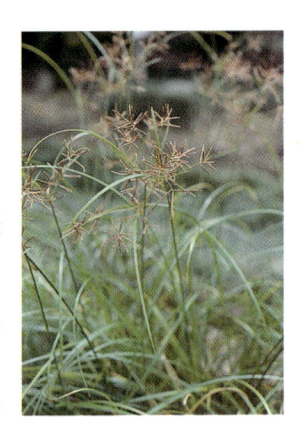

ハマスゲ

■ **粳米** コウベイ （日局）

[性味] 甘，平
[帰経] 脾・胃
[三品分類] 名医別録：下品
[中薬学分類] 補気薬
[主な薬効] 補中益気，除煩，止瀉．消化吸収機能を補益し，煩渇を除き，下痢を止める．
[基源] イネ科 Gramineae のイネ *Oryza sativa* L. の成熟玄米（えい果）．
[選品] よく成熟し，粒のそろったものが良品．粳米は胚乳部分に透明感があり，糯米（モチゴメ）では白色である．
[配合例] 麦門冬湯，白虎加人参湯
[備考] 糯米は補中益気の効能は粳米と共通するが，性味が甘温で，多食すると熱を発し，便秘さ

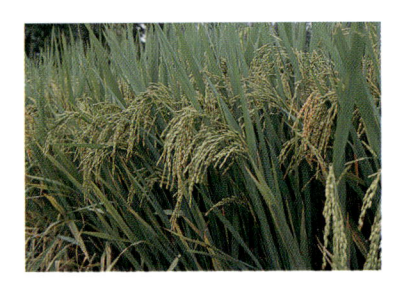

イネ

せる．脾胃虚弱による下痢にしばしば粥に煮て食される．

■ 厚朴　コウボク　（日局）
[性味] 苦・辛，温
[帰経] 脾・胃・肺・大腸
[三品分類] 神農本草経：中品
[中薬学分類] 行気薬
[主な薬効] 行気化湿，下気除満，燥湿化痰，下気候逆．気を廻らし，湿を改善して痰をなくし，気の過度の充満を改善し，また上気を下す．

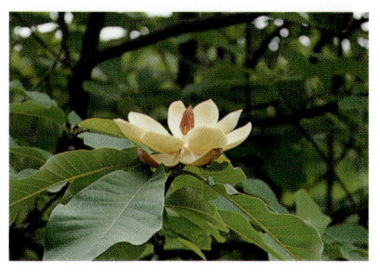

ホオノキ

[基源] モクレン科 Magnoliaceae のカラホオ *Magnolia officinalis* Rehder & E.H. Wilson およびその変種 var. *biloba* Rehder & E.H. Wilson の樹皮（中国薬典）．日本ではホオノキ *M. obovata* Thunb. の樹皮も使用する（日局）．
[選品] 厚くて新しくて芳香の強いものが良質．ホオノキに由来するものはやや淡色で香気が薄い．
[配合例] 五積散，潤腸湯，神秘湯，大承気湯，通導散，当帰湯，半夏厚朴湯，平胃散，麻子仁丸
[備考] 厚朴は気を廻らす薬物，すなわち行気薬（順気薬）の代表で，とくに脾胃と肺の気を廻らせる．

■ 牛膝（懐牛膝）　ゴシツ（カイゴシツ）　（日局）
[性味] 苦・酸，平
[帰経] 肝・腎
[三品分類] 神農本草経：上品
[中薬学分類] 理血薬（活血化瘀薬）
[主な薬効] 活血祛瘀，舒筋利痺，補肝腎・強筋骨，利水通淋，引血下行．血に活力を与えて流れをよくし，筋肉を舒して麻痺を改善し，肝腎を補って筋骨を丈夫にし，水利をよくして小便の渋りを改善する．また，血熱による出血を止める．

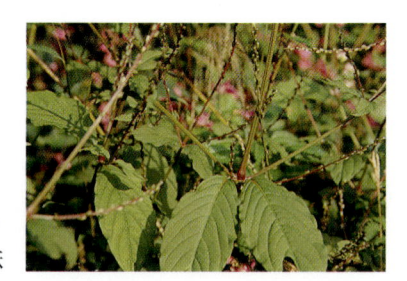

ヒナタイノコヅチ

[基源] ヒユ科 Amaranthaceae のヒナタイノコヅチ *Achyranthes bidentata* Blume の根．
[選品] 細長い円柱形で，淡黄色でよく肥えた充実した柔軟なものが良質．川牛膝は手指ほどの太さで硬質．
[配合例] 牛車腎気丸，疎経活血湯，大防風湯
[備考] 中国では同科の *Cyathula officinalis* Kuan の根が「川牛膝」の名称で利用されている．川牛膝は活血に，懐牛膝は補肝腎・強筋骨に優れているといわれる．

■ 呉茱萸　ゴシュユ　（日局）
[性味] 辛・苦，熱・小毒
[帰経] 肝・腎・脾・胃

[三品分類] 神農本草経：中品
[中薬学分類] 散寒薬
[主な薬効] 暖肝・散寒止痛，下気止嘔，温中助陽．肝・胃の虚寒を改善し，寒を散じて痛みを止め，気を下して嘔吐を止める．また脾や腎の陽虚により夜明け前に下痢するものを治す．
[基源] ミカン科 Rutaceae のニセゴシュユ *Euodia ruticarpa* Benth.，ホンゴシュユ *E. officinalis* Dode. などの未成熟果実．
[選品] 中国産のホンゴシュユ由来の粒の小さな黒色をした辛味の強いものが良品．ニセゴシュユ由来のものは大粒で気味が烈しいので，経年したものを用いるのがよい．
[配合例] 温経湯，呉茱萸湯，当帰四逆加呉茱萸生姜湯
[備考] 呉茱萸は肝，腎，脾などを強く温める薬物である．しばしば胃にもたれる場合があり，その場合は減量する．

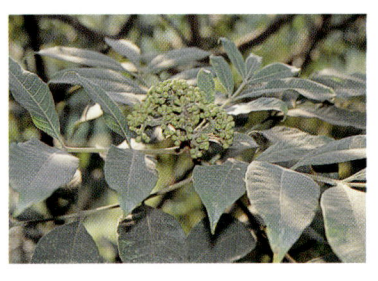

ホンゴシュユ

■ **牛蒡子** ゴボウシ （日局）

[性味] 辛・苦，寒
[帰経] 肺・胃
[三品分類] 名医別録：中品
[中薬学分類] 解表薬（辛涼解表薬）
[主な薬効] 疏散風熱，利咽散結，祛痰止咳，宣肺透疹，解毒消腫．風熱を疏散し，咽喉を利して結物を散じ，痰をなくして咳を止め，肺を宣通して発疹を促し，解毒し，腫れ物を消す．
[基源] キク科 Compositae のゴボウ *Arctium lappa* L. の成熟果実．
[選品] 小型で狭披針形をした灰黒色の生薬．よく成熟していて新しいものが良品．
[配合例] 柴胡清肝湯，消風散
[備考] ゴボウは中央アジアが原産であるが，古代に各地に広まった．日本でも青森県の三内丸山遺跡で種子が発見されている．日本の民間では催乳薬とされる．

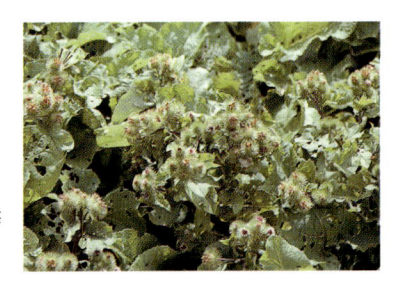

ゴボウ

■ **五味子** ゴミシ （日局）

[性味] 酸，温
[帰経] 肺・心・腎
[三品分類] 神農本草経：上品
[中薬学分類] 収渋薬
[主な薬効] 斂肺止咳・定喘，固表斂汗，益腎固精，渋腸止瀉，益気生津・止渇．肺虚あるいは肺腎両虚による咳嗽を止め，表を固めて盗汗や自汗を止め，腎を益して精が漏れ出すのを

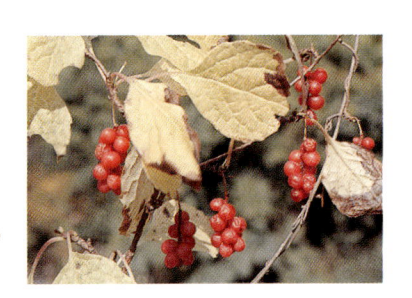

チョウセンゴミシ

止め，脾腎陽虚による下痢を止める．また，気を益して津液を生じ渇きを止める．

[基源] マツブサ科 Schizandraceae のチョウセンゴミシ *Schizandra chinensis* Baill. の成熟果実．

[選品] 表面に皺紋があり，紫黒色をした大粒で甘味のあるものがよい．

[配合例] 小青竜湯，清肺湯，清暑益気湯，人参養栄湯，苓甘姜味辛夏仁湯

[備考] チョウセンゴミシは日本にも自生している．同科のビナンカズラの果実が「南五味子」の名称で代用される．

■ **柴胡** サイコ （日局）

[性味] 苦・微辛，微寒

[帰経] 肝・胆・心包・三焦

[三品分類] 神農本草経：上品

[中薬学分類] 解表薬（辛涼解表薬）

[主な薬効] 透表泄熱，疏肝解鬱，昇挙陽気，清胆截瘧．肌皮の浸透性をよくして熱を排泄し，肝を疎通して鬱滞を解き，陽気を押し上げる，その他，胆を清くし瘧を截つ．

[基源] セリ科 Umbelliferae のミシマサイコ *Bupleurum falcatum* L. または他の変種の根．

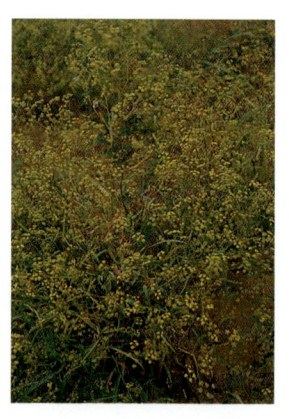

ミシマサイコ

[選品] 古来，ネズミの尾のような姿をして油分の多いものが良質とされてきた．野生品は確かにそのようであるが，現在市場には少ない．昨今は栽培品が多く出回り，野生品に比して側根が多く，硬質で香り少なく，外面の色が淡くて黄土色である．油臭のあるものや細いものは下品である．

[配合例] 乙字湯，加味帰脾湯，加味逍遥散，帰脾湯，荊芥連翹湯，香蘇散，五積散，柴胡加竜骨牡蛎湯，柴胡桂枝乾姜湯，柴胡清肝湯，滋陰至宝湯，四逆散，炙甘草湯，小柴胡湯，小建中湯，神秘湯，大柴胡湯，竹筎温胆湯，当帰建中湯，補中益気湯，抑肝散，その他．

[備考] 柴胡が配剤された漢方薬を柴胡剤と呼び，胸脇苦満（胸脇部の自覚的あるいは圧迫したさいに感じる不快感）や往来寒熱（発熱の繰り返し）を目標に投与される．日本では慢性肝炎の治療に小柴胡湯が多用されてきたが，インターフェロンとの併用で間質性肺炎を引き起こす症例が多数報告された．本処方のみですべての慢性肝炎に対処できるものではなく，あくまでも弁証論治を心掛けるべきである．

■ **細辛** サイシン （日局）

[性味] 辛，温

[帰経] 肺・腎

[三品分類] 神農本草経：上品

[中薬学分類] 解表薬（辛温解表薬）

[主な薬効] 散寒解表，温肺化飲，祛風止痛，通竅．寒を散じて風寒による表証を改善し，肺を温めて寒飲による咳痰を鎮め，風による痛みを止め，竅（鼻腔などの孔．人体には九竅がある）

を通じる．

[基源] ウマノスズクサ科 Aristolochiaceae のケイリンサイシン *Asarum heterotropoides* F. Schmidt var. *mandshuricum* Kitag. またはウスバサイシン *A. sieboldii* Miq. の根および根茎．

[選品] 根がヒゲ根状で細く，長さは 15〜20 cm．噛むと辛く，調製後新しくて辛味の強いものが良質．全草品を入手した場合には，地下部のみを使用する．

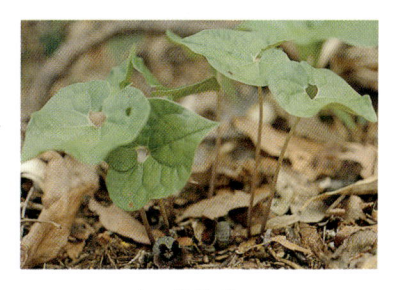

ウスバサイシン

[配合例] 小青竜湯，当帰四逆湯，麻黄附子細辛湯，立効散，苓甘姜味辛夏仁湯

[備考] 日局では地下部が規定されているが，近年中国では全草生薬とされてきた．本来は根のみが使用されてきた生薬であるが，他に形状が類似する植物が多くて偽品が出回りやすいため，偽物と見分けるために地上部を残して出荷したのが始まりと考えられ，使用のさいには地上部を除去する必要がある．地上部には重篤な腎障害を誘発するアリストロキア酸を含有している．

■ 山楂子　サンザシ　（日局）

[性味] 酸・甘，微温

[帰経] 脾・胃・肺

[三品分類] 新修本草：下品

[中薬学分類] 解表薬（辛温解表薬）

[主な薬効] 消食化積，止痢，破気化瘀，消脹散結，活血疏肌・透疹．食べたものの消化を助け，下痢（細菌性下痢）を止め，気血の停滞を改善し，腫物を治す．また，麻疹の透発を助ける．

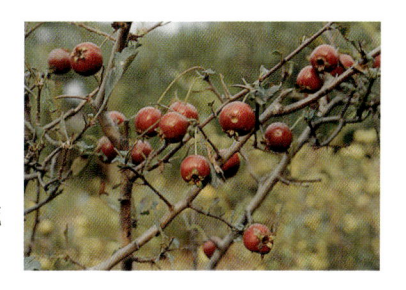

オオミサンザシ

[基源] バラ科 Rosaceae のオオミサンザシ *Crataegus pinnatifida* Bunge var. *major* N.E.Br. やサンザシ *C. cuneata* Siebold & Zucc. の成熟果実（偽果）．

[選品] 大粒の赤色をしたものがよい．暗黒色のものや，砕けた小さなものはよくない．

[配合例] 啓脾湯

[備考] サンザシの実は食用としても重要で，中国ではよく串に刺した実や加工品が売られている．

■ 山梔子（梔子）　サンシシ（シシ）　（日局）

[性味] 苦，寒

[帰経] 心・肺・肝・胃・三焦

[三品分類] 神農本草経：中品

[中薬学分類] 清熱薬（清熱瀉火薬）

[主な薬効] 清熱瀉火・除煩，清熱利湿，清熱涼血・止血，清熱解毒．清熱作用があり，熱毒による煩悶，出血，腫物，打撲や捻挫による腫脹・疼痛，火傷などを治す．

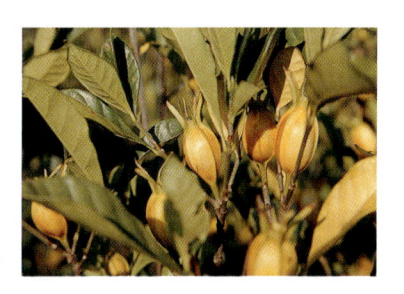

クチナシ

[基源] アカネ科 Rubiaceae のクチナシ *Gardenia jasminoides* Ellis の成熟果実．
[選品] 小型で丸みのあるものを山梔子，大型で細長いものを水梔子として区別することがあり，前者が良質とされる．皮が薄く，7〜9本の稜線が目立ち，新しくて内部の粒が赤黄色のものがよい．
[配合例] 茵蔯蒿湯，温清飲，黄連解毒湯，加味帰脾湯，加味逍遥散，荊芥連翹湯，五淋散，柴胡清肝湯，辛夷清肺湯，清肺湯，清上防風湯，防風通聖散，竜胆瀉肝湯
[備考] 山梔子は黄色の食用着色料として栗きんとんやたくあんなどの着色にも利用される．

■ 山茱萸　サンシュユ　（日局）

[性味] 酸・渋，微温
[帰経] 肝・腎
[三品分類] 神農本草経：中品
[中薬学分類] 収渋薬
[主な薬効] 補益肝腎，渋精縮尿，固経止血，斂汗固脱．肝腎を補益し，精気，小便，汗，血液など，諸物が体外へ異常に漏出するのを止める作用がある．

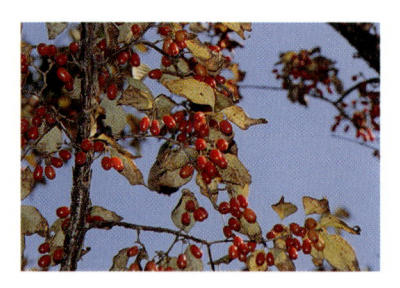

サンシュユ

[基源] ミズキ科 Cornaceae のサンシュユ *Cornus officinalis* Siebold & Zucc. の成熟果肉．
[選品] 種子を取り除いた果皮で，色相は赤黒色から紫黒色で，酸味と渋味とを有する潤いのあるものが良質．古くなったものや，肉の少ないものはよくない．
[配合例] 牛車腎気丸，八味地黄丸，六味丸(ろくみがん)
[備考] 蒸熟して使用するのが正しい．

■ 山椒（花椒）　サンショウ（カショウ）　（日局）

[性味] 辛，熱．小毒
[帰経] 脾・胃・腎
[三品分類] 神農本草経：中品
[中薬学分類] 散寒薬
[主な薬効] 散寒止痛・燥湿，解毒駆虫，益火止喘．胃腸内の寒湿による腹痛や嘔吐を止め，また解毒，駆虫作用がある．腎虚による腰痛，痰喘，足冷などにも効果がある．

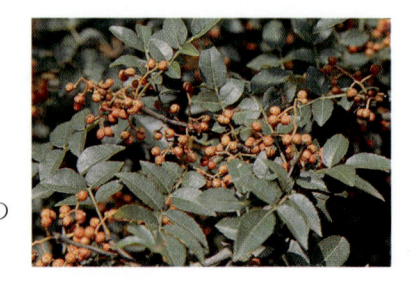

Zanthoxylum bungeanum

[基源] ミカン科 Rutaceae のサンショウ属植物 *Zanthoxylum bungeanum* Maxim.，イヌザンショウ *Z. schinifolium* Siebold & Zucc. などの成熟果皮．日本産はサンショウ *Z. piperitum* DC.
[選品] 果殻が二つに裂け，表面が赤褐色で，大粒でよく熟して香り高いものが良質．果殻の閉じているものや種子（椒目）が混入するものは下品．
[配合例] 大建中湯，当帰湯
[備考] 香辛料としても多用されるが，火を益す作用が強いので，コショウやトウガラシなどと同様，陰虚火旺の者はひかえるべきである．また，種子は「椒目(しょうもく)」と呼ばれる別生薬で，性味は

苦・寒で山椒とは相反するので，山椒としては種子の混入がないよう注意する必要がある．

■ 酸棗仁　サンソウニン　（日局）

[性味] 甘・酸, 平

[帰経] 心・肝・胆・脾

[三品分類] 神農本草経：上品

[中薬学分類] 安神薬（養心安神薬）

[主な薬効] 補肝寧神, 収斂止汗．肝を補い, 精神を安寧し, 収斂して汗を止める．

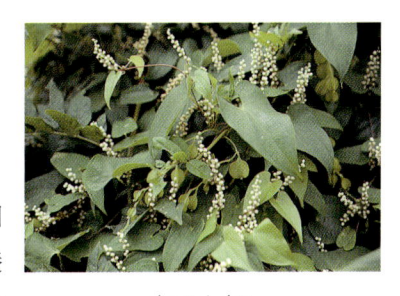

[基源] クロウメモドキ科 Rhamnaceae のサネブトナツメ *Ziziphus jujuba* Mill. var. *spinosa* Hu ex H.F. Chou の成熟種子．

サネブトナツメ

[選品] 扁平な円形で, 表面が赤色から暗赤色で艶があり, 大粒のものがよい．

[配合例] 加味帰脾湯, 帰脾湯, 酸棗仁湯（さんそうにんとう）

[備考] 本属植物は栽培品種が多く, 大棗の原植物である大型の実がなる品種では一般に果実の核が小型で, また種子のないものもある．サネブトナツメは棘が大型で核が大きく, 原始的な性質を残している．

■ 山薬　サンヤク　（日局）

[性味] 甘, 平

[帰経] 脾・肺・腎

[三品分類] 神農本草経：上品

[中薬学分類] 補益薬（補気薬）

[主な薬効] 補脾止瀉, 養陰扶脾, 養肺益陰・止咳, 補腎固精・縮尿・止帯．脾を補って下痢を止め, 陰を養い, 肺を養って咳を止め, 腎を補って精を固め, 小便の出過ぎるのを改善する．

ヤマノイモ

[基源] ヤマノイモ科 Dioscoreaceae のナガイモ *Dioscorea batatas* Decne., ヤマノイモ *D. japonica* Thunb. などの外皮を除去した根茎（担根体）．

[選品] 外皮を剥いだ色が白くて重質感のある大型のものが良質．部分的に変色したものや虫食いのあるものは下品．太い白墨のように加工された高級品もある．

[配合例] 啓脾湯, 牛車腎気丸, 八味地黄丸, 六味丸

[備考] 薬用部位の担根体とは根と根茎の中間の性質を有するもの．原植物のヤマノイモの仲間が民間で強壮薬と信望されるのは, その脾と腎の気を補う効能に由来している．昨今は薬用にも食用に栽培されるナガイモを乾燥して使用している．

■ 地黄（生地黄）　ジオウ（ショウジオウ）　（日局）

[性味] 甘・苦, 寒

[帰経] 心・肝・腎

[三品分類] 神農本草経：上品

[中薬学分類] 清熱薬（清熱涼血薬）

[主な薬効] 清熱滋陰，涼血止血，生津止渇．熱を清解し，陰を滋補し，血熱による出血を止め，津液を生じて渇きを止める．

[基源] ゴマノハグサ科 Scrophulariaceae のジオウ *Rehmannia glutinosa* Libosch. の肥大根．

[選品] 長くて指のような格好をして，赤黒色でよく肥えた潤いのあるもの（大生地）が良質．

[配合例] 温清飲，芎帰膠艾湯，荊芥連翹湯，五淋散，柴胡清肝湯，三物黄芩湯，滋陰降火湯，七物降火湯，四物湯，炙甘草湯，十全大補湯，潤腸湯，消風散，疎経活血湯，大防風湯，当帰飲子，人参養栄湯，八味地黄丸，六味丸，竜胆瀉肝湯

[備考] 地黄配合剤を服用するとしばしば胃腸の不調を訴える患者がいる．これは地黄の粘賦が脾胃の湿を助長することによる．よって，胃内停水，食不振，泥状便などの症状がある患者には用いない．あるいは砂仁を加えるとよい．

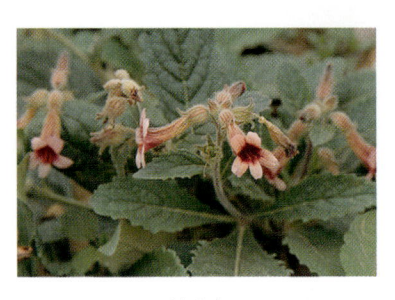

ジオウ

■ **熟地黄**　ジュクジオウ　（日局）

[性味] 甘，微温

[帰経] 心・肝・腎

[三品分類] 神農本草経：上品

[中薬学分類] 補益薬（養血薬）

[主な薬効] 補血調経，滋腎益精．血を補い，月経を整え，腎を滋して精を益す．すなわち，血虚や腎陰不足による諸症を改善する．

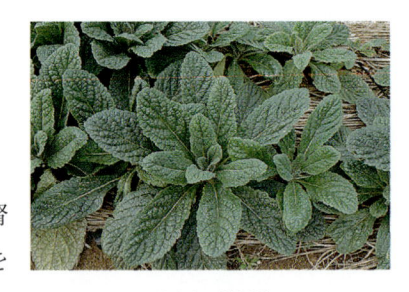

[基源] ゴマノハグサ科 Scrophulariaceae のジオウ *Rehmannia glutinosa* Libosch. の肥大根を乾燥したのち，酒で蒸して熟製したもの．

[選品] 全体は湿潤しており，色が漆黒で光沢があり，味が甘くて大型のものが良質．丸く加工したものもある．

[配合例] 地黄に同じ．

[備考] 前項の地黄の修治品で，性味が異なることに注意．地黄はこの他にも，新鮮品の「鮮地黄」がある．

ジオウ（栽培）

■ **地骨皮**　ジコッピ　（日局）

[性味] 甘，寒

[帰経] 肺・肝・腎

[三品分類] 神農本草経：上品

[中薬学分類] 清熱薬（清退虚熱薬）

[主な薬効] 清虚熱，清瀉肺火，涼血止血．虚熱を清解し，肺の火を瀉し，涼血して（血熱による）出血を止める．その他，弱い生津作用を有する．

[基源] ナス科 Solanaceae のクコ *Lycium chinense* Mill. の根皮．

[選品] 芯を抜いた根皮で，黄褐色で形が崩れず大型のものが良品．

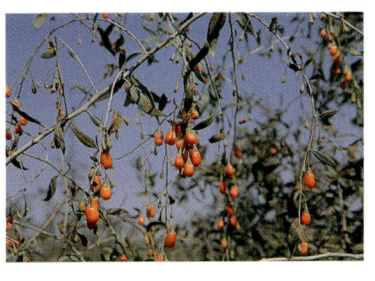

[配合例] 滋陰至宝湯，清心蓮子飲

[備考] クコは果実を「枸杞子」，葉を「枸杞葉」として別に用いる．

クコ

■ 紫根（紫草，硬紫根） シコン（シソウ，コウシコン） （日局）

[性味] 甘・鹹，寒

[帰経] 心・肝

[三品分類] 神農本草経：中品

[中薬学分類] 清熱薬（清熱涼血薬）

[主な薬効] 涼血活血・解毒透疹，利小便滑腸．血熱を冷まして血に活力を与え，毒を解し，発疹を促し，小便を利し，腸を滑らかにする．

[基源] ムラサキ科 Boraginaceae の *Arnebia euchroma* Johnst.（紫草，軟紫根）またはムラサキ *Lithospermum erythrorhizon* Siebold & Zucc.（硬紫根）の根．

[選品] 硬紫根はやや木質で外部が紫黒色で内部の白色の皮部が厚いものがよい．軟紫根はより太くて軟質である．

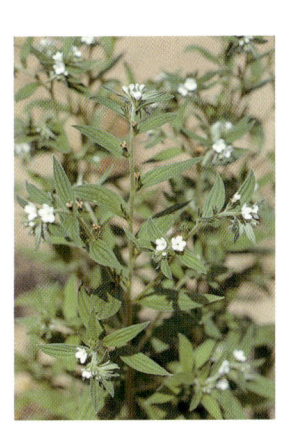

[配合例] 紫雲膏（しうんこう）

[備考] 原植物のムラサキは日本にも自生するが，昨今の土地開発で資源が減少し，各地で絶滅危惧植物としてレッドデータブックに載せられている．

ムラサキ

■ 蒺藜子（白蒺藜） シツリシ（ビャクシツリ） （日局）

[性味] 辛・苦，微温

[帰経] 肝・肺

[三品分類] 神農本草経：上品

[中薬学分類] 平肝熄風薬

[主な薬効] 平降肝陽，疏肝解鬱，疏散風熱・明目止痒，行気活血．肝陽を平らげ，肝鬱を改善し，風熱を疏散して目を明らかにし，痒みを止める．また，気の廻りをよくして血に活気を与える．

[基源] ハマビシ科 Zygophyllaceae のハマビシ *Tribulus terrestris* L. の未成熟果実．

[選品] 3本のトゲがある小型の果実．大型で虫食いのない帯緑色の新しいものが良品．

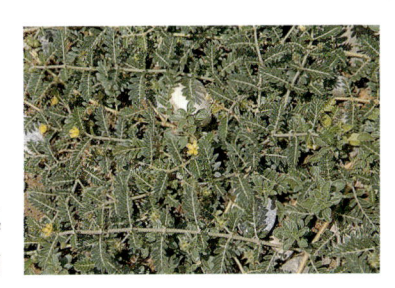

ハマビシ

[配合例] 当帰飲子
[備考] 原植物のハマビシは日本の海岸砂地にまれに生えるが，中国では砂漠など乾燥地帯にごく普通に生えている．

■ **芍薬（赤芍）** シャクヤク（セキシャク）（日局）

[性味] 苦，微寒
[帰経] 肝
[三品分類] 神農本草経：中品
[中薬学分類] 清熱薬（清熱涼血薬）
[主な薬効] 清熱涼血，祛瘀止痛，清肝泄火．血熱を冷ます薬物である．その結果，瘀血を改善し肝火を鎮静して，腫れ，充血，出血，痛みなどを去る．

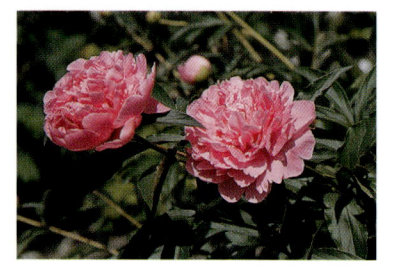

シャクヤク（園芸種）

[基源] ボタン科 Paeoniaceae のシャクヤク *Paeonia lactiflora* Pall. や *P. veitchii* Lynch., ベニバナヤマシャクヤク *P. obovata* Maxim. などの根．
[選品] ベニバナヤマシャクヤクの根は紡錘形で外皮は赤褐色，シャクヤクの根は長い円柱形で外皮は淡紅色．ともによく肥えて硬く，内部が白色で充実し，味が苦くて渋いものが良質品．
[配合例] 白芍の項を参照．
[備考] 古来，赤芍と白芍が区別して使用されてきた（☞白芍の項参照）．

■ **芍薬（白芍）** シャクヤク（ビャクシャク）（日局）

[性味] 苦・酸，微寒
[帰経] 肝・脾
[三品分類] 神農本草経：中品
[中薬学分類] 補益薬（養血薬）
[主な薬効] 補血斂陰，柔肝止痛，平肝斂陰，利小便．血虚や肝鬱気滞を改善する．その結果，胸腹痛，頭痛，めまいなどを止める．また，小便を利す作用もある．

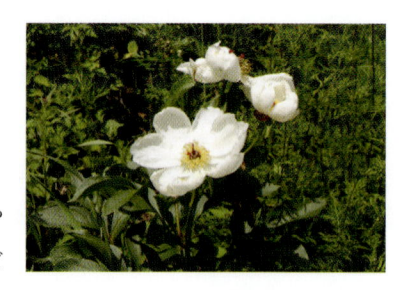

シャクヤク

[基源] ボタン科 Paeoniaceae のシャクヤク *Paeonia lactiflora* Pall. のコルク層を除去し，そのままあるいは湯通しして乾燥した根．
[選品] 湯通し品は内部が緻密で重質感がある．一般に湯通し品は効力が弱いとされる．
[配合例] 温経湯，温清飲，葛根湯，加味逍遥散，芎帰膠艾湯，荊芥連翹湯，桂枝加芍薬湯，桂枝湯，桂枝茯苓丸，五積散，五淋散，柴胡清肝湯，滋陰降火湯，滋陰至宝湯，四逆散，七物降火湯，四物湯，芍薬甘草湯，十全大補湯，小建中湯，小青竜湯，真武湯，疎経活血湯，大柴胡湯，大防風湯，当帰飲子，当帰芍薬散，当帰湯，人参養栄湯，排膿散及湯，防風通聖散，麻子仁丸，薏苡仁湯，その他．
[備考] 『注解傷寒論』に芍薬について「赤は瀉し，白は補う」と記されている．赤芍薬が清熱薬，白芍が補益（補血）薬とされる所以である．ただし，その基源の違いについては諸説があり，現

在日本に流通するものは栽培種の根をそのまま乾燥させたものが赤芍，コルク層を剥いで湯通しして乾燥したものが白芍とされる．中国ではベニバナヤマシャクヤクの根を赤芍として利用することもある．赤芍と白芍の定義についてはなお論議の余地がある．

■ 車前子　シャゼンシ　（日局）

[性味] 甘・淡，寒
[帰経] 肝・腎・肺・小腸
[三品分類] 神農本草経：上品
[中薬学分類] 利水滲湿薬
[主な薬効] 清熱利水，滲湿止瀉，清肝明目，化痰止咳．諸熱を清解する薬物で，その結果，利水，止瀉，明目，止咳などに働く．

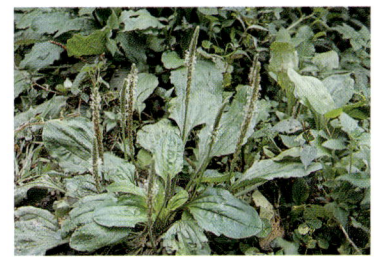

オオバコ

[基源] オオバコ科 Plantaginaceae のオオバコ *Plantago asiatica* L. や，ムジナオオバコ *P. depressa* Willd. の成熟種子．
[選品] 黒褐色で光沢のある長楕円形の種子で，水に沈む重いものがよい．褐色を帯びて光沢のないものは未成熟品でよくない．
[配合例] 牛車腎気丸，五淋散，清心蓮子飲，竜胆瀉肝湯
[備考] 車前子配合処方では一般に車前子のみを包煎（布に包んで煎じる）する．種子表面には粘液があり，痩身用健康食品のプシリウム（緩下剤）は，ヨーロッパから西アジアにかけて分布する *P. psyllium* L. の種子で大型である．

■ 縮砂（砂仁）　シュクシャ（シャジン）　（日局）

[性味] 辛，温
[帰経] 脾・胃・腎
[三品分類] 開宝本草：中品
[中薬学分類] 行気薬
[主な薬効] 行気止痛，開胃止嘔，温脾止瀉，理気安胎．気の廻りをよくすることにより痛みを止め，胃の働きをよくして消化を助け，嘔吐や下痢を止め，また胎児を安定させる．

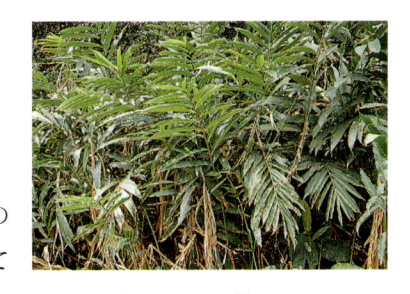

Amomum villosum

[基源] ショウガ科 Zingiberaceae の *Amomum xanthioides* Wall., *A. villosum* Lour.（陽春砂）などの種子団塊あるいは成熟果実．
[選品] 果皮を去ったものは小さな種子が集合した楕円体の塊状物．石灰をまぶして乾燥したものは外面が粉白色である．大型でしまったものが良質品．陽春砂は果皮を付けて市販されている．
[配合例] 安中散
[備考] 原植物は上記以外にも数種ある．薬用には栽培品が利用されている．

■ 小麦　ショウバク

［性味］甘，微寒

［帰経］心・肝

［三品分類］名医別録：中品

［中薬学分類］養心安神薬

［主な薬効］養心安神．精神を養い安寧する．

［基源］イネ科 Gramineae のコムギ *Triticum aestivum* L. の種子．

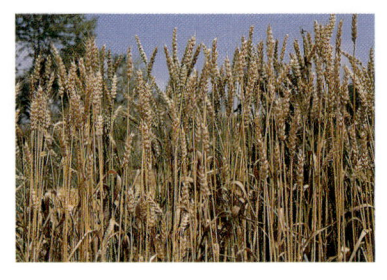

コムギ

［選品］粒の揃ったものが良質．

［配合例］甘麦大棗湯

［備考］水に撹拌したさいに浮くものが薬用にされたため，「浮小麦」とも称される．

■ 升麻　ショウマ　（日局）

［性味］甘・辛，微寒

［帰経］脾・胃・肺・大腸

［三品分類］名医別録：上品

［中薬学分類］辛涼解表薬

［主な薬効］発表透疹，清熱解毒，昇挙陽気．発汗させて表を解し，麻疹の透疹を助け，熱毒を清解し，陽気を上昇させる．

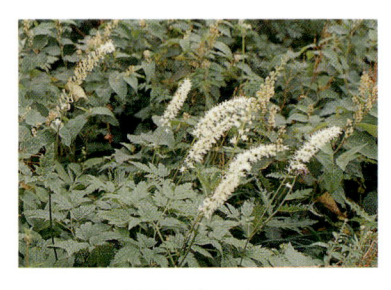

サラシナショウマ

［基源］キンポウゲ科 Ranunculaceae のサラシナショウマ *Cimicifuga simplex* Turcz., *C. dahurica* Maxim, オオミツバショウマ *C. heracleifolia* Kom. などの根茎．

［選品］外皮が黒色から紫黒色で，内部は淡褐色で綾模様がある軽質の生薬．大型でよく肥えたものが良質．

［配合例］乙字湯，升麻葛根湯，辛夷清肺湯，補中益気湯，立効散

［備考］異物同名品が多い生薬で，正品のキンポウゲ科植物のほか，キク科由来の「広升麻」，ユキノシタ科由来の「赤升麻」などがある．また，日本に自生する植物として，キンポウゲ科にルイヨウショウマ，バラ科にヤマブキショウマがあり，ともに薬剤とは無関係であるが，地上部が類似するので図鑑などを調査して区別点を知っておくべきである．

■ 辛夷　シンイ　（日局）

［性味］辛，温

［帰経］肺・胃

［三品分類］神農本草経：上品

［中薬学分類］辛温解表薬

［主な薬効］散風解表，宣肺通鼻．表を解し，風邪を追いやり，肺の機能を正常にして，鼻の通りを改善する．

[基源] モクレン科 Magnoliaceae のモクレン（シモクレン）*Magnolia quinquepeta* Dandy，ハクモクレン *M. heptapeta* Dandy などの花蕾．

[選品] 開花前すなわち2月頃にとった花蕾で，内部の充実した，できるだけ大型のものがよい．

[配合例] 葛根湯加川芎辛夷，辛夷清肺湯

[備考] 辛夷は蓄膿症の治療薬として有名である．葛根湯に川芎，桔梗，石膏などとともに加味されることが多い．以前は日本産として同属のコブシやタムシバ由来の商品が市場に出回ったが，近年は僅少である．多量に用いると頭のふらつきや目の充血を起こすことがある．

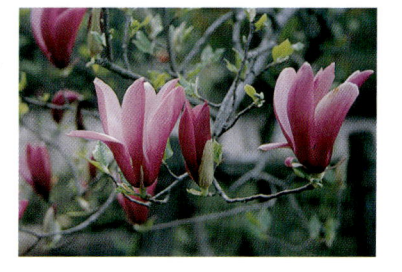

シモクレン

■ 石膏　セッコウ　（日局）

[性味] 辛・甘，大寒

[帰経] 肺・胃

[三品分類] 神農本草経：中品

[中薬学分類] 清熱瀉火薬

[主な薬効] 清気分実熱（清熱降火・除煩止渇），清肺熱，清胃火，生肌斂瘡．体内の実熱を冷ます．肺や胃の熱を去り，煩悶を除き，口渇を止める．また，肌の機能を正常にして瘡を治す．

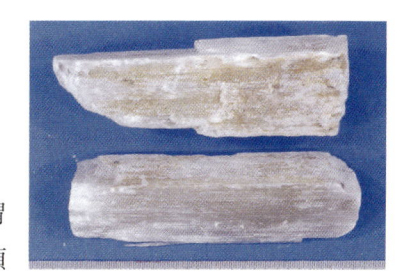

[基源] 含水硫酸カルシウム鉱石．組成はほぼ $CaSO_4 \cdot 2H_2O$ である．

[選品] 蝋様の光沢のある白色透明の塊状物で，層状に束針状の紋理がある軟らかいものが良質．硬いものはよくない．

[配合例] 越婢加朮湯，五虎湯，消風散，辛夷清肺湯，釣藤散，白虎加人参湯，防風通聖散，麻杏甘石湯，木防已湯

[備考] 内服薬の場合は粉砕して先煎し，徐々に温服する．性質が大寒であるのでとくに胃に寒があり食不振の患者には要注意．

セッコウ

■ 川芎　センキュウ　（日局）

[性味] 辛，温

[帰経] 肝・胆・心包

[三品分類] 神農本草経：上品

[中薬学分類] 活血化瘀薬

[主な薬効] 活血行気，祛風止痛．気血をめぐらせ，風邪による頭痛・関節痛などの痛みを止める．

[基源] セリ科 Umbelliferae のセンキュウ *Cnidium officinale* Makino の根茎（日局），あるいはマルバトウキ属植物 *Ligusticum chuanxiong* S.H. Qiu

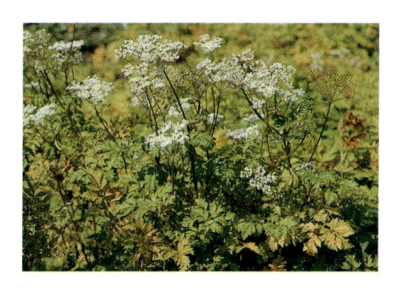

センキュウ

et al. の根茎（中国薬典）．

[選品] 球形あるいは長円形の塊状根であり，外皮が黒褐色，内部が黄白色で，大きくて気味が辛烈なものがよい．そろばん珠のように数珠状になり軸の多いものは下品．

[配合例] 温経湯，温清飲，葛根湯加川芎辛夷，芎帰膠艾湯，荊芥連翹湯，五積散，柴胡清肝湯，酸棗仁湯，七物降火湯，四物湯，十全大補湯，十味敗毒湯，川芎茶調散，清上防風湯，疎経活血湯，大防風湯，治打撲一方，治頭瘡一方，当帰飲子，当帰芍薬散，女神散，防風通聖散，抑肝散

[備考] 本生薬の古来の名称は芎窮という．四川省産のもの（川芎窮）が優れていたので，そのものが単に川芎と呼ばれるようになった．セリ科植物の分類には果実の形態が重要であるが，日本や朝鮮半島で栽培されているセンキュウは花後に果実が成熟せず，植物分類学的な位置がいまだ不明確である．

■ 前胡　ゼンコ　（日局）

[性味] 苦・辛，微寒

[帰経] 肺

[三品分類] 名医別録：中品

[中薬学分類] 止咳平喘薬

[主な薬効] 降気消痰，宣熱風熱．肺熱や風熱による咳，痰，呼吸困難などを改善する．

[基源] セリ科 Umbelliferae の *Peucedanum praeruptorum* Dunn, ノダケ *Angelica decursiva* Franch. & Sav. の根．

[選品] 長くて内部が充実しているものが良質品．

[配合例] 参蘇飲

[備考] 原植物が異なる異物同名品が多い．今後正品の研究が必要である．

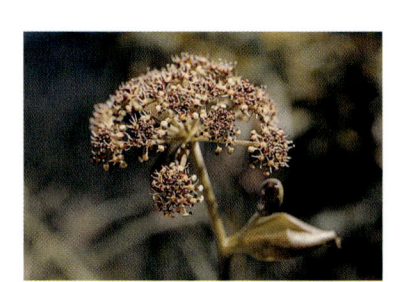

ノダケ

■ 蝉退　センタイ　（局外）

[性味] 甘，寒

[帰経] 肺・肝

[三品分類] 神農本草経：中品

[中薬学分類] 辛涼解表薬

[主な薬効] 疏散風熱，利咽開音，透疹止痒，退翳明目，祛風解痙．風熱による発熱や咽喉痛，声枯れなどを改善し，麻疹の透疹を助けて痒みを止める．その他，目の充血や角膜混濁を改善し，風邪による痙攣を止める．

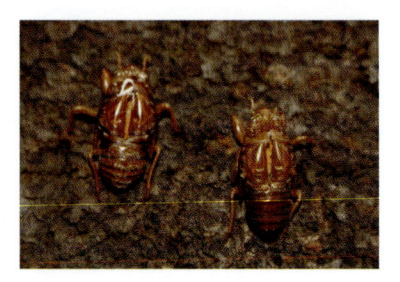

[基源] セミ科 Cicadidae のクマゼミの仲間 *Cryptotympana atrata* Stal をはじめとする大型セミ類の羽化後の抜け殻．

[選品] 茶褐色を呈し，光沢のある全形をとどめたものが良質．土気を帯びたものは下品．

[配合例] 消風散

アブラゼミの抜け殻

[備考] 古来，樹上に付着したものを集めたものは「木どまり」と呼ばれ良質品とされてきた．

■ 蒼朮　ソウジュツ　（日局）

[性味] 辛・苦，温
[帰経] 脾・胃
[三品分類] 神農本草経：上品
[中薬学分類] 祛風湿薬
[主な薬効] 祛風除湿，燥湿健脾，散寒解表，除障明目．風湿を除き関節の痛みをとり，脾胃を健やかにして悪心，下痢などを改善する．皮膚を解して風寒を散じ，カゼの初期症状をとる．また視力を改善し夜盲症などにも有効である．

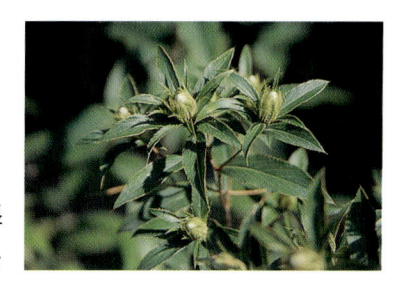

ホソバオケラ

[基源] キク科 Compositae のホソバオケラ *Atractylodes lancea* DC.，シナオケラ *A. lancea* DC. var. *chinensis* Kitam. の根茎．
[選品] 外皮は茶褐色で，横断面は黄白色で，ところどころに赤褐色の油点がある不定の塊状物．気味が強く，大型で重質感があり，脂分の多いものが良質．保存中に表面に白いカビのようなものを析出するものを「古立蒼朮」と呼び，賞用される．
[配合例] 茵蔯五苓散，越婢加朮湯，加味帰脾湯，加味逍遙散，桂枝加朮附湯（けいしかじゅつぶとう），桂枝人参湯，啓脾湯，五積散，五苓散，滋陰降火湯，四君子湯，十全大補湯，消風散，真武湯，清暑益気湯，疎経活血湯，大防風湯，治頭瘡一方，当帰芍薬散，二朮湯，女神散，人参湯，防已黄耆湯，補中益気湯，茯苓飲，平胃散，薏苡仁湯，抑肝散，六君子湯，苓桂朮甘湯
[備考] 以前はオケラ *A. japonica* の根茎が蒼朮として利用されたことがあるが，オケラは現在では白朮として使用される（☞白朮の項参照）．

■ 蘇葉（紫蘇葉）　ソヨウ（シソヨウ）　（日局）

[性味] 辛，温
[帰経] 肺・脾・胃
[三品分類] 名医別録：中品
[中薬学分類] 辛温解表薬
[主な薬効] 散寒解表，理気寛中，行気安胎，解魚蟹毒．風寒を散じてカゼの初期症状を改善したり，気を廻らして胃腸の働きをよくし，胎動不安（切迫流産）や妊娠悪阻を改善する．また魚介類による中毒を解毒する．

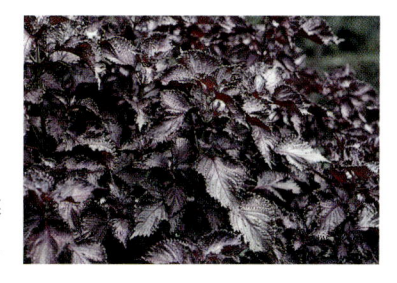

シソ

[基源] シソ科 Labiatae のシソ *Perilla frutescens* Britton var. *crispa* W. Deane，またはその他近縁植物の葉．
[選品] 調製後新しいものがよく，また枝先などの異物を混じないものが良質品．経時して褐変し，香気が薄くなったものはよくない．
[配合例] 香蘇散，参蘇飲，神秘湯，半夏厚朴湯

[備考] 蘇葉の気味は散じやすいので，できる限り新鮮品を使用するのがよい．また長時間煎じるのはよくない．精油成分は葉裏にある腺毛に含まれる．蘇葉は変質しやすく，蘇子が代用されることもある．冷蔵庫など低温環境で保存するのが望ましい．中国では葉裏面のみ紫色のカタメンジソも利用する．一般に，花が咲く前に収穫する．

■ 蘇子（紫蘇子）　ソシ（シソシ）

[性味] 辛，温
[帰経] 肺・大腸
[三品分類] 名医別録：中品
[中薬学分類] 化痰止咳平喘薬（止咳平喘薬）
[主な薬効] 下気消痰・止咳平喘，寛腸潤燥．気を下して痰を消し，咳を止める．また腸を潤し大便が乾燥ぎみの便秘を改善する．

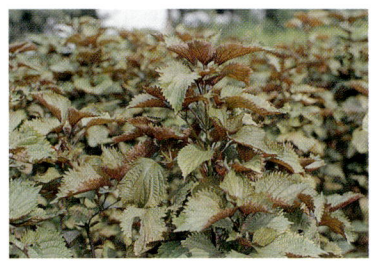

カタメンジソ

[基源] シソ科 Labiatae のシソ *Perilla frutescens* Britton var. *crispa* W. Deane，またはその他近縁植物の分果．
[選品] 異物の混入のないものが良質．類似生薬に兎絲子の大粒品がある．紫蘇子は噛むと独特の香気がある．
[配合例] 蘇子降気湯（そしこうきとう）
[備考] 前項の蘇葉は保存により気を散じやすいので，代用に蘇子を大量に使用する場合もある．

■ 大黄　ダイオウ　（日局）

[性味] 苦，寒
[帰経] 脾・胃・大腸・肝・心包
[三品分類] 神農本草経：下品
[中薬学分類] 攻下薬
[主な薬効] 瀉熱通腸，清熱瀉火・涼血解毒，行瘀破積，清化湿熱．腸胃の実熱を去って便秘を改善し，血熱をはじめとする熱を解し，血瘀や湿熱の症状を改善する．
[基源] タデ科 Polygonaceae のダイオウ属植物 *Rheum palmatum* L., *R. tanguticum* Maxim. および *R. officinale* Baill. またはそれらの種間雑種の根茎．しばしば根も利用される．

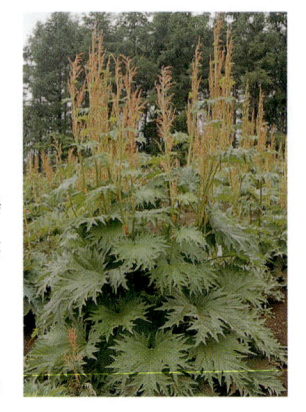

Rheum palmatum

[選品] 質がしまって硬くて重量感のあるもの（重質系）と，疎で軽いもの（軽質系）がある．前者の色は淡黄色から褐黄色，後者は茶褐色から黒褐色．一般に後者の瀉下活性が強い．独特の香気の強いものが良質である．
[配合例] 茵蔯蒿湯，乙字湯，三黄瀉心湯，桂枝加芍薬大黄湯（けいしかしゃくやくだいおうとう），潤腸湯，大黄甘草湯，大黄牡丹皮湯（だいおうぼたんぴとう），大柴胡湯，大承気湯，治打撲一方，治頭瘡一方，調胃承気湯，通導散，桃核承気湯，防風通聖散，麻子仁丸

[備考] 大黄は古来の中国医学では健胃，消炎，駆瘀血薬であった．一方，古くに今のロシア経由でヨーロッパへ渡った大黄は下剤として利用された．現在大黄が広く下剤として認識されているのはそのためである．ラテン名の Rheum また英名 Rhubarb の語源となった Rha はボルガ川の古名．瀉下活性分はアントラキノン誘導体のセンノシドで，腸内細菌の代謝を受けて活性を示すようになる．中国で下剤として使用され始めたのは宋代以降で，それまでは経験的に火で強く加熱することによりセンノシドを分解し瀉下活性を下げていた．日本では古いもの（古渡り）が賞用されてきたが，これは瀉下活性が緩和になっている．

■ 大棗　タイソウ　（日局）

[性味] 甘，微温
[帰経] 脾・胃・心・肝
[三品分類] 神農本草経：上品
[中薬学分類] 補気薬
[主な薬効] 補脾和胃,養営安神,緩和薬性．脾胃の虚弱を改善し,血を養い精神を安定させる．また他薬の薬性を緩和する．
[基源] クロウメモドキ科 Rhamnaceae のナツメ *Ziziphus jujuba* Mill. var. *inermis* Rehder の果実．
[選品] 外面が暗赤色で，皺が少なく光沢があり，内部が淡黄色で，核が小さく果肉が多くて弾力のある大粒のものが良質．円様(まるで)と長様(ながで)の2種がある．
[配合例] 越婢加朮湯，黄耆建中湯，黄連湯，葛根湯，加味帰脾湯，甘麦大棗湯，帰脾湯，桂枝湯，五積散，呉茱萸湯，四君子湯，炙甘草湯，小建中湯，小柴胡湯，参蘇飲，清肺湯，大柴胡湯，大防風湯，当帰建中湯，麦門冬湯，半夏瀉心湯，防已黄耆湯，補中益気湯，平胃散，六君子湯，その他．
[備考] ナツメの果肉は黄色で，よく脾胃を補う．薬膳の素材としてもよく利用されるが，助湿生熱し中満を引き起こすので，湿盛の脘腹腸満，食積，痰熱咳嗽などには要注意．

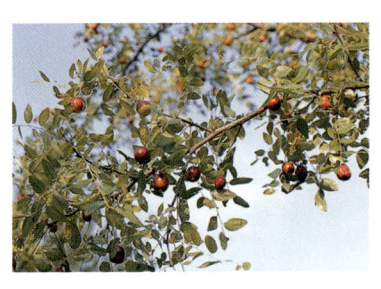

ナツメ

■ 沢瀉　タクシャ　（日局）

[性味] 甘・淡，寒
[帰経] 腎・膀胱
[三品分類] 神農本草経：上品
[中薬学分類] 利水滲湿薬
[主な薬効] 利水滲湿・泄熱,除痰飲．滲湿泄熱の効能により，膀胱の湿熱を除き小便を利して，痰飲（体内の余分な水分）を除く．陰虚火旺を改善する補助薬として腎火を瀉す効能があるとされ，腎陰虚に用いられる．
[基源] オモダカ科 Alismataceae のサジオモダカ *Alisma orientale* Juz. の周皮を除いた塊茎．

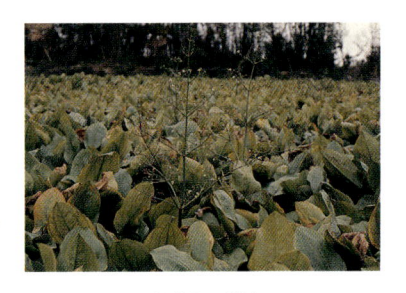

サジオモダカ

［選品］一般に福建省産は卵形，四川省産は球円形．大型で質が緻密で，外部が黄白色，内部が淡色のものが良質品．淡赤色になったものは劣品．

［配合例］啓脾湯，五淋散，五苓散，当帰芍薬散，猪苓湯，八味地黄丸，半夏白朮天麻湯，竜胆瀉肝湯，六味丸

［備考］虫害を受けやすいので保管に要注意．現代中国医学では塩炒した塩沢瀉（炒沢瀉）を用いることが多い．

■ **竹筎** チクジョ （局外）

［性味］甘，微寒

［帰経］肺・胃・胆

［三品分類］名医別録：中品

［中薬学分類］清化熱痰薬

［主な薬効］清熱滌痰・開鬱，清熱止嘔．痰熱による精神不安，意識障害，吐き気などを改善する．その他，涼血安胎の効能もあり妊娠嘔吐や切迫流産（胎動不安）あるいは出血などにも使用する．

［基源］イネ科 Gramineae のハチク *Phyllostachys nigra* Munro f. *henonis* Stapf その他同属植物の竹竿の上皮を薄く剥ぎ去り，皮下の帯緑白色部を薄く削ったもの．

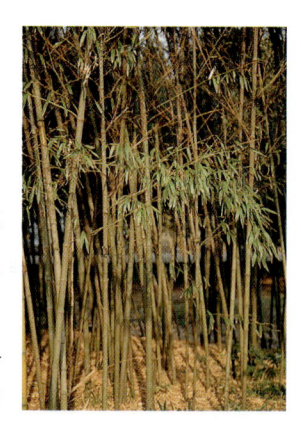

ハチク

［選品］生の竹竿を採取し，節を除き上の青い外皮を取り去り，小刀で薄くこそげとったもの．束状にした「粗竹筎」と，より細長く削って球状に丸めた「細竹筎」がある．

［配合例］竹筎温胆湯

［備考］原植物は採集される地域によって異なる．

■ **知母** チモ （日局）

［性味］苦，寒

［帰経］肺・胃・腎

［三品分類］神農本草経：中品

［中薬学分類］清熱瀉火薬

［主な薬効］清熱瀉火，清肺潤燥，滋陰・退虚熱，生津止渇．熱を清解するとともに津液を生じ，陰を滋して虚熱を退け，発熱・口渇・咳嗽などを改善する．

［基源］ユリ科 Liliaceae のハナスゲ *Anemarrhena asphodeloides* Bunge の根茎．

ハナスゲ

［選品］ヒトの指ほどの太さで，表面に黄色の毛のあるのが特徴．大型で潤いのあるものが良質．

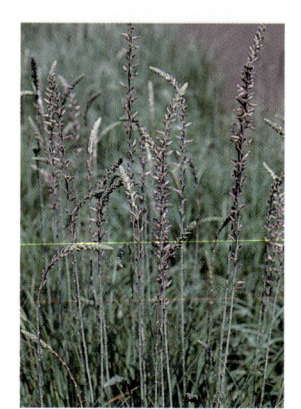

［配合例］酸棗仁湯，滋陰降火湯，滋陰至宝湯，辛夷清肺湯，消風散，白虎加人参湯

［備考］表面の毛を取り去ったものを「光知母」と呼ぶ．

■ **釣藤鈎（鈎藤）** チョウトウコウ（コウトウ）（日局）

[性味] 甘，微寒
[帰経] 肝・心包
[三品分類] 名医別録：下品
[中薬学分類] 平肝熄風薬
[主な薬効] 熄風定驚・平肝清熱，軽熱透熱．肝陽が上亢するのを抑え，頭痛・めまい・痙攣を改善する．風熱による頭痛・目の充血を去る．
[基源] アカネ科 Rubiaceae のカギカズラ *Uncaria rhynchophylla* Miq.，その他同属植物の茎枝の一部をつけた鈎棘．
[選品] 茎の細い紫色を帯びた鈎の多いものが良質品とされる．中国では *Uncaria sinensis* Havil. や *U. macrophylla* Wall. などをも利用し，*U. rhynchophylla* の鈎は無毛であるが，これらの鈎は有毛である．
[配合例] 七物降火湯，釣藤散，抑肝散
[備考] 薬用部位として鈎のみを用いれば効力が倍加するとされ，日本では鈎の部分を重用しているが，中国市場には長く茎をつけたものも流通している．鈎の薬効が強いとしたのは『本草綱目』を著した明代の李時珍で，古来「鈎藤」として利用されてきたのは樹皮である．なお，煎じるときには後下すべきで，長時間煎じると効力が消失する．

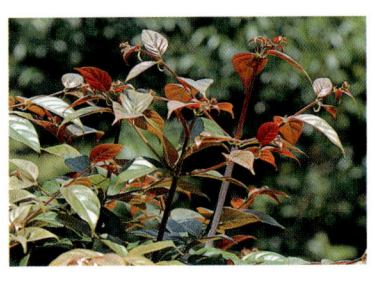

カギカズラ

■ **猪苓** チョレイ（日局）

[性味] 淡・甘，平
[帰経] 腎・膀胱
[三品分類] 神農本草経：中品
[中薬学分類] 利水滲湿薬
[主な薬効] 利水滲湿．体内の水分代謝をよくし，余分な水を出す．
[基源] サルノコシカケ科 Polyporaceae のチョレイマイタケ *Polyporus umbellatus* Fries の菌核．
[選品] 皮が黒く光沢があり，内部が白くてよくしまった太ったものがよい．内面が赤や黒に着色したものは劣品．
[配合例] 五苓散，猪苓湯
[備考] 猪苓と茯苓はともに菌核に由来し，利水薬であるが，猪苓は主として血管内の余分な水分を小便として出して除き，茯苓は胃内の停水を除くとされる．

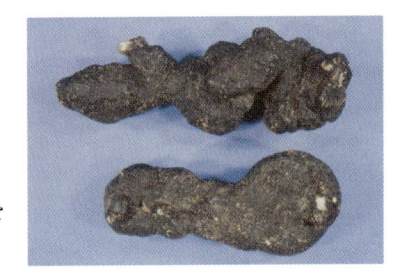

チョレイ

■ **陳皮（橘皮）** チンピ（キッピ）（日局）

[性味] 辛・苦，温
[帰経] 脾・肺

［三品分類］神農本草経：上品

［中薬学分類］行気薬

［主な薬効］理気健脾，燥湿化痰．脾胃の気を廻らして嘔吐・下痢・食欲不振を改善し，痰湿を除く．

［基源］中国産はミカン科 Rutaceae のポンカン *Citrus reticulata* Blanco，コベニミカン *C. erythrosa* Tanaka など，日本産はウンシュウミカン *C. unshiu* S. Marcov. の成熟果皮．

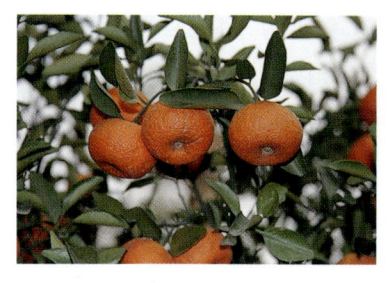

コベニミカン

［選品］外皮の肌が細かく美しいものが良質．青黒色や暗黒色のものは劣品とされる．また，内部の白い部分（アルベドウ）を除いたものが最良品．

［配合例］五積散，啓脾湯，香蘇散，滋陰降火湯，滋陰至宝湯，参蘇飲，神秘湯，清暑益気湯，清肺湯，疎経活血湯，竹筎温胆湯，通導散，二朮湯，二陳湯，人参養栄湯，釣藤散，半夏白朮天麻湯，補中益気湯，茯苓飲，平胃散，六君子湯

［備考］陳皮は陳橘皮の略称で，本来は橘皮の調製後年月を経過した陳旧品のことである．市場では 10 年もの，30 年ものなどと陳旧度を明記したものもあり，香りがよくて高価に取り引きされ，薬用以外に食用のスープに入れたりする．原植物としてザボン *C. grandis* Osbeck など皮の厚いものも利用される．

■ **天南星** テンナンショウ （局外）

［性味］苦・辛，温．有毒

［帰経］肺・肝・脾

［三品分類］開宝本草：下品

［中薬学分類］温化寒痰薬

［主な薬効］燥湿化痰，祛風解痙，解毒消腫．痰湿を除き，風邪を発散させて，めまい・しびれ・痙攣など改善する．また化膿症やしこりに外用する．

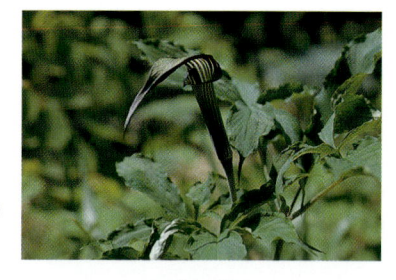

マムシグサ

［基源］サトイモ科 Araceae のテンナンショウ属植物 *Arisaema consanguineum* Schott, *A. amurense* Maxim.，その他同属植物の塊茎．

［選品］円くてよく肥えた内部の白いものがよい．

［配合例］二朮湯

［備考］一般に，半夏と同様に修治した製南星を使用する．燥烈有毒で，虚証や妊婦には禁忌．

■ **天麻** テンマ （日局）

［性味］微辛・甘，平

［帰経］肝

［三品分類］開宝本草：中品

［中薬学分類］平肝熄風薬

［主な薬効］平肝熄風・定驚，通経絡止痛．肝陽の上亢によるめまいやふらつきを改善し，経絡を

通じて痛みやしびれを改善する．

[基源] ラン科 Orchidaceae のオニノヤガラ *Gastrodia elata* Blume の根茎の外皮を去り，湯通しして乾燥したもの．

[選品] ウリ状あるいはやや扁平で歪みがある黄白色で透明感のある塊状物．大型で重質なものが良質．細いものや色がくすんで不透明なものは劣品．以前はジャガイモなどで製した偽品があった．

[配合例] 秦艽天麻湯（じんぎょうてんまとう），増損四斤丸（ぞうそんしきんがん），天麻釣藤散（てんまちょうとうさん），半夏白朮天麻湯

[備考] 高貴薬の一種で，近年中国で栽培化が成功した．偽品が多いので鑑別に注意を要する．

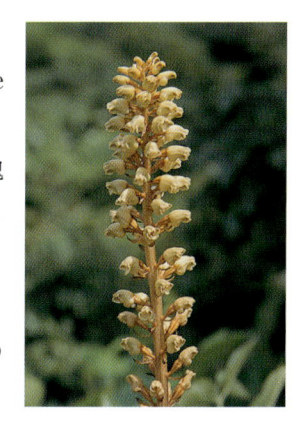

オニノヤガラ

■ 天門冬　テンモンドウ　（日局）

[性味] 甘・苦，大寒

[帰経] 肺・腎

[三品分類] 神農本草経：上品

[中薬学分類] 滋陰薬

[主な薬効] 潤肺滋腎・清熱化痰，潤腸通便．肺・腎を潤して熱痰を除き，発熱・空咳などを改善する．また腸を潤して便通をつける．

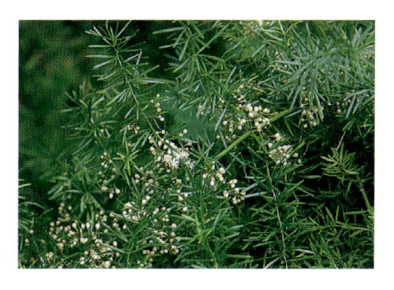

クサスギカズラ

[基源] ユリ科 Liliaceae のクサスギカズラ *Asparagus cochinchinensis* Merr. の塊根を湯通ししたのち外皮を去って乾燥したもの．

[選品] 大型で透明感のあるものが良質．

[配合例] 滋陰降火湯，清肺湯

[備考] 大寒の性質があるので，脾虚のため食欲がなく大便が柔らかい者には適さない．

■ 冬瓜子（冬瓜仁）　トウガシ（トウガニン）　（日局）

[性味] 甘，寒

[帰経] 肺・胃・大腸・小腸

[三品分類] 神農本草経：上品

[中薬学分類] 清化熱痰薬

[主な薬効] 清肺化痰・消癰排膿，清熱利湿．肺の痰熱を除き，咳を止める．また排膿作用があり，肺化膿症や虫垂炎などに用いられる．下焦の湿熱を除き，尿の白濁や排尿痛などを改善する．

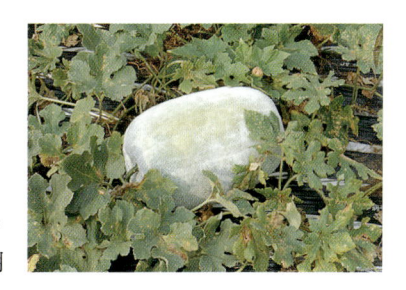

トウガン

[基源] ウリ科 Cucurbitaceae のトウガン（カモウリ）*Benincasa cerifera* Savi の成熟種子．

[選品] 採集後新しく，よく熟して色の白いものが良質．

[配合例] 前貝杏瓜湯（ぜんばいきょうがとう），大黄牡丹皮湯，腸癰湯（ちょうようとう）

[備考] 食用に栽培されているものを利用する．また，果皮（冬瓜皮）は利水滲湿薬として利用さ

■ **当帰** トウキ （日局）

[性味] 甘・辛・苦，温

[帰経] 心・肝・脾

[三品分類] 神農本草経：中品

[中薬学分類] 養血薬

[主な薬効] 補血調経，活血行気・止痛，潤腸通便．血を補い，月経を調え，気を廻らせて痛みを止める．また通便の作用がある．

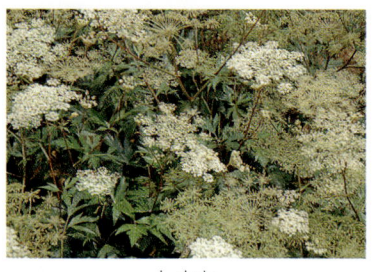

トウキ

[基源] 中国産はセリ科 Umbelliferae の *Angelica sinensis* Diels の根．日本ではトウキ *Angelica acutiloba* Kitag. の根を使用する．ともに栽培される．

[選品] 中国産の全形はタコのような形をし，根頭部のみを当帰頭，それより下部の細い部分を当帰尾として区別することもある．日本の大和当帰は細い根が多くて馬尾状，北海当帰は細い根が少ない．

[配合例] 温経湯，温清飲，乙字湯，加味逍遥散，帰脾湯，芎帰膠艾湯，五淋散，柴胡清肝湯，滋陰降火湯，滋陰至宝湯，紫雲膏，七物降火湯，四物湯，十全大補湯，潤腸湯，消風散，清肺湯，疎経活血湯，大防風湯，通導散，当帰飲子，当帰建中湯，当帰芍薬散，当帰湯，人参養栄湯，女神散，補中益気湯，薏苡仁湯，抑肝散，その他多数．

[備考] 当帰の原植物は中国と日本で異なる．日本産（和当帰）は国産の野生種であるトウキを栽培化したものである．香りは中国産のほうが強くて甘いが，単味で煎じて飲み比べると，和当帰よりも濃厚でやや飲みづらい．服用後の深部体温の上昇を測定した結果，両者に有意差はなかった．

■ **桃仁** トウニン （日局）

[性味] 苦・甘，平

[帰経] 心・肝・大腸

[三品分類] 神農本草経：下品

[中薬学分類] 活血化瘀薬

[主な薬効] 行血破瘀，潤腸通便．血の鬱帯を改善し，腸を潤して通便し，また咳を止める作用がある．

モモ

[基源] バラ科 Rosaceae のモモ *Prunus persica* Batsch やノモモ *P. davidiana* Franch. の成熟種子．

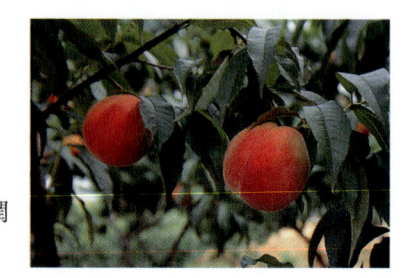

[選品] 種皮が褐色で，楕円形で太く大きく，先が尖り仁が白いものがよい．痩せて薄く平たいものはよくない．

[配合例] 桂枝茯苓丸，潤腸湯，疎経活血湯，大黄牡丹皮湯，桃核承気湯

[備考] 桃仁と杏仁の原植物はともにバラ科の *Prunus* 属で，薬用部位も種仁で共通している．成

分的にもアミグダリンを含有する点で共通するが，中国医学的な薬効は桃仁が駆瘀血，杏仁が祛痰で相違する．また，使用時には種皮を除き搗き砕いて用いる（桃仁泥）のがよい．桃仁は「走きて守らず」「瀉多補少」であるから，血瘀証がないものや泥状便には用いない．また妊婦には禁忌．

■ 独活　ドッカツ　（日局）

[性味] 辛・苦，微温
[帰経] 肝・腎・膀胱
[三品分類] 神農本草経：上品
[中薬学分類] 祛風湿薬
[主な薬効] 祛風勝湿・止痛．風湿を除き，痛みやしびれを改善する．
[基源] セリ科 Umbelliferae のシシウド *Angelica pubescens* Maxim.（香独活），*A. megaphylla* Diels，*A. laxiflora* Diels（以上，川独活），その他同属植物の地下部．日局ではウコギ科のウド *Aralia cordata* Thunb. の根茎を規定する．

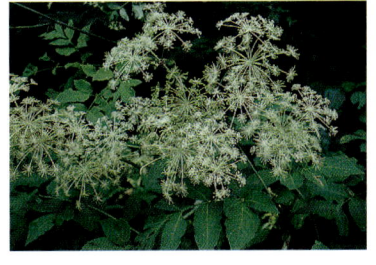

シシウド

[選品] シシウドの根に由来するものは，黒くて太く，よくしまったものがよい．
[配合例] 十味敗毒湯
[備考] 日本産で和独活と称されるものや韓国産独活は，ウコギ科のウド *Aralia cordata* Thunb. の地下部である．類似生薬の羌活も祛風勝湿作用があるが，羌活のほうが発散力が強い．しばしば併用される．

■ 人参　ニンジン　（日局）

[性味] 甘・微苦，微寒（神農本草経）・微温（名医別録）
[帰経] 肺・脾
[三品分類] 神農本草経：上品
[中薬学分類] 補気薬
[主な薬効] 補気固脱，補脾気，益肺気，生津止渇，安神益智，その他：益気生血，益気壮陽．補気薬の代表的薬物．とくに肺と脾の陽気を補い，元気の衰弱によるショック症状を回復

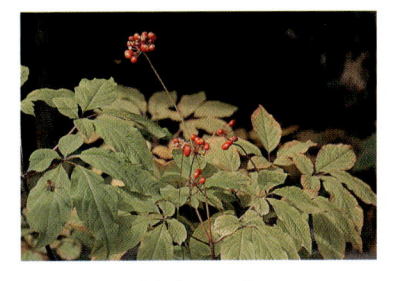

オタネニンジン

し，諸物が脱するのを止め，津液を生じて口渇を止め，精神を安定させる作用がある．また，血を補う作用もあり，血虚を改善する．
[基源] ウコギ科 Araliaceae のオタネニンジン *Panax ginseng* C.A. Meyer の根．
[選品] 生晒参は外面が淡黄色で細かなしわがある．白参は外面が白色で張りがある．また蒸して乾燥した紅参は外部内部ともに暗赤色飴色．また，野生品は細くて長い根があり，また長い盧頭がつく．ともに，潤いと重質感のあるものが良質品．
[配合例] 温経湯，帰脾湯，桂枝人参湯，啓脾湯，四君子湯，参蘇飲，炙甘草湯，十全大補湯，小柴胡湯，清暑益気湯，清心蓮子飲，大建中湯，大防風湯，竹筎温胆湯，釣藤散，当帰湯，人参

湯，人参養栄湯，女神散，麦門冬湯，半夏瀉心湯，半夏白朮天麻湯，白虎加人参湯，茯苓飲，補中益気湯，木防已湯，六君子湯，その他多数．

[備考] 人参は一般には強壮薬として知られるが，陽を盛んにするので陰が虚して陽が亢じているものや肝陽が亢進しているものには禁忌である．また，現在では野生品が少なくなり，栽培品が使用されるが，栽培品の薬効は劣るとされ，野生品が高価に取り引きされている．

■ 忍冬　ニンドウ　(日局)

[性味] 甘，寒
[帰経] 肺・胃・心
[三品分類] 名医別録：上品
[中薬学分類] 清熱解毒薬
[主な薬効] 清熱解毒，涼血止痢，疏散風熱．血分の熱毒を消し，下痢や化膿をとめる．風熱を発散させて，カゼの初期症状や発疹を改善する．また忍冬藤は，経絡の風熱も除くため，痛みにも用いられる．
[基源] スイカズラ科 Caprifoliaceae のスイカズラ *Lonicera japonica* Thunb. またはその他同属植物の茎葉．
[選品] 青々とした新しいものがよい．本来は茎を用いるべきであるが，葉も使用可能である．一般には葉と茎とを同用する．
[配合例] 治頭瘡一方
[備考] 花を「金銀花」と称し，清熱解毒薬として銀翹散に配合される．

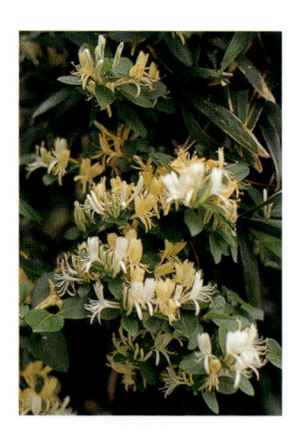

スイカズラ

■ 貝母　バイモ　(日局)

[性味] 苦・甘，微寒 (川貝母)．苦，寒 (浙貝母)
[帰経] 心・肺
[三品分類] 神農本草経：中品
[中薬学分類] 清化熱痰薬
[主な薬効] 清化熱痰，潤肺止咳，泄熱散結．熱痰 (熱による固い痰) を除き，肺を潤して咳を止める．また皮下結節などのしこりを解消する．
[基源] ユリ科 Liliaceae のアミガサユリ属植物のバイモ (アミガサユリ) *Fritillaria verticillata* Willd. var. *thunbergii* Bak.，その他同属植物の鱗茎．
[選品] 一般に小型で色の白いものが好まれる (川貝母，松川貝)．浙貝母はアミガサユリの鱗茎で，同類生薬の中でもっとも大型品．
[配合例] 滋陰至宝湯，清肺湯
[備考] 小型の川貝と大型の浙貝では効果が異なり，前者は後者に比して潤肺，祛痰，鎮咳作用が強く，清熱，散結作用が弱いとされる．

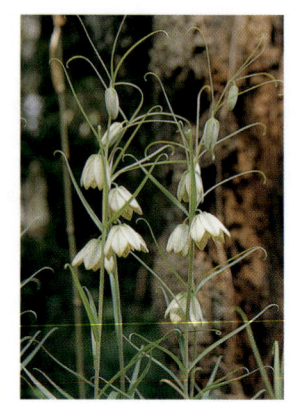

アミガサユリ

■ 麦芽　バクガ　(日局)

[性味] 甘，温

[帰経] 脾・胃

[三品分類] 名医別録：中品

[中薬学分類] 消導薬

[主な薬効] 健脾開胃・行気消食，舒肝，回乳．脾胃を健康にし，消化不良を改善し，肝の緊張を解く．また乳汁が鬱滞して乳房が張って痛むときに生麦芽 60〜120 g を煎服する．

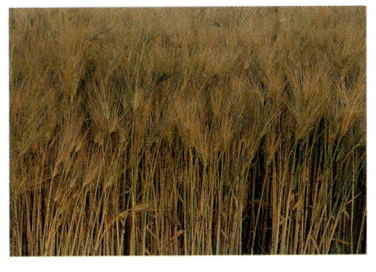

オオムギ

[基源] イネ科 Gramineae のオオムギ *Hordeum vulgare* L. の発芽させた頴果．

[選品] できるだけ新しく，少し香りのあるものがよい．古臭いもの，虫食いのあるものはよくない．

[配合例] 半夏白朮天麻湯

[備考] 麦芽は消化の効果があるが，人参のように脾を補益する作用はない．

■ 麦門冬　バクモンドウ　(日局)

[性味] 甘・微苦，微寒

[帰経] 肺・心・胃

[三品分類] 神農本草経：上品

[中薬学分類] 滋陰薬

[主な薬効] 清熱潤肺・止咳，養胃生津，清心除煩，潤腸通便．肺を潤して熱をとり，咳を止める．また胃陰を補って口渇を止め，心熱を除いて不眠・不安などを解消する．腸を潤して便通をよくする．

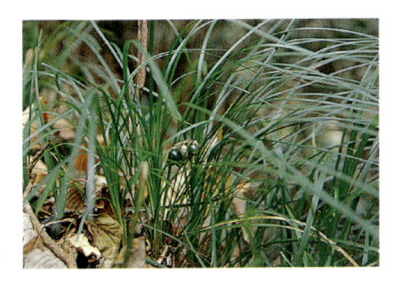

ナガバジャノヒゲ

[基源] ユリ科 Liliaceae のジャノヒゲ *Ophiopogon japonicus* Ker Gawl. の塊根．

[選品] 淡黄色で質が柔潤で，大きくて内部が充実し，重量感のあるものが良質．

[配合例] 温経湯，滋陰降火湯，滋陰至宝湯，炙甘草湯，辛夷清肺湯，清暑益気湯，清心蓮子飲，清肺湯，竹筎温胆湯，釣藤散，麦門冬湯

[備考] 麦門冬湯は淡い痰が大量に出るような咳には適応せず，そうした咳にはかえって麻黄剤が効を奏する．

■ 薄荷 (薄荷葉)　ハッカ (ハッカヨウ)　(日局)

[性味] 辛，涼

[帰経] 肺・肝

[三品分類] 新修本草：中品

[中薬学分類] 辛涼解表薬

[主な薬効] 疏散風熱，清頭目・利咽喉，透疹止痒，疏肝解鬱．風熱を発散し，頭痛や目の充血・のどの痛みなどを改善する．麻疹の透発を助け痒みを止める．肝鬱による胸脇部の痛みなどを緩

和する．

[基源] シソ科 Labiatae のハッカ *Mentha arvensis* L. var. *piperascens* Malinv. またはその種間雑種の地上部あるいは葉（日局）．中国では *M. haplocalyx* の地上部を使用．

[選品] 葉が青々としていて，香りの強いものがよい．

[配合例] 加味逍遥散，荊芥連翹湯，柴胡清肝湯，滋陰至宝湯，川芎茶調散，清上防風湯，防風通聖散

[備考] 煎剤には後下すべきで，長く煎じると気が揮散消失する．

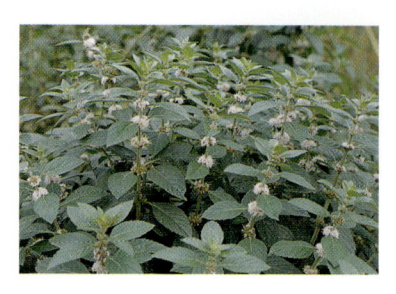

ハッカ

■ **半夏** ハンゲ （日局）

[性味] 辛，温．有毒

[帰経] 脾・胃

[三品分類] 神農本草経：下品

[中薬学分類] 温化寒痰薬

[主な薬効] 燥湿化痰，降逆止嘔，消痞散結．痰湿を除き，胃気が逆上するものを下ろして嘔吐を止め，心窩部の痞えや圧痛を解消する．

[基源] サトイモ科 Araceae のカラスビシャク *Pinellia ternata* Breitenb. の塊根の外皮を除去して乾燥したもの．

[選品] まるくて大粒で，色の白いものが良質．部分的に変色したものは劣品．

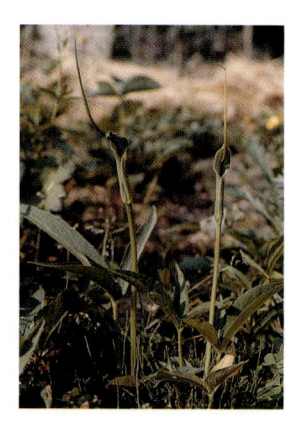

カラスビシャク

[配合例] 温経湯，黄連湯，五積散，柴胡加竜骨牡蛎湯，小柴胡湯，小青竜湯，小半夏加茯苓湯，参蘇飲，大柴胡湯，竹筎温胆湯，釣藤散，当帰湯，二朮湯，二陳湯，麦門冬湯，半夏厚朴湯，半夏瀉心湯，半夏白朮天麻湯，抑肝散加陳皮半夏，六君子湯，苓甘姜味辛夏仁湯

[備考] 半夏は『神農本草経』の下品に収載され，有毒である．そのまま口にすると猛烈なえぐみがあり，喉がひりひりする．使用時には長時間流水に洒して使用することになっているが，日本では行われていない．中国では生姜などとともに加工した製半夏があり，刺激性が減弱されている．

■ **百合** ビャクゴウ （日局）

[性味] 甘，微寒

[帰経] 心・肺

[三品分類] 神農本草経：中品

[中薬学分類] 滋陰薬

[主な薬効] 潤肺止咳，清心安神．肺を潤して咳を止め，精神を安定させる．

[基源] ユリ科 Liliaceae のユリ属植物のオニユリ *Lilium lancifolium* Thunb.，イトハユリ *L. pumilum* DC.，その他同属植物の鱗茎の鱗片．

[選品] 被針形から広非針形をした偏平な生薬．大型で割れず，淡黄白色のものが良質．通常湯通

しして乾燥してある．

［配合例］辛夷清肺湯

［備考］ユリ属植物は種類が多く，市場には多種の原植物が異なる百合が出回っている．

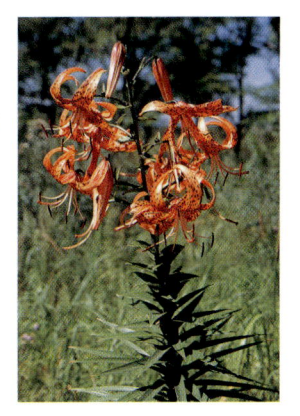

オニユリ

■ **白芷** ビャクシ （日局）

［性味］辛，温

［帰経］胃・大腸・肺

［三品分類］神農本草経：中品

［中薬学分類］辛温解表薬

［主な薬効］散寒解表，祛風止痛，消腫排膿．風寒・寒湿を散じ，頭痛・歯痛・鼻塞などを改善する．排膿作用があり，化膿や炎症に用いる．

［基源］セリ科 Umbelliferae のヨロイグサ *Angelica dahurica* Benth. & Hook. f. ex Franch. et Savat. などの根．

［選品］細長い円柱形で，香気が強く，純白色をした新しいものがよい．大きすぎるものや，虫害をうけたものはよくない．

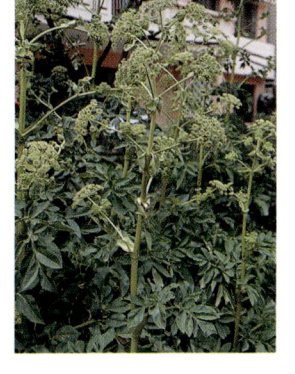

［配合例］五積散，荊芥連翹湯，清上防風湯，川芎茶調散，疎経活血湯

［備考］セリ科植物は形態の類似したものが多く，異物同名品が多く生じる原因となっている．本生薬も *Angelica* 属以外に地域的に *Heracleum* 属植物も利用されているようである．

ヨロイグサ

■ **白朮** ビャクジュツ （日局）

［性味］甘・苦，温

［帰経］脾・胃

［三品分類］神農本草経：上品

［中薬学分類］補気薬

［主な薬効］健脾益気，燥湿利水，固表止汗，安胎．脾胃の湿を除いてその働きを改善し，気を益して，食欲不振・下痢・汗の出すぎなどを改善する．また胎動不安（切迫流産）を改善する作用もある．

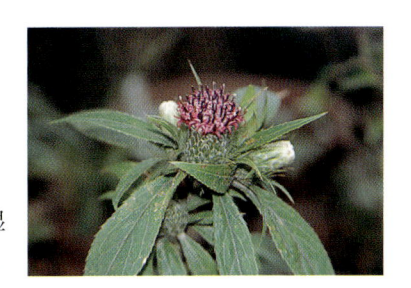

オオバナオケラ

［基源］キク科 Compositae のオオバナオケラ *Atractylodes macrocephala* Koidz. の根茎（中国薬典）．また日局ではオケラ *A. japonica* Koidz. ex Kitam. の根茎そのままか外皮を剥いだものをも規定．

[選品] 中国産は長さ 10 cm 前後で下部が膨らんだ不定の塊状. 内部は緻密で重質感があり, 独特の強い香りがある. オケラ由来のものは小型やや軽質で, 内部は繊維質で, 香りは薄い. ともにより大型のものが良質とされる.

[配合例] 帰脾湯, 滋陰至宝湯, 二朮湯, 人参養栄湯, 半夏白朮天麻湯, 防風通聖散, 苓姜朮甘湯

[備考] 朮にも芍薬と同様赤白の区別がある. 蒼朮は赤朮とも呼ばれ,「赤は瀉し, 白は補う」の理論どおり, 蒼朮は祛風湿薬, 白朮は補気薬とされる. 赤・白の違いには諸説があり, 昨今の日本では一般にホソバオケラ由来のものを蒼朮, オケラ由来のものを白朮としているが, つい最近までは朝鮮半島の習慣に基づきオケラの根茎をそのまま乾燥したものを蒼朮, 外皮を剥いだものを白朮としていた. 中国ではオオバナオケラを白朮の原植物とし, 最近日本でも流通し始めた. 二朮湯のように, 同一処方中に蒼朮と白朮が同時に配合されるものがあることは赤・白を区別して使用すべきことを示しており, 今後の検討を要する.

■ 枇杷葉　ビワヨウ　(日局)

[性味] 苦, 涼
[帰経] 肺・胃
[三品分類] 名医別録：中品
[中薬学分類] 止咳平喘薬
[主な薬効] 化痰止咳, 降逆止嘔
[基源] バラ科 Rosaceae のビワ *Eriobotrya japonica* Lindl. の葉裏の毛茸を除いた葉.

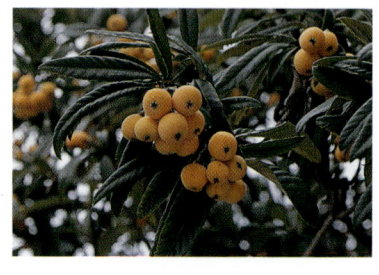

ビワ

[選品] 若い木から採った大型の葉で, 陰干して帯緑色をし, 調製後新しいものが良質.
[配合例] 辛夷清肺湯
[備考] 葉裏の絨毛は煎薬とすると咽に刺激があるので, 毛を除去して包煎する.

■ 檳榔子　ビンロウジ　(日局)

[性味] 苦・辛, 温
[帰経] 胃・大腸
[三品分類] 名医別録：中品
[中薬学分類] 行気薬
[主な薬効] 行気消積・瀉下, 利水消腫, 殺虫. 気を廻らして食積 (消化不良) を解消し, 瀉下し, 利水して腫れを消し, また殺虫効果がある.
[基源] ヤシ科 Palmae のビンロウジュ *Areca catechu* L. の成熟種子.
[選品] 大型で, 内部の紋理が白くて美しく, 虫食いのないものがよい.
[配合例] 女神散, 九味檳榔湯

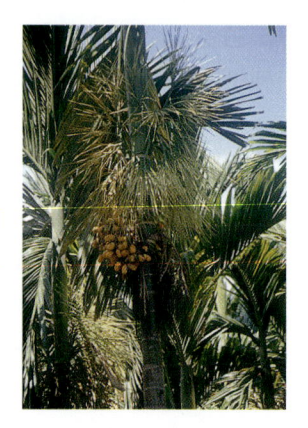

ビンロウジュ

[備考] 南国諸国ではビンロウの実とコショウ科のキンマの葉などとともに嗜好品として咀嚼する習慣がある.

■ **茯苓**　ブクリョウ　（日局）

[性味] 甘・淡，平

[帰経] 心・脾・胃・肺・腎

[三品分類] 神農本草経：上品

[中薬学分類] 利水滲湿薬

[主な薬効] 利水滲湿，健脾補中，寧心安神．湿（体内の余分な水分）を除き，脾胃の働き（消化吸収機能）をよくし，精神を安定させる．

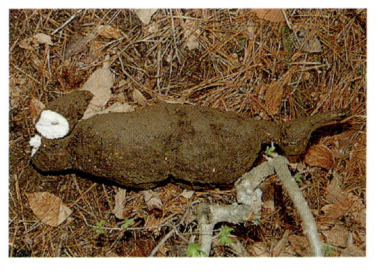

マツホド

[基源] サルノコシカケ科 Polyporaceae のマツホド *Poria cocos* Wolf の外層を除いた菌核．

[選品] 質が緻密で硬くて重質なものがよい．

[配合例] 加味逍遙散，帰脾湯，桂枝茯苓丸，啓脾湯，五苓散，酸棗仁湯，四君子湯，十全大補湯，十味敗毒湯，小半夏加茯苓湯，参蘇飲，真武湯，清心蓮子飲，清肺湯，釣藤散，猪苓湯，二朮湯，二陳湯，人参養栄湯，八味地黄丸，茯苓飲，抑肝散，六君子湯，苓甘姜味辛夏仁湯，苓桂朮甘湯，その他多数．

[備考] 茯苓は甘草，生姜に次いで配合される機会が多い生薬である．古来，赤・白の区別がなされてきたが，芍薬や朮と同様，その基源の違いは詳(つまび)らかではない．日本に産する野生品はやや有色であるが，中国で栽培されるものは純白色に近い．また寧心安神作用を期待する場合には，少量の朱砂をまぶした朱砂拌茯苓（朱茯苓，辰茯苓）を使用すると効力が強い．

■ **附子**　ブシ　（日局）

[性味] 大辛，大熱．有毒

[帰経] 十二経

[三品分類] 神農本草経：下品

[中薬学分類] 散寒薬

[主な薬効] 回陽救逆，補陽益火，温陽利水，散寒止痛．陽を補い，冷えを除き，痛みやしびれを止める．

[基源] キンポウゲ科 Ranunculaceae のカラトリカブト *Aconitum carmichaeli* Debx., その他同属植物の子根．

[選品] 中国産の大きいものは鶏卵大で，炮附子は黒色あるいは黄白色の飴色で，二縦割したものや薄片にしたものなどがある．塩附子は黒

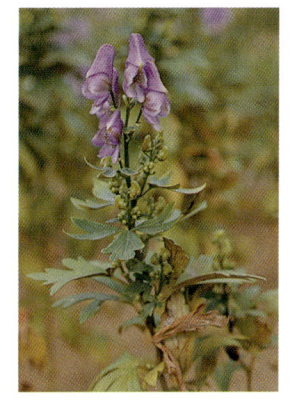

カラトリカブト

色で表面に湿り気があり，しばしば塩の結晶を噴く．いずれも大型品が好まれる．炮附子では大型で全体が均等に半透明化したものが良質．現在日本に出回る「炮附子」は細切品で，褐色から黒褐色の飴色である．同類生薬に白附子，烏頭，草烏頭，天雄などがあるので，鑑別に要注意．

[配合例] 桂枝加朮附湯，牛車腎気丸，真武湯，大防風湯，八味地黄丸，麻黄附子細辛湯

[備考] 一般に母根を「烏頭」，子根を「附子」として区別されるが，徹底していない．猛毒成分のアコニチン系アルカロイドを含有し，中毒例も多い．日本ではオートクレーブで加熱減毒処理した「加工附子」が多く使用される．中国市場には，炮附子，塩附子，川烏頭，草烏頭など，原植

物や加工調製方法の違いにより多くの種類がある．また，有毒であるので，約1時間附子のみを先煎したり，また同煎の場合にも1時間以上煎じるのがよい．アコニチンは加水分解されると約200分の1に減毒される．

■ **防已**　ボウイ　（日局）

[性味] 大苦・辛，寒

[帰経] 膀胱・脾・肺・腎

[三品分類] 神農本草経：中品

[中薬学分類] 利水滲湿薬

[主な薬効] 利水退腫，祛風止痛．水腫を改善し，風湿による痛み・むくみ・しびれなどを取る．その他，下焦血分の湿熱を除く働きもある．

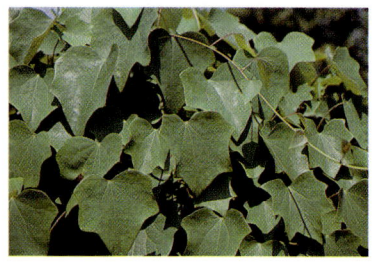

オオツヅラフジ

[基源] ツヅラフジ科 Menispermaceae のオオツヅラフジ *Sinomenium acutum* Rehder & Wilson の蔓性の茎または根茎（日局）．中国では同科のシマハスノハカズラ *Stephania tetrandra* S.Moore.（粉防已）の根が多用される．

[選品] 日本産は根が木通に似ていて，皮が粗く，外部が黒灰色で，横断面に菊花状紋があり，黒みがかった黄褐色である．木通に似るが黒みがかっていることで区別できる．シマハスノハカズラ由来の中国産は粉質である．

[配合例] 疎経活血湯，防已黄耆湯，木防已湯

[備考] 原名は防巳．現代中国では防己．木通と同様，異物同名品が多い．中国市場には防已，広防已，粉防已，漢防已，漢中防已，木防已などがあり，地方によっても名称と原植物が混乱している．このうち広防已はウマノスズクサ科の *Aristrochia* 属植物由来で，アリストロキア酸を含有するため，現在では流通しない．また，古来の正品が何か，木防已として何を使用すべきかなど，まだ不明な点が多い．

■ **芒硝**　ボウショウ　（日局）

[性味] 鹹・苦，寒

[帰経] 胃・大腸・三焦

[三品分類] 神農本草経：上品

[中薬学分類] 攻下薬

[主な薬効] 瀉熱通便，潤燥軟堅，清熱消腫

[基源] 天然の含水硫酸ナトリウム $Na_2SO_4 \cdot 10H_2O$ または風化消 $Na_2SO_4 \cdot 2H_2O$

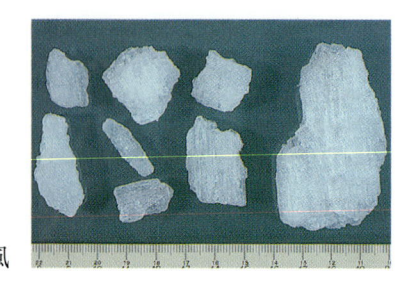

ボウショウ

[選品] 芒硝は形状および組成により名称が異なる．朴硝（灰様芒硝）は塵埃や土気のある黄白色の粗朴塊．馬牙消（英消）は再結晶したもので大きな稜柱状．芒硝は細い芒針状の結晶．盆消は規定に従って凝結させた結晶塊．風化消は放置して風化させた白粉．

[配合例] 大黄牡丹皮湯，大承気湯，調胃承気湯，通導散，桃核承気湯，防風通聖散

[備考] 現代化学の芒硝は硫酸ナトリウムであるが，薬用にされる古来の芒硝は硫酸マグネシウムであったと考えられる．ともに塩類下剤として同効である．

■ 防風　ボウフウ　（日局）

[性味] 辛・甘，微温
[帰経] 膀胱・肝・脾
[三品分類] 神農本草経：上品
[中薬学分類] 辛温解表薬
[主な薬効] 散風解表，勝湿止痛，祛風止痙・止痒．風湿を発散し，痛み・痙攣・痒みなどを止める．
[基源] セリ科 Umbelliferae のボウフウ *Ledebouriella seseloides* H. Wolff（＝*Saposhnikovia divaricata* Schischkin）の根および根茎．
[選品] 外面が淡黄色で，内部が充実して，長く太く潤いのあるものがよい．
[配合例] 荊芥連翹湯，十味敗毒湯，消風散，川芎茶調散，疎経活血湯，大防風湯，治頭瘡一方，当帰飲子，釣藤散，防風通聖散，立効散
[備考] 日本ではハマボウフウ *Glehnia littoralis* F. Schmidt ex Miq. の根を代用することがあるが，ハマボウフウは中国では「北沙参」の原植物である．

■ 牡丹皮　ボタンピ　（日局）

[性味] 苦・辛，微寒
[帰経] 心・肝・腎
[三品分類] 神農本草経：中品
[中薬学分類] 清熱涼血薬
[主な薬効] 清熱涼血，活血散瘀，清肝火．血分の熱を冷まして，発熱・出血などを改善し，瘀血による腫瘤・月経痛・便秘などを改善する．また肝鬱による熱症状を緩和する．
[基源] ボタン科 Paeoniaceae のボタン *Paeonia suffruticosa* Andr.（＝*P. moutan* Sims）の根皮．
[選品] 芯を抜いた円筒形の薬物で，外面は赤褐色から黒褐色で，内部は淡紅色．独特の香りが強くて大型のものが良質．細くて芯を抜いていないものは劣品．
[配合例] 温経湯，加味逍遙散，桂枝茯苓丸，大黄牡丹皮湯，八味地黄丸，六味丸
[備考] 牡丹皮と芍薬の原植物であるボタンとシャクヤクはともにボタン科の *Paeonia* 属で，花もよく似ている．一方，ボタンは木本でシャクヤクは草本であり，薬用部位は牡丹皮は根皮（Cortex）であり，芍薬は根（Radix）である．成分的にも共通成分があり類似するが，中国医学では薬効が異なる点に注意．

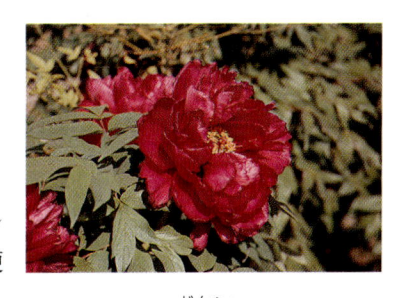

■ 牡蛎　ボレイ　(日局)

[性味] 鹹・渋，微寒
[帰経] 肝・胆・腎
[三品分類] 神農本草経：上品
[中薬学分類] 重鎮安神薬
[主な薬効] 鎮驚安神，益陰潜陽，収斂固脱，軟堅散結．陰を益し陽が浮上するのを抑えて，ふるえ・ひきつりを改善したり，精神を安定させる．また汗の出すぎを止めたり，しこりを軟らかくする作用がある．
[基源] イタボガキ科 Osteridae のマガキ *Crassostea gigas* Thunb., イタボガキ *Ostrea rivularis* Gould，その他同属動物の貝殻（左殻）．
[選品] 新しいものがよい．
[配合例] 安中散，桂枝加竜骨牡蛎湯（けいしかりゅうこつぼれいとう），柴胡加竜骨牡蛎湯，柴胡桂枝乾姜湯
[備考] 原動物のカキは2枚貝で，牡蛎はその左殻である．右殻（俗にふたと呼ばれる薄くて小さいほう）を牝蛎（ひんれい）という．湯剤では先煎するのがよい．

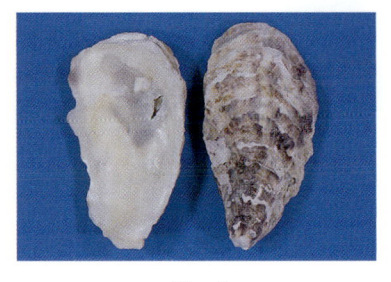

■ 麻黄　マオウ　(日局)

[性味] 辛・微苦，温
[帰経] 肺・膀胱
[三品分類] 神農本草経：中品
[中薬学分類] 辛温解表薬
[主な薬効] 発汗解表，宣肺平喘・止咳，利水消腫，散風透疹．表を解して発汗させ，肺機能を正常化して咳を止め，水分循環を改善して腫れを消す．
[基源] マオウ科 Ephedraceae のシナマオウ *Ephedra sinica* Stapf, *E. intermedia* Schrenk & C.A.Mey.をはじめとする同属植物の木質化していない地上茎．
[選品] 六陳の一つにあげられ，古いものがよいとされるが，古来青々とした新しいものがよいとする説もある．節を取り去った「去節麻黄」が良質品．
[配合例] 越婢加朮湯，葛根湯，五虎湯，五積散，小青竜湯，神秘湯，防風通聖散，麻黄湯，麻黄附子細辛湯，麻杏甘石湯，麻杏薏甘湯，薏苡仁湯
[備考] 中国では1980年代中頃から始まった麻黄原植物の乱獲と生育地の農地開墾によって資源が急減し，砂漠化防止政策と相俟って，中国政府は1999年1月から生薬「麻黄」の輸出を禁止した．最近では寧夏自治区や内蒙古自治区の砂地で栽培も行われている．葛根湯などに欠かせない薬物であり，資源確保の対策を迫られている．節や根には止汗作用があるとされる．

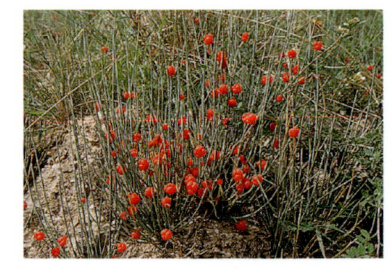

■ 麻子仁　マシニン　(日局)

[性味] 甘，平

[帰経] 脾・胃・大腸
[三品分類] 神農本草経：上品
[中薬学分類] 潤下薬
[主な薬効] 潤腸通便，滋養補虚．腸を潤し，大便を通じ，滋養して虚を補う．
[基源] アサ科 Cannabiaceae のアサ *Connabis sativa* L. の種仁．
[配合例] 炙甘草湯，潤腸湯，麻子仁丸，麻仁蓯蓉湯
[備考] 外殻の付いたものを入手したさいには，使用時に外殻を除き，微炒したのち砕いて用いる．

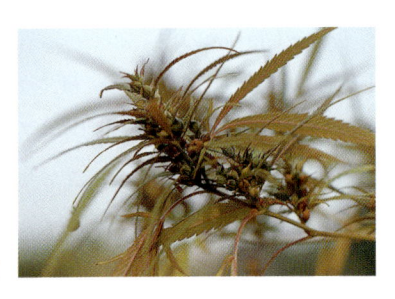

アサ

■ **木通** モクツウ （日局）

[性味] 苦，寒
[帰経] 心・肺・小腸・膀胱
[三品分類] 神農本草経：中品
[中薬学分類] 利水滲湿薬
[主な薬効] 降火利水，宣通血脈．心火を降ろして小便を利し，血脈の通りをよくする．
[基源] アケビ科 Lardizabalaceae のアケビ *Akebia quinata* Decne.，その他，同属植物の蔓性の木質茎．
[選品] 小口切りしたものでは淡黄色で皮部がやや厚く，放射状の紋理がある．
[配合例] 五淋散，消風散，通導散，竜胆瀉肝湯
[備考] 木通の原名は「通草」であったが，同名のウコギ科カミヤツデの茎髄に由来する軽浮なものと区別するために，アケビ由来のものを「木通草」と称して区別し，後に訛って木通となった．中国では清代以降ウマノスズクサ科の *Aristrochia* 属植物由来の関木通が多用されてきたが，含有するアリストロキア酸による重篤な腎障害が発現し，現在では使用されない．日本でも個人輸入された関木通配合薬剤で被害が生じた．現在中国ではキンポウゲ科の *Clematis* 属植物の木質茎（川木通）が多用されている．異物同名品が多いので，現物を見て区別点を熟知しておく必要がある．

アケビ

■ **木香** モッコウ （日局）

[性味] 苦・辛，温
[帰経] 肺・肝・脾・胃・大腸・三焦
[三品分類] 神農本草経：上品
[中薬学分類] 行気薬
[主な薬効] 行気止痛，健脾消食・止瀉．気を廻らして痛みを止め，脾を健やかにして消化をよくし下痢を止める．
[基源] キク科 Compositae のトウヒレン属植物 *Saussurea*

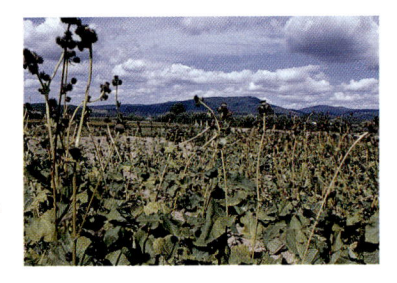

Saussurea lappa

lappa Clarke の根．

[選品] 独特の香りがある．硬くて充実し，味の苦いものがよい．

[配合例] 加味帰脾湯，帰脾湯，女神散

[備考] 長時間煎じてはならず，後下するのがよい．

■ 薏苡仁　ヨクイニン　（日局）

[性味] 甘・淡，微寒

[帰経] 脾・胃・肺

[三品分類] 神農本草経：上品

[中薬学分類] 利水滲湿薬

[主な薬効] 清利湿熱，祛湿除痺，排膿消腫，健脾止瀉．湿熱を除き，麻痺を改善し，排膿して腫物を消し，脾を健やかにして下痢を止める．

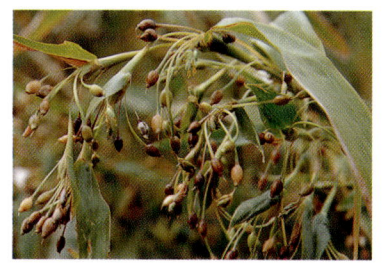

[基源] イネ科 Gramineae のハトムギ *Coix lacryma-jobi* L. var. *mayuen* Stapf の種皮を除いた成熟種子．

[選品] 乳白色で大粒のものがよい．

[配合例] 麻杏薏甘湯，薏苡仁湯

[備考] 薬力が緩和であるので，大量を用いる必要がある．

ハトムギ

■ 竜眼肉　リュウガンニク　（日局）

[性味] 甘，平

[帰経] 心・脾

[三品分類] 神農本草経：中品

[中薬学分類] 養血薬

[主な薬効] 養心血・安神・補脾気．脾気と心血を補い，精神を安定させる．

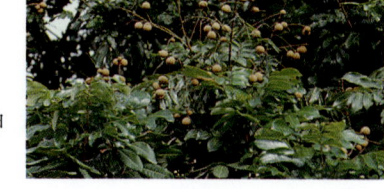

[基源] ムクロジ科 Sapindaceae のリュウガン *Euphoria longana* Lam. の仮種皮（果肉）．

[選品] 黒褐色で湿って軟調な生薬．潤いがあって甘く，酸味のないものがよい．

[配合例] 加味帰脾湯，帰脾湯

[備考] 殻付きのものも市販されている．茶剤として殻を割って熱湯を注いで服する．生食すると独特の香りがある．

リュウガン

■ 竜骨　リュウコツ　（日局）

[性味] 甘・渋，平

[帰経] 心・肝・腎

[三品分類] 神農本草経：上品

[中薬学分類] 重鎮安神薬

[主な薬効] 鎮心安神，平肝潜陽，収斂固脱．生肌斂瘡（外用）．陽が浮上するのを抑えて，ふらつき・めまいなどを改善し，精神を安定させる．汗の出すぎなどを止める．また，皮膚の潰瘍や外傷出血に粉末を外用する．

[基原] 古代（おもに新生代）の大型哺乳動物の化石．

[選品] 白色で質がやわらかく，舐めると舌に吸着するものがよい．黄色や暗黒色のものはよくない．

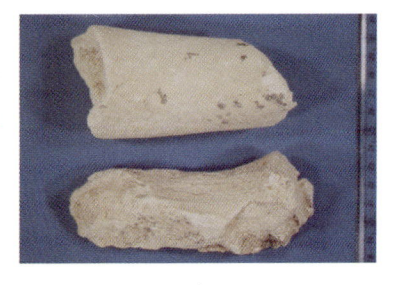

[配合例] 桂枝加竜骨牡蛎湯，柴胡加竜骨牡蛎湯

[備考] 湯剤では先煎するのがよい．竜骨は古代大型動物の化石化した骨であるが，市場には現世動物の骨を加工した偽物も出回っている．真物は偽物より重質感があり，舐めると舌に吸い付く感じがある．市販の竜骨から甲骨文字が発見された逸話は有名である．

リュウコツ

■ **竜胆** リュウタン （日局）

[性味] 苦，寒

[帰経] 肝・胆・膀胱

[三品分類] 神農本草経：上品

[中薬学分類] 清熱燥湿薬

[主な薬効] 清熱燥湿，瀉肝降火．主に肝・胆の実火を冷まし，湿熱を除き，黄疸や排尿痛，目の充血などを改善する．

[基源] リンドウ科 Gentianaceae のトウリンドウ *Gentiana scabra* Bunge またはその他同属植物の地下部．

[選品] 淡褐黄色で，細長い根がたくさん付き，苦味の強いものがよい．

[配合例] 疎経活血湯，立効散，竜胆瀉肝湯

[備考] 苦味が強い生薬で，漢名は竜の肝に例えられたものである．

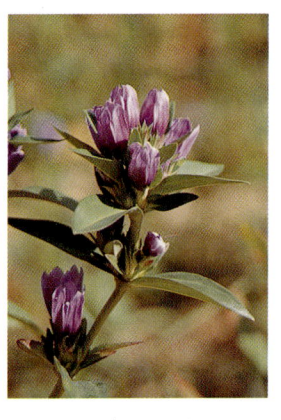

エゾリンドウ

■ **良姜（高良姜）** リョウキョウ（コウリョウキョウ） （日局）

[性味] 辛，熱

[帰経] 脾・胃

[三品分類] 名医別録：中品

[中薬学分類] 散寒薬

[主な薬効] 散寒止痛，温中止嘔．寒を散じて痛みを止め，胃腸を温めて嘔吐を止める．

[基源] ショウガ科 Zingiberaceae のハナミョウガ属植物 *Alpinia officinarum* Hance の根茎．

[選品] 赤褐色でよく肥えたものが良質．

[配合例] 安中散

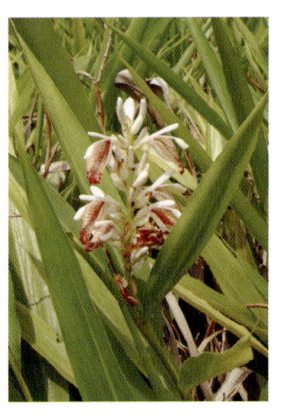

Alpinia officinarum

[備考] 本生薬は高良姜とも称されるが，大高良姜と称される市販品は *A. galanga* Willd. の根茎である．

■ **連翹** レンギョウ （日局）

[性味] 苦，微寒

[帰経] 心・小腸

[三品分類] 神農本草経：下品

[中薬学分類] 清熱解毒薬

[主な薬効] 清熱解毒・清心瀉火，消癰散結，清熱利小便．心の熱を清解し，解毒し，癰(皮膚の化膿)を消し，小便を利す．

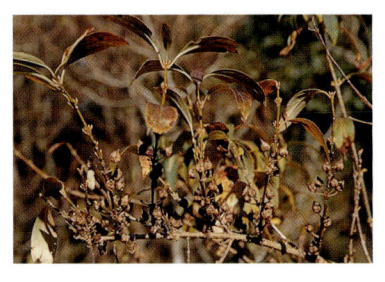

[基源] モクセイ科 Oleaceae のレンギョウ *Forsythia suspensa* Vahl などの果実．

[選品] 軽質な生薬．種子の混入が少なくて，大粒で淡褐色のものがよい．

[配合例] 荊芥連翹湯，柴胡清肝湯，清上防風湯，治頭瘡一方，防風通聖散

[備考] 原植物としてレンギョウの他，シナレンギョウ，チョウセンレンギョウなども利用される．これらの花を含めた形態は酷似している．

シナレンギョウ

■ **蓮肉（蓮子）** レンニク（レンシ） （日局）

[性味] 甘・渋，平

[帰経] 脾・腎・心

[三品分類] 神農本草経：上品

[中薬学分類] 収渋薬

[主な薬効] 健脾止瀉，養心安神，益腎固精．脾を健やかにし，下痢を止める．心を養い精神を安定させる．腎を益して遺精や帯下を改善する．

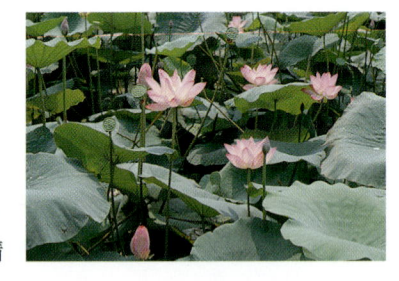

ハス

[基源] スイレン科 Nymphaeaceae のハス *Nelumbo nucifera* Gaertn. などの種仁または種子．

[選品] 種仁は黄白色で粒が大きく，充実してしわの少ないものが良質．種子には堅い殻がある．

[配合例] 啓脾湯，清心蓮子飲

[備考] 種子を使用する場合は殻を砕き除いて使用する．また補剤として広く食用される．ハスはまた花弁，雄蕊，果托，葉，根茎など，多くの部分が別生薬として利用される．

付　録

1. 参考図書

[和書，翻訳書]

1) 一色直太郎：和漢薬の良否鑑別法及調製法，改訂増補第2版（吐鳳堂，1929年刊の復刻版），谷口書店，1987
2) 神戸中医学研究会（編）：基礎中医学，燎原書店，1995
3) 神戸中医学研究会（編）：中医臨床のための方剤学，医歯薬出版社，1992
4) 神戸中医学研究会（編）：中医臨床のための中薬学，医歯薬出版社，1992
5) 寺澤捷年：絵でみる和漢診療学，JJNブックス，医学書院，1997
6) 天津中医学院，後藤学園（編），後藤学園中医学研究室（訳）：針灸学（基礎篇），第2版，東洋学術出版社，1996
7) 矢数道明：漢方処方解説・臨床応用，第6版，東洋医学選書，創元社，1989
8) 山田光胤，代田文彦：図説東洋医学基礎編，学習研究社，1972
9) 劉燕池（著），浅川要（訳）：詳解中医基礎理論，東洋学術出版社，1997

[原典]

1) 成無己（編著）：注解傷寒論，香港中国医薬出版社，1968
2) 張仲景：金匱要略（明刊本の影印本），燎原書店，1988
3) 張仲景：傷寒論（明刊本の影印本），燎原書店，1988
4) 唐慎微（著），張存恵（重修）：重修政和経史証類備用本草，人民衛生出版社，1957
5) 森立之（校定）：神農本草経（影印本），有明書房，1980

2. 神農本草経序録

5世紀末に梁の陶弘景が『神農本草経』（☞ p.6, 図2-1）を校定するにさいし定本としたものは4巻本であったとされ，これは序録（序文）が1巻として独立していたからだと考えられている．1500年以上前に書かれた書物とはいえ，序録の内容は現代に通じる多くの示唆に富んでいる．当時の中国医学の完成度を知るうえでも内容を読む価値があるので，原文とともに意訳文を掲載しておく．

本草経序録

　上薬一百二十種為君．主養命．以應天．無毒．多服久服不傷人．欲軽身益気不老延年者．本上経．

　中薬一百二十種為臣．主養性．以應人．無毒有毒．斟酌其宜．欲遏病補虚羸者．本中経．

　下薬一百二十五種為佐使．主治病．以應地．多毒．不可久服．欲除寒熱邪気破積聚愈疾者．本下経．

　薬有君臣佐使．以相宣摂．合和宜用一君二臣五佐．又可一君三臣九佐．

　薬有陰陽配合．子母兄弟．根茎華実．草石骨肉．有単行者．有相須者．有相使者．有相畏者．有相悪者．有相反者．有相殺者．凡此七情．合和視之．当用相須相使者良．勿用相悪相反者．若有毒宜制．可用相畏相殺者．不爾勿合用也．

　薬有酸鹹甘苦辛五味．又有寒熱温涼四気．及有毒無毒．陰乾暴乾．採治時月．生熟．土地所出．真偽陳新．並各有法．

　薬有宜丸者．宜散者．宜水煮者．宜酒漬者．宜膏煎者．亦有一物兼宜者．亦有不可入湯酒者．並随薬性．不得違越．

　欲治病．先察其源．候其病機．五蔵未虚．六府未竭．血脈未乱．精神未散．服薬必活．若病己成．可得半愈．病勢己過．命将難全．

　若用毒薬治病．先起如黍粟．病去即止．不去倍之．不去十之．取去為度．

　治寒以熱薬．治熱以寒薬．飲食不消以吐下薬．鬼注蟲毒以毒薬．癰腫瘡瘤以瘡薬．風湿以風湿薬．各随其所宜．

　病在胸膈以上者．先食後服薬．病在心腹以下者．先服薬而後食．病在四肢血脈者．宜空腹而在旦．病在骨髄者．宜飽満而在夜．

　夫大病之主．有中風傷寒．寒熱温瘧．中悪霍乱．大腹水腫．腸澼下利．大小便不通．賁豚上気．欬逆嘔吐．黄疸消渇．留飲癖食．堅積癥瘕．驚邪癲癇．鬼注．喉痺歯痛．耳聾目盲．金創踒折．癰腫悪瘡．痔瘻癭瘤．男子五労七傷．虚之羸痩．女子帯下崩中．血閉陰触．蟲蛇蠱毒所傷．此大略宗兆．其間変動枝葉．各宜依端緒以取之．

　　　　　（森立之校定，神農本草経，嘉永七年版影印本，有明書房，1980年より）

意　訳

　上薬120種は，君臣佐使にたとえれば君主である．主に生命力を養う効果があり，天・人・地の天に相応する．毒性はなく，多量にまた長期間服用しても人体に影響はない．身体を軽くし，元気を益して健康体にする．よって不老長生を願うものは，この上薬を用いるのがよい．

　中薬120種は，君臣佐使にたとえれば大臣である．主に体質を養い向上させる効果があり，人に相応する．無毒のものと有毒のものがあるので，適度に加減して用いる必要がある．病を追い去り，衰弱して痩せた身体を補って元通りにするにはこの中薬を用いるのがよい．

　下薬125種は君臣佐使にたとえれば実労働をする佐使である．主に病を治する効果があり，地に相応する．毒が多く，長期間服用してはいけない．体内に入って病気の原因となっている寒さや熱さなどの邪気を除き，体内に気が過剰に積もったり集まったりして生じた腫物や結物（積聚）を破り去る働きがある．病を癒すにはこの下薬を用いるのがよい．

　処方中では各生薬はそれぞれが君・臣・佐使の役割を担い，それぞれがうまく働いて処方の薬効を発揮させている．処方中には一君，二臣，五佐の割合で配合されているのがよく，また一君，三臣，九佐でもよい．君主たる君薬は常に1種であるべきである．

　また薬は陰と陽（☞ p.18，第3章3.）の配合も重要である．生薬には母と子，兄と弟のような関係にあるものがある．また植物性の生薬であれば，根を使うもの，茎を使うもの，花を使うもの，実を使うものなどがあり，さらに植物性生薬以外にも鉱物性生薬があり，骨や肉など動物性生薬もある．生薬を配合するさいには生薬同士の相性も重要である．単独で働くもの（単行），また他の薬物と配合した場合に，互いに薬効を増強するもの（相須），他の薬物の薬効を高めるもの（相使），互いに抑制し合うもの（相畏），他の薬物の薬効を抑えるもの（相悪），激しい副作用を生じるもの（相反），他の薬物の害作用をなくするもの（相殺）などがあり，これを七情（☞ p.46，第5章2.）と呼び，よく勘案して配合する必要がある．まさに相須，相使の関係にあるものを配合するのがよく，相悪，相反の関係にあるものは用いるべきではない．もし有毒な生薬を用いる場合には相畏，相殺の関係にある生薬を同時に配合すれば，よくその毒を制することができる．

　生薬には食感的に酸・鹹・甘・苦・辛の五味（☞ p.144，第11章1.(3)）があり，それぞれ特徴的な薬効を有し，作用する臓腑が異なる．また服用後に体を熱するか冷やすかといった作用の違いにより，寒・熱・温・涼の四気に分けられる．さらに，有毒なものと無毒のもの，陰乾したものと暴乾したもの，採集時期，そのまま乾燥したものと加熱などして加工したもの，産地，真偽，新旧などの違いにより，同じ生薬といえども薬効が異なる．それぞれの生薬に適したきまりがあるので，生薬の採集やその後の加工や保管に関してはそれらのきまりに従うことが大切である．

　薬には丸剤にすべきもの，散剤にすべきもの，水で湯剤（煎剤）にすべきもの，酒剤にすべきもの，油で煮るべきものなどがあり，また1つのもので2種以上の方法を兼ねるものもある．また水や酒にいれてはいけないものがある．これらの性質に従わなければ正しい薬効が得られない．

　病気を治そうとする場合には先ずその根源を察知し，また病気の進行程度（病機：本書では病期と記した）を察知しなければならない．五臓（☞ p.33，第4章2.）が未だ虚しておらず，六腑（☞ p.33，第4章2.）が未だ尽きておらず，血脈が未だ乱れておらず，精神が未だ散じていない場合には服薬すれば必ず治る*．すでに病になっているときでも半数は治る．しかし，病気が進行

し病勢が勝ってしまった時機では服薬しても命を全うすることは難しい．このように，漢方薬は病気の初期に有効なのであって，重症になってからでは効果がない（*筆者注：このような病期が「未病」であると考えられる）．

　もし毒薬を用いて病を治すならば，まず黍や粟粒ほどの量から用いはじめ，病が去ればすぐに服薬を止める．これで病が去らないときには倍量を与える．それでも去らないときは10倍量を与え，病が治ったところで服用を止める．このように，薬物に対する感受性には個人差がある．また，病がなおったら即服薬を中止することも重要で，だらだらと服薬を続けてはいけない．

　寒邪による病また体内に寒が潜在している場合には熱薬を用いて治療し，熱邪による病また体内に熱が潜在している場合には寒薬を用いて治療する．飲食物が消化しないときには吐下薬を，悪質な伝染病や寄生虫病には毒薬を，癰腫や瘡瘤には瘡薬を，神経痛・リウマチのような風湿による病には風湿薬をそれぞれ用いて治療する．おのおのその適性に従って治療する．

　病が胸膈よりも上の位置にあるものは，食後に服薬する．病が心腹よりも下の位置にあるものは食前に服薬する．病が四肢の血脈にあるものは早朝の空腹時がよろしい．病が骨髄にあるものは夜の飽満時がよろしい．

　そもそも大病の主なものとして，脳卒中などによる半身不随（中風），重い急性熱病（傷寒），発熱を繰り返すマラリア熱のような病気，悪気や毒物によるガス中毒に似た病気（中悪），重症の吐き下し（霍乱），腹部が大きくふくれたり水腫となった病気，細菌性を含めた様々な下痢，大小便の不通，下腹部から上部へ気が走り抜けるような病気（賁豚）や喘息（上気），激しい咳き込みや嘔吐，黄疸，小便の量が異常に多く咽喉がひどく渇く病気（消渇），飲食物の不消化（溜飲癖食），腹中の腫物やしこり，神経過敏症や癲癇，悪性の流行病（鬼注），咽喉部の麻痺や歯痛，耳聾や目盲，切り傷や骨折，癰腫，悪瘡，痔瘻や瘤の類などがある．また，男子の五労七傷による衰弱や痩せ衰え，女子の帯下や子宮出血（崩中），病的な月経閉止（血閉）や陰部の爛れ（陰蝕），毒蛇や毒虫による咬傷などもまた重い病気といえる．以上述べた内容は大病の兆候の概略であって，実際には個人によって細部に違いがあり，また病気は絶えず変化し細かな変動があるものだから，小さな症状や変化にも注意して治療方針を決める必要がある．

索　引

和文索引

■あ■

赤升麻（アカショウマ）　180
阿膠（アキョウ）　155
アケビ　201
アサ　201
汗　36
アミガサユリ　192
アーユルヴェーダ　4
アラビア医学　3
按診　99, 100
安神　107
アンズ　166
安中散（あんちゅうさん）　80, 122
按摩療法　14, 44

■い■

胃　37
　——の病証　78
胃陰虚　79
胃火　81
胃寒　81
医心方（いしんほう）　8
医宗金鑑（いそうきんかん）　11
イタボガキ　200
イトハユリ　194
イトヒメハギ　160
胃内停水　133
遺尿　98
イヌザンショウ　174
イネ　169
胃熱　81
異病同治　14, 58
胃部振水音　133
イブン・シナ　3
胃兪（いゆ）　103
威霊仙（イレイセン）　156
胃苓湯（いれいとう）　80
陰　18, 40, 64
陰維脈　41, 43
陰液　25, 33
陰蹻脈（いんきょうみゃく）　41, 43
陰虚燥結　76
陰虚便秘　76

陰経　41
陰血　30
因時制宜（いんじせいぎ）　106
陰邪　46, 65
陰証　65
因人制宜（いんじんせいぎ）　106
因地制宜（いんちせいぎ）　106
茵陳（インチン）　156
茵陳蒿（インチンコウ）　156
茵陳蒿湯（いんちんこうとう）　80, 84, 125
茵陳五苓散（いんちんごれいさん）　80
陰陽　59, 64
　——互根　20
　——失調　25, 64
　——消長　20
　——制約　19
　——対立　19
　——調和　25, 64
　——転化　21
陰陽説　18
　——の中国医学への応用　21

■う■

茴香（ウイキョウ）　157
鬱金（ウコン）　157
ウシ　156
烏頭（ウズ）　197
ウスバサイシン　173
ウド　166
ウラルカンゾウ　164
温疫論（うんえきろん）　11
運化　35
温経湯（うんけいとう）　69
ウンシュウミカン　188
温熱論（うんねつろん）　11

■え■

営衛調和法　109
営気　25, 26
衛気（えき）　26, 36, 38
益胃湯（えきいとう）　80
エキス剤　111, 147
益精　107
エジプト医学　1
益気　107
延胡索（エンゴサク）　158

■お■

黄耆（オウギ）　158
黄芩（オウゴン）　159
王燾（おうとう）　9
黄柏（オウバク）　159
黄連（オウレン）　160
黄連阿膠湯（おうれんあきょうとう）　88
黄連解毒湯（おうれんげどくとう）　69, 75, 121
オオツヅラフジ　198
オオバコ　179
オオバナオケラ　195
オオミサンザシ　173
オオミツバショウマ　180
オオムギ　193
瘀血（おけつ）　49
瘀血証　70
オケラ　195
瘀積（おせき）　56
オタネニンジン　191
オニノヤガラ　188
オニユリ　194
悪風　48
温化　107
温化水湿剤　126
温煦（おんく）　28
温経　107
温下剤　128
温下法　108
遠志（オンジ）　160
温中　107
温中散寒剤　122
温肺　107
温補　107
温法　109
温陽　107
温裏剤　122
温裏法　109

■か■

火　18, 21, 46
外感六淫　46
回光反照　94
懐牛膝（カイゴシツ）　170
外傷打撲　55
回陽救逆剤　124

索引

外風　48
開宝本草（かいほうほんぞう）　6
艾葉（ガイヨウ）　161
下気　107
カギカズラ　187
革脈（かくみゃく）　102
カザグルマ　156
火邪　46, 51
何首烏（カシュウ）　161
下焦　38
花椒（カショウ）　174
加水ハロイサイト　162
火製　150
刮（かつ）　149
活血　107
活血化瘀剤　119
葛根（カッコン）　162
葛根湯（かっこんとう）　108, 113, 133, 134, 139, 140
葛根湯証　133
滑石（カッセキ）　162
滑泄（かっせつ）　98
滑脈（かつみゃく）　101
火熱　51
加味逍遥散（かみしょうようさん）　67, 83, 109, 118
カモウリ　189
嘉祐本草（かゆうほんぞう）　6
カラスビシャク　194
カラタチ　166
カラトリカブト　197
カラホオ　170
ガレヌス　3
ガレヌス製剤　3
過労　54
栝楼根（カロコン）　162
カワラヨモギ　157
肝　27, 35
　──の病証　81
甘　144
寒　46
関　99
鹹（かん）　144
肝胃調和法　109
肝胃不和　89
肝火上炎　83
肝寒犯胃　84
肝気鬱結　83, 103
肝気犯胃　84
乾姜（カンキョウ）　163
寒凝　56
肝血虚　82

肝血不足　82
寒下剤　127
寒下法　108
丸剤　111, 147
寒湿困脾　80
寒邪　46, 48
寒邪犯肺　77
寒証　61, 62
肝腎陰虚　83
肝腎同源　83
含水硫酸カルシウム鉱石　181
含水硫酸ナトリウム　198
甘草（カンゾウ）　164
肝胆湿熱　84
寒痛　81
寒熱　59, 61
甘麦大棗湯（かんばくたいそうとう）　75
肝脾調和法　109
肝脾不和　88
肝風　48
　──内動　48
汗法　108
感冒　140
漢方　13
緩脈　101
肝兪（かんゆ）　103
肝陽上亢　83

■ き ■

気　25, 28
　──の生理作用　28
　──の病証　66
　──の分類　30
喜　52
気化　27, 29, 37, 38
気陥証　67
気逆証　67
気虚　55, 70
桔梗（キキョウ）　164
気虚証　66
キク　165
菊花（キクカ）　165
帰経　40, 144, 155
奇経　41
奇経八脈（きけいはちみゃく）　41, 43
気血津液弁証　66
気血双補剤　131
気功　44
　──療法　14
枳殻（キコク）　165
枳実（キジツ）　165
奇恒の腑　17, 33, 38

気滞　5, 49, 70
気滞血瘀（きたいけつお）　56, 103
気滞証　67
橘皮（キッピ）　187
キハダ　159
キバナオウギ　158
帰脾湯（きひとう）　69, 75, 79, 88
飢不欲食　97
基本八法　106
芎窮（キュウキュウ）　182
久瀉　98
久病　46
恐　53
驚　53
羌活（キョウカツ）　166, 191
胸脇苦満　133
龔廷賢（きょうていけん）　10
杏仁（キョウニン）　166, 190
虚寒　49
挙陥　107
虚実　59, 63
虚証　63
去風化湿剤　127
虚脈　101
ギリシャ医学　2
金匱要略（きんきようりゃく）　7
金銀花（キンギンカ）　192
金元医学　10
金元四大家　10
緊脈　101

■ く ■

苦　144
クサスギカズラ　189
苦参（クジン）　167
クズ　162
クチナシ　174
クマゼミ　182
クララ　167
君薬　111

■ け ■

ケイ　168
荊芥（ケイガイ）　167
経筋　43
経穴　40, 43
桂枝（ケイシ）　168
桂枝加芍薬湯（けいしかしゃくやくとう）　85, 109, 135
桂枝加朮附湯（けいしかじゅつぶとう）　135
経史証類大観本草（けいししょうるいたい

かんほんぞう）　6, 9
経史証類備急本草（けいししょうるいびきゅうほんぞう）　6
桂枝湯（けいしとう）　108, 109, 112, 134, 140
桂枝人参湯（けいしにんじんとう）　74
桂枝茯苓丸（けいしぶくりょうがん）　70, 119, 135
桂皮（ケイヒ）　167
啓脾湯（けいひとう）　109
経別　43
経脈　40
経絡　40
　——の気　26
ケイリンサイシン　173
解鬱（げうつ）　107
化瘀　107
化気　107
化湿　107
仮神　94
外台秘要方（げだいひようほう）　9
化痰　107
血　25, 30
　——の病証　68
血瘀（けつお）　45, 49, 55
血瘀証　70
血寒　55, 70
血寒証　69
血虚　55, 70
結胸　103
血虚証　68
月経　39, 98
厥陰（けっちん）　41, 89
厥陰病　89
血熱　55, 70
血熱証　69
結脈　102
解表剤　112
下品　143
下法　108
元気　26
玄胡索（ゲンゴサク）　158
元胡索（ゲンゴサク）　158
兼証　89
健脾　107
弦脈（げんみゃく）　101

■ こ ■

烘（こう）　151
膠飴（コウイ）　168
降火　107
紅花（コウカ）　168

口渇　97
行気剤　115
降気剤　116
降逆　107
甲骨文字　5
膏剤　111
硬紫根（コウシコン）　177
広升麻（コウショウマ）　180
後世派　11
後世方　134
降濁　37
光知母（コウチモ）　186
黄帝内経（こうていだいけい）　89
黄帝内経素問（こうていだいけいそもん）　7, 45
後天の穀気　28
後天の精　28, 31
鉤藤（コウトウ）　186
合病　91
口不渇　97
香附子（コウブシ）　169
粳米（コウベイ）　169
広防已（コウボウイ）　198
厚朴（コウボク）　170
候脈　99
洪脈　101
孔脈　102
高良姜（コウリョウキョウ）　203
コガネバナ　159
五官　17
杞菊地黄丸（こぎくじおうがん）　83
呉其濬（ごきしゅん）　11
呼吸　36
五窮（ごきょう）　22
五行　18, 21, 22
　——相克　22
　——相乗　22
　——相生　21
　——相侮　22
五行説　18, 21
五更瀉（ごこうしゃ）　98
五志　22
牛膝（ゴシツ）　170
牛車腎気丸（ごしゃじんきがん）　86
五主　22
呉茱萸（ゴシュユ）　170
呉茱萸湯（ごしゅゆとう）　84
五色診　94
五心煩熱（ごしんはんねつ）　97
固摂　29, 33
五臓　17, 33, 72
　——の精　28

　——の生理　34
　——の相克関係　23
　——の相生関係　23
骨　39
骨髄　37
コベニマカン　188
古方　134
ゴボウ　171
牛蒡子（ゴボウシ）　171
古方派　12
五味　144
五味子（ゴミシ）　171
コムギ　180
呉有性（ごゆうせい）　11
五苓散（ごれいさん）　71, 80, 126, 135
金　18, 21

■ さ ■

淬（さい）　151
犀角地黄湯（さいかくじおうとう）　109
柴胡（サイコ）　172
柴胡加竜骨牡蛎湯（さいこかりゅうこつぼれいとう）　119, 136
柴胡桂枝湯（さいこけいしとう）　140
柴胡疏肝散（さいこそかんさん）　89
柴胡疏肝湯（さいこそかんとう）　109
柴胡湯（さいことう）　109
臍上悸　133
細辛（サイシン）　172
細脈　102
左金丸　84
数脈（さくみゃく）　101
迫血妄行（さこちもうぎょう）　55
サジオモダカ　185
刷　149
サネブトナツメ　175
佐薬　111
サラシナショウマ　180
酸　144
散飲　107
三陰病　90
三因論　46
三黄瀉心湯（さんおうしゃしんとう）　69, 75, 108
散寒　107
散剤　111, 147
山楂子（サンザシ）　173
山梔子（サンシシ）　173
山茱萸（サンシュユ）　174
三焦　26, 38
山椒（サンショウ）　174
酸棗仁（サンソウニン）　175

三品分類　143, 155
三部九候（さんぶきゅうこう）　99
散脈　102
山薬（サンヤク）　175
三陽病　90

■ し ■

思　53
滋陰　107
地黄（ジオウ）　175
自汗　66, 97
四気　143
直中　91
四逆散（しぎゃくさん）　83, 118
四逆湯（しぎゃくとう）　124
四君子湯（しくんしとう）　67, 74, 78, 110, 130
止血　107
地骨皮（ジコッピ）　176
紫根（シコン）　177
歯痕舌　67
梔子（シシ）　173
シシウド　191
滋潤　30
四診　57
四神丸（ししんがん）　88
四診法　93
耳針療法　44
嗜睡　98
四性　143
シソ　183, 184
紫草（シソウ）　177
紫蘇子（シソシ）　184
紫蘇葉（シソヨウ）　183
七情（しちじょう）　45, 52
湿　46
湿邪　46, 50
実証　64
失神　94
実熱燥熱　77
疾脈　102
実脈　101
蒺藜子（シツリシ）　177
シナオケラ　183
シナカラスウリ　163
シナボタンヅル　156
シナマオウ　200
シナレンギョウ　204
滋補　107
シマハスノハカズラ　198
持脈　99
シモクレン　180

四物湯（しもつとう）　69, 82, 110, 130, 136
炙　150
煮　151
瀉火　107
炙甘草湯（しゃかんぞうとう）　74, 136
邪気　45, 90
　──の実　59
尺　99
使薬　112
弱脈　102
芍薬（シャクヤク）　178
瀉下　107
瀉下剤　127
瀉下法　108
砂仁（シャジン）　179
沙参麦冬湯（しゃじんばくどうとう）　80
邪正盛衰　46
車前子（シャゼンシ）　179
斜飛脈　100
十五絡脈　41
十全大補湯　131
修治　148
十二経筋　41
十二経別　41
十二皮部　41
渋脈（じゅうみゃく）　101
粛降　27, 36
熟地黄（ジュクジオウ）　175
縮砂（シュクシャ）　179
手経　41
手足心汗　97
酒剤　111, 148
酒炙　151
受盛　37
朱丹渓（しゅたんけい）　10
濡軟脈（じゅなんみゃく）　102
受納　37
潤　149
循環　34
潤下剤　128
潤下法　108
潤燥　107
潤腸　107
潤腸湯（じゅんちょうとう）　77, 108
潤肺　107
暑　46
証　17, 57, 58, 133
症　58
蒸　151
滋養　107
少陰　41, 89

少陰病　89
小茴香（ショウウイキョウ）　157
ショウガ　163
傷寒論（しょうかんろん）　7, 89
正気　45, 90
　──の虚　59
承気湯（じょうきとう）　108
生姜（ショウキョウ）　163, 194
小建中湯（しょうけんちゅうとう）　80, 123
消穀善飢（しょうこくぜんき）　97
錠剤　111, 148
小柴胡湯（しょうさいことう）　61, 117, 136, 140
生地黄（ショウジオウ）　175
上焦　38
消食　107
昇清　35, 37
小青竜湯（しょうせいりゅうとう）　77, 113, 140
醸造　151
小腸　37, 75
　──の病証　73
葉天士（しょうてんし）　11
小麦（ショウバク）　180
小半夏加茯苓湯（しょうはんげかぶくりょうとう）　116
上品　143
小品方（しょうひんほう）　8
小腹急結　133
小腹不仁　133
消法　109
升麻（ショウマ）　180
性味　155
衝脈　41, 43
椒目（ショウモク）　174
昇陽　107
少陽　41, 89
少陽調和法　109
少陽病　89
触診　100
食積　53
食滞腸胃　81
植物名実図考（しょくぶつめいじつずこう）　11
食養療法　14
暑湿　50
女子胞　39
暑邪　46, 49
諸病源候論（しょびょうげんこうろん）　8
心　26
　──の病証　73

和文索引　213

神　35
辛　144
浸　149
腎　27
　　――の病証　85
辛夷（シンイ）　180
真陰　27
腎陰　36
心陰虚　74
腎陰虚　86
審因論治　58
津液　25, 26, 31, 38
　　――の病証　70
津液不足証　71
辛温解表剤　112
心下　103
心火亢進　75
心下痞硬　133
心気虚　74
鍼灸療法　14
腎虚　85
腎虚水泛　86
心血虚　74
針剤　111
鍼刺麻酔　44
新修本草（しんしゅうほんぞう）　5
振出剤　147
心腎不交　87
心腎陽虚　88
腎水不足　86
腎精　26, 28, 31
腎精化血　26, 32
腎精不足　85
参蘇飲（じんそいん）　115, 140
心熱下注　75
神農本草経（しんのうほんぞうけい）　5, 143
　　――序録　206
神農本草経集注（しんのうほんぞうけいしっちゅう）　5
心脾両虚　88
真武湯（しんぶとう）　86, 88, 126
腎不納気　86
心包　40
臣薬　111
心兪（しんゆ）　103
腎兪（じんゆ）　103
腎陽　36
心陽虚　74
腎陽虚　86
辛涼解表剤　114
心労　54

身労　54

■す■

水　18, 21, 25, 31
髄　37, 39
水飲　107
スイカズラ　192
水火製　151
随機制宜（ずいきせいぎ）　106
水穀の海　37
水穀の気　25
水穀の精　32
水穀の精微　26
水梔子（スイシシ）　174
水湿　45, 54
水湿証　71
随証加減（ずいしょうかげん）　58
推動　26, 28, 32
水毒　71
水飛　149
スシュルタ本集　4
寸　99
寸口診法（すんこうしんほう）　99

■せ■

精　25, 27, 31
　　――の分類　32
清胃　107
清胃散（せいいさん）　81
井花水　152
清気　25, 28
正経　41
清瀉　107
生殖の精　32
清心　107
清心蓮子飲（せいしんれんしいん）　75
清泄　107
製霜　151
整体　13
整体観　16
清濁分別　37
清熱　107
清熱剤　121
清熱利湿剤　125
清肺　107
清法　109
赤芍（セキシャク）　178
赤朮（セキジュツ）　196
脊髄　37
切　149
摂血　107
石膏（セッコウ）　181

舌質　95
泄瀉（せっしゃ）　98
切診（せっしん）　57, 99
舌診　95
舌態　95
舌苔　95
浙貝（セツバイ）　192
切脈（せつみゃく）　99
洗　149
山海経（せんがいきょう）　5
川芎（センキュウ）　181
千金方（せんきんほう）　8
前胡（ゼンコ）　182
川牛膝（センゴシツ）　170
尖芩　159
煎剤　111
鮮地黄（センジオウ）　176
蟬退（センタイ）　182
先天の気　25
先天の精　27, 31
先天の精気　28
川貝（センバイ）　192
宣肺　107
宣発　27, 36
潜陽　107

■そ■

燥　46
炒（そう）　150
増液　107
双感　91
宗気　26, 35
蔵血　26, 35
巣元方（そうげんほう）　8
相克　21
燥湿　107
燥湿和胃剤　125
燥邪　46, 51
蒼朮（ソウジュツ）　183
相乗　22
蔵神　35
相生　21
蔵精　36
糟粕（そうはく）　37
相侮　22
臓腑　26, 40
　　――の気　26
　　――の表裏関係　40
臓腑兼病　87
臓腑弁証　72
疏肝　107
足経　41

熄風（そくふう）107
促脈 102
疎経活血湯（そけいかっけつとう）137
蘇子（ソシ）184
疏泄 27, 35
蘇葉（ソヨウ）183
孫思邈（そんしほう）8
孫絡 41

■ た ■

太陰 41, 89
太陰病 89
大黄（ダイオウ）184
大黄附子湯（だいおうぶしとう）108, 128
大黄牡丹皮湯（だいおうぼたんぴとう）78
帯下 98
大汗 97
太極図 19
大建中湯（だいけんちゅうとう）109
タイ古医学 4
大柴胡湯（だいさいことう）84, 117, 137, 140
大承気湯（だいじょうきとう）78, 127
大生地 176
大棗（タイソウ）185
ダイダイ 165
大腸 38
　——の病証 75
太平恵民和剤局方（たいへいけいみんわざいきょくほう）9
大補陰丸（だいほいんがん）86
帯脈 41, 43
代脈 102
太陽 41, 89
太陽病 89
沢瀉（タクシャ）185
胆 38, 39
　——の病証 81
淡 144
煅 150
痰飲 45, 54, 71, 107
痰飲証 71
痰核 55
痰湿阻肺 77
短脈 101
胆兪（たんゆ）103

■ ち ■

竹茹（チクジョ）186
竹茹温胆湯（ちくじょうんたんとう）72

治則 58, 105, 106, 149
知柏地黄丸（ちはくじおうがん）86
治病求本（ちびょうきゅうほん）105
チベット医学 4
治方 58
治法 58, 105, 106
遅脈 101
知母（チモ）186
チャラカ本集 4
中医学 11, 13
中気下陥 78
注射剤 148
中焦 38
虫積 97
中品 143
中風 48
冲服 152
調胃承気湯（ちょういじょうきとう）78, 81
趙学敏（ちょうがくびん）11
調経 107
張子和（ちょうしか）10
チョウセンゴミシ 172
チョウセンレンギョウ 204
張仲景（ちょうちゅうけい）7
張仲景方（ちょうちゅうけいほう）8
釣藤鉤（チョウトウコウ）187
釣藤散（ちょうとうさん）68, 83
長脈 101
挑揀（ちょうれん）149
調和肝脾剤 118
猪苓（チョレイ）187
猪苓湯（ちょれいとう）87
チョレイマイタケ 187
陳延之 8
陳皮（チンピ）187
沈脈 101

■ つ, て ■

痛瀉要方（つうしゃようほう）85, 88
通導散（つうどうさん）120
通便 107
通脈 107
通陽 107
ツルドクダミ 161
ディオスコリデス 3
テッセン 156
碾（てん）149
天花粉（テンカフン）162
天癸（てんき）39
伝経 91
伝統的中国医学 13

天南星（テンナンショウ）188
顛簸（てんぱ）149
伝変 89
天麻（テンマ）188
天門冬（テンモンドウ）189

■ と ■

土 18, 21
怒 53
搗（とう）149
燙（とう）150
桃核承気湯（とうかくじょうきとう）70, 120
冬瓜子（トウガシ）189
冬瓜仁（トウガニン）189
冬瓜皮（トウガヒ）189
盗汗 97
トウガン 189
当帰（トウキ）190
当帰四逆加呉茱萸生姜湯（とうきしぎゃくかごしゅゆしょうきょうとう）124
当帰四逆湯（とうきしぎゃくとう）69
当帰芍薬散（とうきしゃくやくさん）119, 138
当帰補血湯（とうきほけつとう）82
統血 26, 35
陶弘景（とうこうけい）5
湯剤 111, 147
導赤散（どうせきさん）75
溏泄（とうせつ）98
導滞 107
桃仁（トウニン）166, 190
同病異治 14, 58
動脈 102
東洋医学 13
トウリンドウ 203
得神 94
督脈（とくみゃく）41, 43
独活（ドッカツ）191
吐法 108

■ な, に ■

内寒 49
内湿 51, 54
内傷七情 52
内風 48
ナイモウオウギ 158
ナガイモ 175
ナガバジャノヒゲ 193
ナツメ 185
軟膏剤 148
南五味子（ナンゴミシ）172

和文索引

軟紫根（ナンシコン） 177
ニセゴシュユ 171
二陳湯（にちんとう） 77
日本漢方 11
尿 36, 38
人参（ニンジン） 165, 191
人参湯（にんじんとう） 78, 81, 123, 138
忍冬（ニンドウ） 192
任脈 41, 43

■ ね, の ■

熱 46
熱邪 46, 51
熱邪犯肺 77
熱証 61, 62
脳 39
納気 37, 107
脳髄 37
ノダケ 182
ノモモ 190

■ は ■

肺 27
　——の病証 75
焙（ばい） 151
肺陰虚 76
肺気虚 76
排泄 38
貝母（バイモ） 192
麦芽（バクガ） 193
麦味地黄丸（ばくみじおうがん） 87
ハクモクレン 180
麦門冬（バクモンドウ） 193
麦門冬湯（ばくもんどうとう） 76, 140, 141
ハス 204
ハチク 186
八味地黄丸（はちみじおうがん） 86, 110, 132, 138
薄荷（ハッカ） 193, 194
薄荷葉（ハッカヨウ） 193
八綱（はっこう） 58
八綱弁証（はっこうべんしょう） 58
八珍湯（はっちんとう） 82
ハトムギ 202
ハナスゲ 186
ハマスゲ 169
ハマビシ 177
ハマボウフウ 199
ハマヨモギ 157
ハルウコン 157

反関脈 100
半夏（ハンゲ） 194
半夏厚朴湯（はんげこうぼくとう） 67, 77, 116, 138
番紅花（バンコウカ） 169
半表半裏証 60

■ ひ ■

脾 27, 35
　——の病証 78
悲 53
脾胃虚寒 80
脾胃湿熱 80
脾気虚 78
脾虚 54
脾虚肝乗 84
脾腎陽虚 88
ヒナタイノコヅチ 170
皮部 43
脾不統血 79
ヒポクラテス 2
微脈 101
百骸 17
百合（ビャクゴウ） 194
白芷（ビャクシ） 195
白蒺藜（ビャクシツリ） 177
白芍（ビャクシャク） 178
白朮（ビャクジュツ） 195
白何首烏（ビャクカシュウ） 161
白虎湯（びゃっことう） 109, 121
脾兪（ひゆ） 103
漂 149
病因 45, 46, 65
脾陽虚 78
表証 59
病症 58
病証 58
標治 106
表裏 59
表裏関係 40, 72
ビワ 196
枇杷葉（ビワヨウ） 196
稟賦（ひんぷ） 46
牡蛎（ヒンレイ） 200
檳榔子（ビンロウジ） 196
ビンロウジュ 196

■ ふ ■

風 46
風寒表証 60
風邪 46, 47
風熱表証 60

腹診 133
伏脈 102
茯苓（ブクリョウ） 197
附子（ブシ） 197
腐熟 37
扶正去邪（ふせいきょじゃ） 106
扶正解表剤 114
不摂生 53
仏教医学 4
浮脈 101
浮絡 41
篩（ふるい） 149
聞診 57, 96

■ へ ■

平胃散 125
平肝 107
平喘 107
併病 91
別絡 41, 43
ベニバナ 169
ベニバナヤマシャクヤク 178
弁 57
片芩 159
変証 89
弁証 17, 57
弁証求因 57
弁証論治 17, 57
便秘 98

■ ほ ■

補陰剤 131
泡 149
炮 150
錺（ほう） 149
防已（ボウイ） 198
防御 28
膀胱 38
　——の病証 85
膀胱湿熱 87
炮炙 148
芒硝（ボウショウ） 198
望色 94
望診 57, 94
望神 94
炮製 148
法製 151
望舌 95
防風（ボウフウ） 199
崩漏（ほうろう） 98
房労（ほうろう） 54
補益 107

補益剤　129
補益法　110
ホオノキ　170
補気　107
補気剤　129
補虚　107
補虚瀉実（ほきょしゃじつ）　106
北沙参（ホクシャジン）　199
補血　107
補血剤　130
補腎　107
ホソバオケラ　183
ボタン　199
牡丹皮（ボタンピ）　199
補中　107
補中益気湯（ほちゅうえっきとう）　67, 76, 78, 130
補法　110
ホメオパシー　3
補陽剤　132
牡蛎（ボレイ）　200
保和丸（ほわがん）　81, 109
ホンアンズ　166
ポンカン　188
本経自病　91
本草綱目（ほんぞうこうもく）　6, 10
本草綱目拾遺（ほんぞうこうもくしゅうい）　11
本草品彙精要（ほんぞうひんいせいよう）　6, 10
本治　105

■ ま ■

麻黄（マオウ）　200
麻黄湯（まおうとう）　108, 112, 139
麻黄附子細辛湯（まおうぶしさいしんとう）　115, 139, 140
マガキ　200
麻杏甘石湯（まきょうかんせきとう）　68, 77, 114, 140
麻子仁（マシニン）　200
麻子仁丸（ましにんがん）　77, 108, 129
マツホド　197
曲直瀬道三（まなせどうさん）　11
万病回春（まんびょうかいしゅん）　10

■ み，む ■

ミシマサイコ　172
未病　18
脈　39
脈気　100

脈経（みゃくけい）　7
脈象　100
脈診　99
ムジナオオバコ　179
ムラサキ　177

■ め，も ■

名医別録（めいいべつろく）　5
メソポタミア医学　1
綿茵蔯（メンインチン）　156
綿耆（メンギ）　158
木　18, 21
もぐさ　161
木通（モクツウ）　201
モクレン　180
木香（モッコウ）　201
モモ　190
問診　57, 97

■ や，ゆ ■

ヤマノイモ　175
憂　53
有胃（ゆうい）　100
有根（ゆうこん）　100
有神（ゆうしん）　100
兪穴（ゆけつ）　103
ユナニー医学　3

■ よ ■

陽　18, 40, 64
陽維脈　41, 43
陽気　25, 28
陽蹻脈（ようきょうみゃく）　41, 43
陽経　41
養血　107
陽邪　46, 65
陽証　66
養心　107
陽明　41, 89
陽明病　89
薏苡仁（ヨクイニン）　202
薏苡仁湯（よくいにんとう）　127
抑肝散（よくかんさん）　116
ヨモギ　161
ヨロイグサ　195

■ ら，り ■

絡脈　40
裏寒証　60
理気　107
理気剤　115
裏虚証　60

離経の血　55, 70
李時珍　10
利湿　107
裏実証　60
裏証　60
利水　107
利水去湿剤　125
利水滲湿剤　126
理中湯（りちゅうとう）　109
六君子湯（りっくんしとう）　67
李東垣（りとうえん）　10
裏熱証　60
リュウガン　202
劉完素（りゅうかんそ）　10
竜眼肉（リュウガンニク）　202
竜骨（リュウコツ）　202
竜胆（リュウタン）　203
竜胆瀉肝湯（りゅうたんしゃかんとう）　68, 84, 122
劉文泰（りゅうぶんたい）　10
癃閉（りゅうへい）　98
両感　91
苓甘姜味辛夏仁湯（りょうかんきょうみしんげにんとう）　72
良姜（リョウキョウ）　203
苓桂朮甘湯（りょうけいじゅつかんとう）　71
涼血　107
良附丸（りょうぶがん）　81

■ れ，ろ ■

霊枢（れいすう）　7
連翹（レンギョウ）　204
蓮子（レンシ）　204
蓮肉（レンニク）　204
牢脈（ろうみゃく）　102
六淫　45, 46
六臓　40
六味丸（ろくみがん）　139
六味地黄丸（ろくみじおうがん）　83, 86, 110, 131
六気（ろっき）　46
六経　89
六経病　89
　──の伝経　91
　──の病証　90
六経弁証　89
六腑　17, 33, 37, 72
ロバ　156
ローマ医学　3
論治　17, 57, 58

■ わ ■

和胃　107
煨（わい）　150
和解剤　117
和解少陽剤　117
和血　107
和法　109
和裏（わり）　61

欧文索引

■ A ■

Achyranthes bidentata　170
Aconitum carmichaeli　197
Akebia quinata　201
Alisma orientale　185
Alpinia galanga　203
Alpinia officinarum　203
Amomum villosum　179
Amomum xanthioides　179
Anemarrhena asphodeloides　186
Angelica acutiloba　190
Angelica dahurica　195
Angelica decursiva　182
Angelica laxiflora　191
Angelica megaphylla　191
Angelica pubescens　191
Angelica sinensis　190
Aralia cordata　166
Arctium lappa　171
Areca catechu　196
Arisaema amurense　188
Arisaema consanguineum　188
Arnebia euchroma　177
Artemisia argyi　161
Artemisia capillaris　157
Artemisia montana　161
Artemisia princeps　161
Artemisia scoparia　157
Asarum heterotropoides　173
Asarum sieboldii　173
Asparagus cochinchinensis　189
Astragalus membranaceus　158
Astragalus mongholicus　158
Atractylodes japonica　195
Atractylodes lancea　183
Atractylodes macrocephala　195

■ B, C ■

Benincasa cerifera　189
Bos taurus　156
Bupleurum falcatum　172
Carthamus tinctorius　169
Chrysanthemum morifolium　165
Cimicifuga dahurica　180
Cimicifuga heracleifolia　180
Cimicifuga simplex　180
Cinnamomum cassia　168
Citrus aurantium　165
Citrus erythrosa　188
Citrus retichlata　188
Citrus unshiu　188
Clematis chinensis　156
Clematis florida　156
Clematis hexapetala　156
Clematis manshurica　156
Clematis patens　156
Cnidium officinale　181
Coix lacryma-jobi　202
Connabis sativa　201
Coptis chinensis　160
Coptis japonica　160
Cornus officinalis　174
Corydalis yanhusuo　158
Crassostea gigas　200
Crataegus cuneata　173
Crataegus pinnatifida　173
Cryptotympana atrata　182
Curcuma aromatica　157
Curcuma longa　157
Cyathula officinalis　170
Cyperus rotundus　169

■ D, E ■

De Materia Medica　3
Dioscorea batatas　175
Dioscorea japanica　175
Ephedra intermedia　200
Ephedra sinica　200
Equus asinus　156
Eriobotrya japonica　196
Euodia officinalis　171
Euodia ruticarpa　171
Euphoria longana　202

■ F, G ■

Foeniculum vulgare　157
Forsythia suspensa　204
Fritillaria cirrhosa　192
Fritillaria verticillata　192
Gardenia jasminoides　174
Gastrodia elata　188
Gentiana scabra　203
Glehnia littoralis　199
Glycyrrhiza uralensis　164

■ H, L ■

Hedysarum polybotrys　159
Hordeum vulgare　193
Ledebouriella seseloides　199
Ligusticum chuanxiong　181
Lilium lancifolium　194
Lilium pumilum　194
Lithospermum erythrorhizon　177
Lonicera japonica　192

■ M, N ■

Magnolia heptapeta　180
Magnolia obovata　170
Magnolia officinalis　170
Magnolia quinquepeta　180
Mentha arvensis　194
Mentha haplocalyx　194
Nelumbo nucifera　204
Notopterygium forbesii　166
Notopterygium incisum　166

■ O, P ■

Ophiopogon japonicus　193
Oryza sativa　169
Ostrea rivularis　200
Paeonia moutan　199
Paeonia obovata　178
Paeonia suffruticosa　199
Paeonia veitchii　178
Panax ginseng　191
Perilla frutescens　183, 184
Peucedanum praeruptorum　182
Phellodendron amurense　159
Phyllostachys nigra　186
Pinellia ternata　194
Plantago asiatica　179
Plantago depressa　179
Platycodon grandiflorum　165
Polygala tenuifolia　160
Polygonum multiflorum　161
Polyporus umbellatus　187
Poncirus trifoliata　165
Poria cocos　197

Prunus armeniaca 166
Prunus davidiana 190
Prunus persica 190
Pueraria lobata 162
Pueraria thomsonii 162

R, S

Rehmannia glutinosa 176
Rheum officinale 184
Rheum palmatum 184
Rheum tanguticum 184
Saposhnikovia divaricata 199
Saussurea lappa 201
Schizandra chinensis 172
Schizonepeta tenuifolia 167
Scutellaria baicalensis 159
Sinomenium acutum 198
Sophora flavescens 167
Stephania tetrandra 198

T, U

Tribulus terrestris 178
Trichosanthes kirilowii 163
Triticum aestivum 180
Uncaria macrophylla 187
Uncaria rhynchophylla 187
Uncaria sinensis 187

Z

Zanthoxylum bungeanum 174
Zanthoxylum piperitum 174
Zanthoxylum schinifolium 174
Zingiber officinale 163
Ziziphus jujuba 175, 185

著 者 略 歴

木村　孟淳　きむら　たけあつ
1960 年	岐阜薬科大学卒業
1969 年	大阪大学大学院博士課程修了
1971 年	第一薬科大学助教授
1979 年	第一薬科大学教授
2001～02 年	日本生薬学会会長
2001～04 年	第一薬科大学薬学部長
2004 年	日本薬科大学漢方薬学科生薬学教授
2008 年	同学長
2012 年	同名誉学長
	薬学博士

御影　雅幸　みかげ　まさゆき
1973 年	近畿大学薬学部薬学科卒業
1975 年	富山大学大学院薬学研究科修了
同	富山大学和漢薬研究所研究生入籍
1978 年	同研究所助手
1988 年	金沢大学薬学部助教授
1998 年	金沢大学薬学部資源生薬学教授
2004 年	重点化により金沢大学大学院自然科学研究科教授
	薬学博士

劉　園英　りゅう　えんえい
1983 年	北京中医薬大学卒業
同	北京復興病院に医師として勤務
1989 年	福井医科大学小児科研究生［日本文部省(当時)国費留学生］
1990 年	福井医科大学大学院博士課程入学
1994 年	福井医科大学大学院博士課程修了
1995 年	北陸大学薬学部東洋医薬学専任講師
2006 年	北陸大学薬学部東洋医薬学助教授
2012 年	北陸大学薬学部教授
	医学博士

中国医学　医・薬学で漢方を学ぶ人のために

2005年11月25日　第1刷発行	著　者　木村孟淳，御影雅幸，劉　園英
2020年 2 月20日　第7刷発行	発行者　小立鉦彦
	発行所　株式会社　南江堂
	〒113-8410　東京都文京区本郷三丁目42番6号
	☎(出版)03-3811-7235　(営業)03-3811-7239
	ホームページ　https://www.nankodo.co.jp/
	振替口座　00120-1-149
	印刷　壮光舎印刷／製本　ブックアート

Chinese Medicine
©Takeatsu Kimura, Masayuki Mikage, Liu Yuan Ying, 2005

定価は表紙に表示してあります．
落丁・乱丁の場合はお取り替えいたします．
ご意見・お問い合わせはホームページまでお寄せください．

Printed and Bound in Japan
ISBN978-4-524-40207-6

本書の無断複写を禁じます．

JCOPY 〈出版者著作権管理機構　委託出版物〉

本書の無断複写は，著作権法上での例外を除き，禁じられています．複写される場合は，そのつど事前に，出版者著作権管理機構(TEL 03-5244-5088，FAX 03-5244-5089，e-mail: info@jcopy.or.jp)の許諾を得てください．

本書をスキャン，デジタルデータ化するなどの複製を無許諾で行う行為は，著作権法上での限られた例外(「私的使用のための複製」など)を除き禁じられています．大学，病院，企業などにおいて，内部的に業務上使用する目的で上記の行為を行うことは私的使用には該当せず違法です．また私的使用のためであっても，代行業者等の第三者に依頼して上記の行為を行うことは違法です．